中国科学院教材建设专家委员会规划教材
全国高等医药院校规划教材

医用物理学

主　编　李光仲　王云创
副主编　赵仁宏　魏冠英　刘贵勤　薛　美
编　委　（按姓氏笔画排序）
　　　　王云创　刘贵勤　刘俊杰　闫　鹏
　　　　安郁宽　孙朝晖　李光仲　范应元
　　　　赵仁宏　战丽波　秦　丹　薛　美
　　　　魏冠英

科学出版社
北　京

内 容 简 介

本教材根据现代医学对物理学的基本需求以及医用物理学教育的现状,参照国内外有关教材和文献,结合我们多年的教学经验和体会编写而成。教材内容紧密结合医学,在保持物理学知识的科学性、系统性和完整性的基础上,注重物理学原理、技术和成果在医学中的应用,同时辅以大量的原理示意图,便于学生理解和自主学习。

本书适用于高等医药院校及综合性大学的临床医学、预防医学、护理学、医学影像学、医学检验、麻醉学、中西医临床医学、口腔医学、药学、眼视光学等专业学生使用,也可作为医学院校其他相关专业、生命科学有关专业的师生和科研工作者的参考书。

图书在版编目(CIP)数据

医用物理学 / 李光仲,王云创主编 . —北京:科学出版社,2013
中国科学院教材建设专家委员会规划教材·全国高等医药院校规划教材
ISBN 978-7-03-037164-5

Ⅰ. 医… Ⅱ. ①李… ②王… Ⅲ. 医用物理学-医学院校-教材 Ⅳ. R312

中国版本图书馆 CIP 数据核字(2013)第 051758 号

责任编辑:胡治国 / 责任校对:宣 慧
责任印制:赵 博 / 封面设计:范璧合

科学出版社出版
北京东黄城根北街 16 号
邮政编码:100717
http://www.sciencep.com

北京市文林印务有限公司印刷
科学出版社发行 各地新华书店经销
*
2013 年 3 月第 一 版 开本:787×1092 1/16
2018 年 8 月第八次印刷 印张:15 1/2
字数:368 000
定价:39.00 元
(如有印装质量问题,我社负责调换)

前　言

　　医用物理学是医学院校学生必修的一门公共基础课,本书根据现代医学对物理学的基本需求,参照了卫生部颁布的高等医学院校医用物理学教学大纲、兄弟院校的医用物理学教材及国内外有关文献,并结合我们多年的教学经验和体会编写而成。

　　本书以普通物理学为基础,增加了部分与医学基础、临床应用和医学科学研究关系密切的应用性内容,具有以下特点:①在重点阐述物理学的基本理论和基本知识,强化现代物理学思想、概念和方法的基础上,紧密结合医学,融教材的先进性、科学性、实用性于一体。②注重深入浅出、循序渐进,同时辅以大量的原理示意图,便于学生理解和自主学习。③在每章首页安排其典型医学应用的案例及应用原理简介,以提高学生的学习兴趣,激发学习积极性。④在保持物理学知识的科学性、系统性和完整性的基础上,注重物理学原理、技术和成果在医学中的应用,在每章(节)内容后配有其主要医学应用的介绍,强化物理学与医学的结合。

　　本书适用于高等医药院校及综合性大学的临床医学、预防医学、护理学、医学影像学、医学检验、麻醉学、中西医临床医学、口腔医学、药学、眼视光学、法医学等专业学生使用,也可作为医学院校其他相关专业、生命科学有关专业的师生和科研工作者的参考书。

　　参加本书编写工作的人员有滨州医学院的李光仲、王云创、魏冠英、孙朝晖、安郁宽、闫鹏、刘俊杰、秦丹、战丽波,潍坊医学院的赵仁宏、范应元,济宁医学院的刘贵勤,泰山医学院的薛美等。

　　在本书编写期间,得到了滨州医学院王滨院长、白咸勇副院长、马春蕾教授、教务处领导、基础学院领导以及各位编者所在院校领导的大力支持和热心帮助,在此一并表示衷心的感谢。

　　由于编者水平有限,加之脱稿仓促,书中疏漏和不妥之处在所难免,恳请专家、同行及读者批评指正。

编　者

2012 年于滨州医学院

目　　录

绪　　论

物理学是研究自然规律的基本学科之一,它是一切科学技术的基础,对现代科学技术发展起着极其重要的作用。对于医学相关专业的学生或工作人员来说,学习物理学,一方面可以获得医学专业所需的必要的物理学知识;另一方面又可以提高科学素养,以适应21世纪高素质医科各专业人才的需要。

一、物理学的研究对象

物理学是研究物质运动的最基本和最普遍性质、探索物质运动规律、物质结构及相互作用的科学的学科。物理学研究的运动包括机械运动、分子热运动、电磁运动、原子内部运动、场与物质的相互作用等。这些运动形式普遍存在于其他高级而复杂的物质运动之中。因此,物理学所研究的规律具有最基本、最普遍的意义,从而使物理学的知识和理论成为研究其他自然科学不可缺少的基础。

由于物理学所研究的物质运动形态和运动规律在各自适用的范围内有其普遍的适用性、统一性和简单性,随着现代科学技术的迅速发展和各门学科之间的相互渗透,形成了许多与物理学直接有关的新兴边缘学科或前沿学科。如物理化学、生物物理学、生物物理化学、量子化学、生物物理遗传学、量子生物学、生物医学工程学等。物理学的每一次重大发现和发明都极大地推动了其他自然科学的发展,促使科学技术和生产技术发生根本性的变革。

医用物理学是把物理学的原理和方法应用于人类疾病的预防、诊断、治疗和保健的一门交叉学科。1895年伦琴发现X射线并用于人体摄像以及1898年居里夫人发现放射性元素镭并用于肿瘤的治疗,奠定了医用物理学的基础,其知识已成为研究医学所不可缺少的基础,并为医学提供物理依据。

二、物理学与医学的关系

医学是以人体为研究对象的生命科学,生命现象属于物质的高级而复杂的运动形式,并且有其自身的规律,在生命活动中包含着大量的物理现象和物理过程。在医学的发展进程中无时无刻不在运用着物理学的理论、方法和技术。物理学每一新进展无不对医学施以巨大影响,促使医学产生突破性的进步。

1. 物理学知识是理解和揭示生命现象本质不可缺少的基础　物理学是除数学之外的一切其他自然科学和工程技术的基础,当然它也是医学的基础。例如,要研究人体骨骼和关节受力情况,必须学习弹性力学和静力学的知识;要了解声音的传播及超声在医学上的应用,则必须了解声波的物理性质和传播规律等;认识神经的兴奋传导、心电的形成需要应用电学知识;而视觉的形成及对视觉异常的矫正要运用光学的知识等。随着物理学和现代科学技术的迅速发展,人类对生命现象的认识逐渐深入,没有物理学这一基础理论,不具备一定的物理学知识，就难以进一步认识和洞察生命现象的本质，医学研究和应用也就无法步入更高层次。因此，无论是现代基础医学研究，还是临床医学实践无不把其自身建立在精确的物理学理论基础之上。

2. 物理学的理论、方法和技术为医学基础研究和临床实践开辟了许多新的方法和途径　物理学的方法和技术广泛应用于医学的基础研究和临床医疗实践。例如，超声波成像术应用于临床诊断，能无损伤地获得器官或组织的动态图像；心电、脑电、肌电的测量和记录技术、光学显微镜、X射线透视和照片、放射性同位素、光纤内窥镜等已广泛应用于医学领域；电子显微镜成为研究细胞超微结构的重要工具；而数字化的X射线成像技术（CR、DR）则可以根据临床需要进行各种图像后处理，为影像诊断中的细节观察、前后对比、定量分析提供技术支持；计算机X射线断层摄像术（X-CT）则大大提高了图像的质量；磁共振成像（MRI）技术显著提高了成像的灵敏度和照片的清晰度，它既可以显示解剖学图像，又能显示代谢过程和生化信息的图像；而激光扫描共聚焦显微镜能拍摄到细胞内部瞬间变化的实时而真实的彩色图像，为细胞生物学、分子生物学、生物化学、免疫学、遗传学、医学和神经生物学等研究领域提供了崭新的途径；同时各种数字化图像的存储，可方便地在网络上传输，从而为日益发展的医疗远程诊断提供良好的图像基础。总之，物理学的理论发现和技术发展为医学研究和医疗实践提供了理论基础和更先进的方法及仪器。同时，医学的不断发展，又给物理学提出了新的研究课题。两者相互促进和渗透，不断揭示生命现象的本质。

总之，物理学的理论和方法是学习和研究医学的基础，它为现代医学提供了准确可靠的检测手段和先进的治疗方法，极大地促进了医学的发展。因此，在高等医药院校开设物理学课程是十分必要的。通过学习物理学，可以对物理学的基本概念、基本理论、基本方法有比较全面和系统的认识和正确的理解，获得医学专业所需的必要的物理学知识，为学习医学奠定必要的物理学基础。同时又可以培养学生科学的自然观、宇宙观和辩证唯物主义世界观，培养学生的探索、创新精神和科学的思维方式，提高科学素养。因此，正确认识物理学与医学的关系，才能激发学习兴趣和热情，从而自觉地学好物理学，为今后的工作做好铺垫，成为21世纪高素质医药专业人才。

（李光仲）

第一章　生物体的力学特性

生物力学是基于物理学最基本的力学知识,用力学的观点和方法定量地研究和描述人体组织及器官的力学特征。以力学的观点研究人体的脏器、肌肉、骨骼、关节等的结构和功能,推动了解剖学、组织学和生理学的发展,使人们对生命现象的认识逐步由定性的现象描述上升到定量的规律。肌肉是运动系统的动力部分,在神经系统的支配下,肌肉收缩牵引骨骼产生运动。骨骼系统是人体的支架,从力学的观点来看,它起着对抗重力、维持体形、完成运动和保护软组织器官等重要作用。

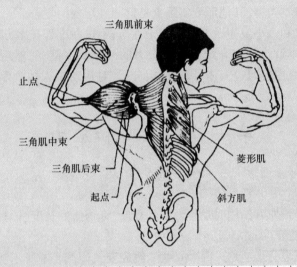

（1）掌握描述物体弹性的基本概念：应变、应力和弹性模量。

（2）理解应力与应变的关系以及弹性势能的概念。

（3）了解骨和肌肉的力学特性。

在任何力的作用下，体积和形状都不发生改变的物体叫做"**刚体**"（rigid body）。它是力学中的一个理想模型，在现实世界中，真正的刚体是不存在的。事实上任何物体受到外力，不可能不改变形状。物体在外力作用下发生的形状和大小的改变，称为**形变**（deformation）。人体组织在力的作用下也会产生不同程度的变形。形变可分为两类：如果外力撤除后物体能恢复原状，这种形变称为**弹性形变**（elastic deformation）；如果外力撤除后物体不能恢复原状，则形变称为**塑（范）性形变**（plastic deformation）。

形变有伸长、缩短、切变、扭转、弯曲等多种类型。伸长和缩短合称为**线变**。线变和切变是弹性形变的两种基本类型，其他形变实际上是这两种形变的复合。

研究物体在形状和大小发生改变时的力学性质，不仅在工程技术方面，而且在生物医学方面，都是重要的。本章将首先介绍应变和应力的两个基本概念，然后找出它们之间的关系，并结合本章所研究内容通过人体骨骼、肌肉分析，对运动中人体骨骼与肌肉的力学特性进行初步讨论。

第一节　应变和应力

一、应　变

为了反映物体受到外力作用时发生形变的程度，将物体的长度、体积和形状的变化量与其原有值之比，称为**应变**（strain）。

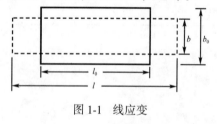

图 1-1　线应变

1. 线应变　如图 1-1 所示，当物体受到外力牵拉（或压缩）时，发生的长度改变量 Δl 与物体原来长度 l_0 的比值，称为**线应变**（line strain），又称为张应变或压应变，用 ε 表示。即

$$\varepsilon = \frac{\Delta L}{L_0} \tag{1-1}$$

2. 切应变　物体受剪切力作用，发生只有形状变化没有体积变化的弹性形变称为**切应变**（shearing strain）。所谓剪切力是指大小相等、方向相反而作用线平行的一对力。如图 1-2 所示，有一长立方体物体，它的下底面固定，其上下底面受到剪切力 F 作用，产生剪切。设两底面相对偏移位移为 Δx，垂直距离为 d，则剪切的程度以比值 $\Delta x/d$ 来衡量，这一比值称为切应变，用 γ 表示，即

$$\gamma = \frac{\Delta x}{d} = \text{tg}\varphi \tag{1-2}$$

在实际情况下，一般 φ 角很小，上式可写成

$$\gamma \approx \varphi \tag{1-2a}$$

3. 体应变　如图 1-3 所示，当物体的体积由于受到压力而发生变化但形状不改变时，体

积的变化量 ΔV 与原体积 V_0 之比叫做**体应变**(volume strain),用 θ 表示,即

$$\theta = \frac{\Delta V}{V_0} \tag{1-3}$$

以上这三种应变都是无量纲的,没有单位。它们只是相对的表示形变的程度,而与物体原来的长度、体积或形状都没有关系。

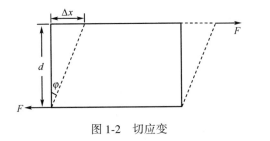

图 1-2　切应变

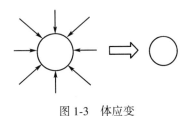

图 1-3　体应变

二、应　力

正是由于力的存在才能使物体发生形变,所以说物体的形变与力是分不开的。当物体发生形变时,由于组成物体的微观粒子之间的相对位置发生改变,物体内各个相邻的部分之间存在着相互作用且大小与外力相等的弹性力,此力使物体具有恢复原状的趋势。我们用单位面积上的弹性力作为恢复趋势的定量表示,称为**应力**(stress)。它的单位是牛顿·米$^{-2}$($N \cdot m^{-2}$)。对应上面三种应变,有着以下三种形式的应力。

1. 张应力　对于横截面线度远小于其长度的直杆,当杆上受到的一对平衡外力的作用线与杆的轴线相重合时,杆的主要形变是纵向伸长或缩短。在拉伸应变的情况下,如图 1-4 所示,应用截面法假想将杆截为两部分,取左边部分为分离体,则杆上任意截面 m-m 上的内力(横截面上分布的内力系的合力,即弹性力)为 $F' = F$ (轴向拉力)。设杆的截面的面积为 S ,横截面单位面积上的弹性力叫做**张应力**(tensile stress),用符号 σ 表示:

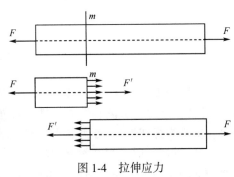

图 1-4　拉伸应力

$$\sigma = \frac{F}{S} \tag{1-4}$$

在张应变的情况下,物体内部的任一横截面上会有张力存在。被这横截面所分开的两端物体将互相受到张力的作用。分布于此横截面上的总力是和物体两端的拉力相等。

某一点的张应力,则用求导数的方法,即

$$\sigma = \lim_{\Delta s \to 0} \frac{\Delta F}{\Delta S} = \frac{\mathrm{d}F}{\mathrm{d}S} \tag{1-4a}$$

如果物体两端受到的不是拉力而是压力,物体的长度缩短,张应力此时为负值,也可称为**压应力**(compressive stress)。

2. 切应力　当物体发生切变时,物体上下两个底面受到与底平面平行但方向相反的外力的作用。物体中的任一与底面平行的截面将把物体分成上下两部分,上部分对下部分有一与上底面的外力大小相等方向相同的力的作用。它们都是与截面平行的剪切力。剪切力 F 与截面 S 之比,称为**剪切应力**(shearing stress),剪切应力也称为切应力,以符号 τ 表示。有

$$\tau = \frac{F}{S} \tag{1-5}$$

某一点的切应力则为

$$\tau = \lim_{\Delta s \to 0} \frac{\Delta F}{\Delta S} = \frac{\mathrm{d}F}{\mathrm{d}S} \tag{1-5a}$$

3. 体应力　当物体受到来自各个方向的均匀压力,且物体是各向同性时,例如,球形的物体,可发生体积的变化。此时物体内部各个方向的截面上都有同样大小的压应力,或者说具有同样的压强称为**体应力**(volume stress)。因此体应力可以用压强 P 表示。

总之,应力就是作用在物体单位截面积上的内力。与截面正交的应力叫做**正应力**,如张应力和压应力。与截面平行的应力称为切应力。应力反映物体发生形变的内力情况。在复杂形变中,截面上各点的应力不一定相等,方向也可以和截面成某一角度,因此可以同时受到切应力和正应力作用。

第二节　弹性模量

应力与应变之间存在着密切的函数关系,这种函数关系称为材料的本够关系,它是材料力学的重要内容。

一、弹性和塑性

在一定的形变限度内,去掉外力后物体能够完全恢复原状的,这种物体称为**完全弹性体**,物体能够恢复变形的特性为弹性。若外力过大,外力除去后,有一部分变形将不能恢复,这种物体称为**弹塑性体**,外力除去后变形不能恢复的特性称为**塑性**。

对不同材料,应力与应变之间的函数关系不同,但有其共同特征。图 1-5 表示一个典型的张应变和张应力之间的函数关系曲线。在拉伸的开始阶段(oa),应力与应变成正比,从 a 点以后,拉伸曲线开始弯曲,说明应力与应变的正比关系被破坏,所以曲线上的 a 点称为材料的**正比极限**(proportional limit),在 ab 段,应力与应变不再成正比例关系,但在此范围内,外力除去后材料可以恢复原状,这种形变叫**弹性形变**。b 点称为材料的**弹性极限**。b 点以后属于塑性的范围,应变在此范围时,外力除去后,将沿 oa 平行的方向卸载,材料不能恢复原状(oc' 段),表现为永久变形。当应力达到 d 点时,材料断裂,把 d 点称为**断裂点**(fracture point)。断裂点的应力称为材料的**抗张强度**(tensile strength)。图中 bd 是材料的塑性(范性)范围。若 d 点距 b 点较远,即 ε_b 与 ε_d

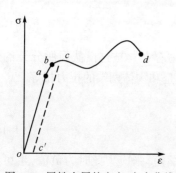
图 1-5　展性金属的应变-应力曲线

差值较大,则这种材料能产生较大的塑性形变,表示它具有展性(malleability)。如果 d 点距 b 点较近,即 ε_b 与 ε_d 差值较小,则材料表现为脆性(brittleness)。

二、弹 性 模 量

从应力-应变曲线可以看出,在正比极限范围内,应力与应变成正比。这就是著名的胡克定理(Hooke's law)。对于不同的材料,可以有不同的比例系数,此比值称为该物质的**弹性模量**(modulus of elasticity)。弹性模量的单位为 $N \cdot m^{-2}$(表1-1)。

1. 杨氏模量 实验表明:物体单纯受到张应力或压应力作用时,在正比极限范围内,张应力与张应变或压应力与压应变之比称为**杨氏模量**(Young's modulus),用符号 Y 表示,即

$$Y = \frac{\sigma}{\varepsilon} = \frac{F/S}{\Delta l/l_0} = \frac{l_0 F}{S\Delta l} \tag{1-6}$$

表1-1 一些常见材料的杨氏模量、弹性限度和强度

物质		杨氏模量 Y (10^9 N $\cdot$ m^{-2})	弹性限度 σ_b (10^7 N $\cdot$ m^{-2})	抗张强度 σ_t (10^7 N $\cdot$ m^{-2})	抗压强度 σ_c (10^7 N $\cdot$ m^{-2})
铝		70	18	20	—
骨	拉伸	16	—	12	—
	压缩	9	—	—	17
砖		20	—	—	4
铜		110	20	40	—
玻璃,熔石英		70	—	5	110
花岗岩		50	—	—	20
熟铁		190	17	33	—
聚苯乙烯		3	—	5	10
钢		200	30	50	—
木材		10	—	—	10
腱		0.02	—	—	—
橡胶		0.001	—	—	—
血管		0.0002	—	—	—

注:表中所列仅是每种材料的代表值,对于非均匀材料,压缩或拉伸时杨氏模量是不同的。

2. 切变模量 在剪切情况下,切应力与切应变的比值称为**切变模量**(shear modulus),以符号 G 表示

$$G = \frac{\tau}{\gamma} = \frac{F/S}{\varphi} = \frac{Fd}{S\Delta x} \tag{1-7}$$

大多数金属材料的切变模量约为其杨氏模量的 1/3~1/2。切变模量也叫刚性模量。

3. 体变模量 在体积形变中,压强与体应变的比值叫做**体变模量**(bulk modulus),以符号 K 表示

$$K = \frac{-P}{\theta} - \frac{P}{\Delta V / V_0} = -V_0 \frac{P}{\Delta V} \qquad (1-8)$$

式中负号表示体积缩小时压强是增加的。体变模量的倒数，称为**压缩率**（compressibility），记为 k

$$k = \frac{1}{K} = -\frac{\Delta V}{p V_0} \qquad (1-9)$$

物质的 k 值越大，越容易被压缩。部分材料的体变模量和切变模量见表 1-2。

表 1-2　一些常见材料的体变模量和切变模量

物质	体变模量 $K(10^9 \text{ N} \cdot \text{m}^{-2})$	切变模量 $G(10^9 \text{ N} \cdot \text{m}^{-2})$
铝	70	25
铜	120	40
铁	80	50
玻璃熔英石	36	30
钢	158	80
钨	—	140
木材	—	10
骨	—	10
水银	25	—
水	2.2	—
乙醇	0.9	—

弹性模量表示物体变形的难易程度，弹性模量越大，物体越不容易变形。例如，钢的杨氏模量为 $20 \times 10^{10} \text{ N} \cdot \text{m}^{-2}$、切变模量为 $8 \times 10^{10} \text{ N} \cdot \text{m}^{-2}$，人骨骼的杨氏模量为 $15 \times 10^9 \text{ N} \cdot \text{m}^{-2}$、切变模量为 $3.2 \times 10^9 \text{ N} \cdot \text{m}^{-2}$。正如图 1-5 所表示的那样，当物体所受作用力较小时，应力与应变成正比，比例系数——弹性模量为常数。但当所受作用力较大时，应力与应变表现为非线性关系，其弹性模量与变形有关，不再为常量。一般称弹性模量与物体变形有关的物体为非线性弹性体，大多数生物材料均为非线性弹性体。

例 1-1　股骨是大腿的主要骨骼。如果成年人股骨的最小截面积是 $6 \times 10^{-4} \text{ m}^2$，问受压负荷为多大时将发生碎裂？又假定直至碎裂前，应力-应变关系还是线性，试求发生碎裂时的应变。（抗压强度 $\sigma_c = 17 \times 10^7 \text{ N} \cdot \text{m}^{-2}$）

解：导致骨碎裂的作用力

$$F = \sigma_c \cdot S = 17 \times 10^7 \times 6 \times 10^{-4} = 1.02 \times 10^5 (\text{N})$$

这个力是很大的，约为 70kg 重的人体所受重力的 15 倍。但如果一个人从几米高处跳到坚硬的地面上，就很容易超过这个力。

根据骨的杨氏模量 $Y = 0.9 \times 10^{10} \text{N} \cdot \text{m}^{-2}$，可求碎裂时的应变

$$\varepsilon = \frac{\sigma_c}{Y} = \frac{17 \times 10^7}{0.9 \times 10^{10}} = 0.019 = 1.9\%$$

由此可见，在引起碎裂的负荷下，骨头的长度将减少 1.9%。

三、弹 性 势 能

被拉伸或压缩的弹簧，内部各部分之间的相对位置发生了变化，也具有势能。不只是弹

簧,任何发生弹性形变的物体,如卷尽了的发条、拉弯了的弓、正在支撑运动员起跳的撑杆等,也都具有势能,在它们恢复原状的时候都能对外界做功。这种势能叫做**弹性势能**。

当物体受到外力作用发生弹性形变时,构成弹性体的原子、分子或离子间的距离将发生变化。因而,外力要反抗内力做功,外力做功的结果增加了弹性体的弹性势能,物体获得的弹性势能 E_p 等于外力反抗弹性力所做的功,可以证明

$$E_P = A = \frac{1}{2}kx^2 \tag{1-10}$$

此式即为弹性势能公式。

第三节　骨与肌肉的力学特性

骨骼与肌肉是人体的主要承载系统和做功单元,骨骼与肌肉的力学特性是目前生物力学研究的主要内容之一。

一、骨的成分及特性

人体的骨骼主要由胶原蛋白、无机盐、胶合物质和水组成。就重量而言,无机盐约占 70%,胶原纤维占 20%,其他占 10%。胶原纤维具有较大的抗张强度,在骨中构成支架;无机盐结晶附着在支架表面,具有较大的抗压强度。这一结构与钢筋混凝土颇为类似,混凝土抗压强度高而抗张强度低,钢筋的抗张强度高,在混凝土中埋入钢筋后,就大大增强了它的抗张强度和抗压强度,成为较理想的建筑材料。组成骨的各成分的杨氏模量和强度见表 1-3。

表 1-3　组成骨的各成分的杨氏模量和强度

压缩或拉伸	骨及其成分	杨氏模量($10^{10}N \cdot m^{-2}$)	强度($10^7 N \cdot m^{-2}$)
压缩	密质骨	1.02	14.7
	无机盐成分	0.64	4.4
	胶原蛋白成分	<0.001	0.01
拉伸	密质骨	2.24	9.8
	无机盐成分	1.66	0.5
	胶原蛋白成分	0.02	0.7

二、骨的力学结构与功能特点

人体骨骼的功能很多,从力学的角度看,它主要起着支持、运动和保护各种器官,提供坚实的动力交接和肌肉连接,便于肌肉和身体的活动等作用。例如,腿骨具有最明显的支持功能,腿骨系统加上肌肉支持者人体。骨关节能使一根骨与另一根骨相对运动,正是有些关节才使步行和各种运动成为可能。有些骨骼起着保护人体精细部位的重要作用,如头颅骨保护脑和几个重要的感觉器官,它是一个非常坚硬的容器。肋骨形成一个保护笼,以保护心脏和肺。脊柱骨除起支持作用外,它还像一根电缆鞘,给脊髓提供易弯曲的屏障。

骨的功能决定于它的形状、内部结构和它的组成部分。有些骨骼是中空的管状骨,例如,

四肢骨。为了说明管状骨在支撑体重等力学性能方面的优越性,我们用以下例子加以说明。

如图 1-6 所示,当一根横梁在外加负荷作用下,梁的上半部出现压应力而压缩,梁的下半部出现张应力而伸长。同时,越靠近梁的中轴部位的应力和应变越小,在梁的中轴线上几乎无应力和应变,这说明外加负荷对梁中轴部的影响很小。因此,人类骨骼中的管状骨,在其承受各种外力时具有最佳的力学性能。一方面既可节约构骨物质,减轻自重,降低营养消耗;另一方面又不影响其力学性能,不降低其抗断强度。因此,骨的空心圆柱状是最佳适合完成人体支持、运动等任务的理想结构。

股骨上端骨小梁的特有结构,使它能最完善地承受加于它的力,图 1-7 表示股骨的头颅部受体重 W 的压力时,压力线和张力线的分布情况,它们与骨小梁的结构相一致。同样的,在股骨的下端,受力的方向几乎是垂直的,骨小梁的排列也是垂直的。此外还有交叉成带的结构以加固骨小梁。因此骨小梁以最少的材料提供足够的抗压强度。

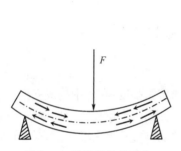

图 1-6 横梁受负荷弯曲

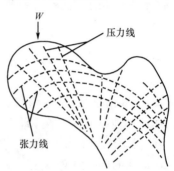

图 1-7 股骨的头颈部受力分布

骨骼受到外力作用时,会引起内应力,且外力越大,内应力也越大。有人用刚解剖的新鲜股骨(密质骨样品,其骨质致密而坚硬)做拉伸实验,测量其受力时的伸长量,结果如图 1-8 所示。由图可知,应力与应变呈非线性关系,且随着应力的增大,非线性程度增大,当应力约为 120×10^6 N · m^{-2}时,骨便断裂;但在曲线的起始部分,非线性程度降低,近似的服从胡克定律,这时骨骼可近似认为是线性弹性体。材料试验表明,骨的抗张强度约为钢的 1/4,抗压强度接近花岗石,但骨的密度比钢和花岗石均小。与一般金属材料相比,骨材料具有各向异性的力学性能,骨骼在不同方向的负荷作用下,表现出不同的强度,如图 1-9 所示(图中样品轴线上的短黑线表示拉伸方向)。

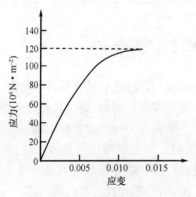

图 1-8 拉伸实验曲线

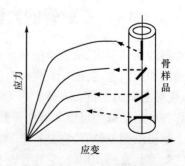

图 1-9 股骨在不同方向的受力强度

从图1-9中可以看出,在纵轴方向上加负载时,样品的强度最大,而在横轴方向上强度最小,也就是说,人骨所能承受的剪切力比拉伸或压缩力要小。

三、骨的受力及形变

骨是人体内最主要的承载组织,人体骨骼受力形式多种多样,骨所承受的外力来自于自身重力,即地球引力、肌群收缩力、外力和各种运动产生的力等。可将骨骼受力分为拉伸、压缩、弯曲、剪切、扭转和复合载荷六种。以下介绍这些基本受力方式。

1. 骨的拉伸与压缩 拉伸与压缩载荷是施加于骨表面大小相等、方向相反的载荷。例如,人在做悬垂运动或者举重时,四肢长骨就是受到这种载荷的作用。骨骼在拉伸载荷作用下可伸长并变细甚至发生骨断裂,骨断裂的机制主要是骨单位间结合线的分离和骨单位的脱离。临床上拉伸所致骨折多见于骨松质。然而,骨骼最经常承受的载荷是压缩载荷,压缩载荷能够刺激骨的生长,促进骨折愈合,较大压缩载荷作用能够使骨缩短和变粗。骨组织在压缩载荷作用下破坏的表现主要是骨单位的斜行劈裂。

骨的拉伸、压缩力学性质受到年龄、性别、取材、部位和方向、干骨、湿骨、加载速度等因素的影响。

2. 骨的剪切 在与骨骼横截面平行且大小相等、方向相反、相距很近的一对载荷的作用下,骨会产生剪切形变,在剪切面上产生切应力和切应变。人的骨骼所能承受的剪切载荷比拉伸和压缩载荷低得多。骨的剪切性质也同样受诸多因素影响,例如,湿骨的剪切强度大于干骨。

3. 骨的弯曲 在医学上,弯曲是引起骨折的重要原因之一。骨骼受到使其轴线发生弯曲的载荷作用时,将发生弯曲效应。骨骼弯曲实验的标准试样的横截面多为矩形,类似于横梁,如图1-6所示,对成人骨骼,破裂开始于拉伸侧,这是因为成人骨骼的抗拉能力比抗压能力差,而未成年人骨则首先自压缩侧破裂,由于中间层附近各层的应变和应力都比较小,它们对抗弯所起的作用不大,因此,在保证抗弯强度的情况下,可以采用中空材料来代替实心材料以节省材料和减轻重量。例如,用空心管代替实心柱,用工字梁代替方形梁。许多生物的骨骼结构是管状的,例如,天鹅的翅骨内径与外径比为0.9,横截面积只是同样强度的实心骨骼的38%。人的股骨内外径之比为0.5,横截面积为同样抗弯强度实心骨的78%。

4. 骨的扭转 载荷(扭矩M)加于骨骼并使其沿轴线产生扭曲时即形成扭转变形,例如,当人体头部或躯体扭转时,颈椎、腰椎等受到扭矩的作用。现以圆杆为例,如图1-10所示,在圆杆两端加载一外力偶矩M,则在任意假想横截面m-n上分布的内力系构成一力偶矩,称为扭矩,其大小等于M。任意两个横截面之间的相对角位移φ称为扭转角。扭转载荷使横截面每一点均承受切应力作用,切应力的数值与该点到中心轴的距离成正比,

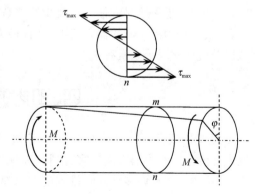

图1-10 扭转载荷应力示意图

越靠近中心轴的层,切应变越小,越外层的切应变越大,在中心轴上切应变为零,切应力亦为零。从抗扭转性能来看,由于靠近中心轴的各层作用不大,因此在保证抗扭强度的情况下,常用空心管来代替实心柱,既可以节省材料,又可以减轻重量。

实验表明骨的抗扭能力较差,过大的扭转载荷很容易造成扭转性骨折。密质骨的抗压性能力最好,抗拉性能其次,抗剪切性能最差。松质骨与密质骨相比,其拉伸、压缩及剪切等强度均小得多。实际上作用于人体骨骼上的载荷很少是一种,往往是上述两种或多种载荷的复合作用。

5. 骨的疲劳损伤 骨是人体承担力学功能的器官,人体在运动过程中,骨骼会反复受力,当这种反复作用的力超过某一生理限度时会使骨组织受到损伤,这种循环载荷下造成骨的损伤称为疲劳损伤。实验表明,疲劳可引起骨的强度、刚度、韧性等各个力学参数逐渐下降以至完全丧失。疲劳寿命随载荷增加而减少,随温度升高而减小,随密度增加而增加。骨疲劳损伤的实质是骨基质上产生比典型裂纹更小的裂纹,此种裂纹也可能出现在胶原和羟基磷灰石晶体水平,但骨能对基质损伤进行修复,即对损伤区的骨质吸收,然后替换新骨质。但是,自行修复的能力也是有一定限度的。过度疲劳会导致永久性的骨损伤,持续而剧烈的活动会造成疲劳骨折。大量的疲劳实验表明,骨疲劳损伤发展的过程同工程上的复合材料相同,即经历了分层、失黏、基体发生微裂纹、裂纹扩展、纤维破坏断裂、空洞形成和扩大、基体开裂等一系列破坏过程。

6. 骨的抗冲击性能 在冲击载荷作用下,骨产生损伤的程度和损伤的形式一方面取决于冲击载荷的能量大小,另一方面取决于冲击载荷的作用时间。冲击能量越大,冲击时间越短,造成骨的损伤越严重。例如,当一颗高速飞行的子弹打人头颅,尽管子弹具有很大的动能,但在穿人头颅骨的过程中动能被大量吸收,时间也较长,其结果只将头颅骨打穿一个洞而不产生骨折;但是,用一钝器猛击头部会使颅骨破碎,这是因为在颅骨表面冲击时间很短,冲击能量来不及被吸收所致。骨抗冲击能力的大小还与骨的结构有关,例如,头颅骨抗冲击能力要比长骨高40%左右,其原因一方面在于颅骨为扁骨,内外表面是密质骨骨板,中间一层海绵骨,具有吸收冲击能的作用;另一方面颅骨呈薄壳状结构,具有良好的承受外部载荷的能力。活体中骨的抗冲击能力还与骨周围的肌肉、皮肤、内脏器官组织等的影响有关。

7. 骨的断裂韧性 断裂韧性(fracture toughness)是指某种材料阻止裂纹扩展的能力,用以描述材料抵抗脆性破坏的能力。当骨因受到某种损伤或内在的孔洞、缺陷而存在裂纹时,就有必要考虑裂纹对骨强度以及骨的抗裂能力的影响。

总之,骨作为有生命的器官组织,其各种力学性能存在着生物个体差异,与性别、年龄、种族以及健康状况等因素有关。

四、肌肉的力学特性

1. 肌肉的成分 肌肉有平滑肌、心脏肌、骨骼肌(又称横纹肌)三种。其中骨骼肌可以组成人体的强而有力的收缩器官,四肢、头颅、躯干的肌肉都是骨骼肌。骨骼肌的单位是肌纤维,每块肌肉都有许多呈并联排列的肌纤维,多则肥大,少则瘦小。肌纤维的直径为10~60μm,它由直径约为1μm左右的许多肌原纤维组成。肌原纤维发生伸缩的基本单元是肌节,它的长度是变化的,充分缩短的长度约为 1.5μm,放松时为 2.0~2.5μm。

2. 肌肉的力学特性 肌肉作为人体的一种器官,其功能是收缩,将化学能转化为机械能。肌肉在受到刺激时,会出现收缩,内部产生张力(即拉力),其变化主要依赖于肌节内部结构的变化,图 1-11 是肌节的主动张力百分比与长度关系的曲线。由图可知,当肌节处于休息长度时(2μm 左右),主动张力最大,此时,张力百分比为 100%,但当肌节长度达到 3.6μm 后,主动张力变为零。

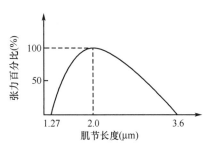

图 1-11 肌节的主动张力曲线

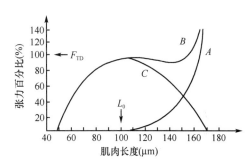

图 1-12 整块肌肉的力学特性

肌纤维会产生两种张力:一种是缩短收缩的主动张力,另一种是伸长收缩的被动张力。图 1-12 是肌肉的力学特性曲线,其中曲线 A 是肌纤维不活动承受负荷时被动张力曲线,曲线 C 是肌肉受到刺激而活动的主动张力曲线。由曲线 A 可知,肌肉虽然随着负荷的增加而伸长,但两者呈非线性关系,不服从胡克定律,且负荷越大,伸长的增加率越小,负荷过重时,肌肉可能会拉断。而曲线 C 则显示,当肌肉长度为 $1.7L_0$ 时(L_0 为原长度),主动张力为零,随着长度缩短,张力变大,当张力达到最大值以后,如果再缩短,张力变小。因此,整块肌肉伸缩时的张力应为主动张力与被动张力之和(即曲线 A 与曲线 C 之和),如曲线 B 所示,它代表肌肉长度与张力关系的实际曲线。从曲线 B 可以看出,当肌肉长度在 $1.0 \sim 1.30L_0$ 的范围内,肌肉强直收缩时的张力最大。

物理学有关功的定义也适用于肌肉,功等于位移方向的分力与位移的乘积,这里的力是指肌肉的张力,位移是指肌肉的收缩。如果肌肉收缩变短,它将使其附着的骨骼运动而做正功;如果肌肉收缩没有使负荷沿收缩方向移动,尽管这时也消耗了能量,但肌肉没有做功;若负荷的重量大于肌肉的最大收缩张力(如手提重物),则肌肉将被拉长,这时肌肉的张力与位移方向相反,肌肉做的是负功。另外,理论和实验还表明,肌肉的收缩力与其收缩速度近似成反比,也就是说,收缩力大时,收缩速度小,收缩力小时,收缩速度大。

习 题 一

1-1 解释以下各物理量的定义、单位以及他们之间的关系:①线应变、张应力、杨氏模量;②切应变、切应力、切变模量;③体应变、体应力、体变模量。

1-2 设某人的一条腿骨长 60cm,横截面积平均为 3cm²,当双腿支持整个 800N 的体重时,其一条腿骨长度缩短多少?(骨的杨氏模量为 10^{10}N·m^{-2})。(8×10^{-5}m)

1-3 松弛的二头肌,伸长 5cm 时,所需的力为 25N,而这条肌肉处于紧张状态时,产生同样伸长量则需 500N 的力。如果把二头肌看做是一条长为 0.2m,横截面积为 50cm² 的圆柱体,求其在上述两种情况下的杨氏模量。(2×10^4N·m^{-2},4×10^5N·m^{-2})

1-4　弹跳蛋白是一种存在于跳蚤中的弹跳机构以及昆虫的飞翔机构中的弹性蛋白,其杨氏模量接近于橡皮。今有一截面为 3×10^{-3}m^2 的弹跳蛋白,在 270N 力的拉伸下,长度变为原长的 1.5 倍,求弹性蛋白的杨氏模量。(1.8×10^5N·m^{-2})

1-5　在边长为 0.02m 的正方体的两个相对面上,各施加大小相等、方向相反的切向力 9.8×10^2N,施加力后两面的相对位移为 0.001m,求该物体的切变模量。(4.9×10^7N·m^{-2})

(刘俊杰)

第二章 流体的运动

袖带式血压计是临床上最常用的血压计,其测量原理是给袖带充气加压,使动脉完全闭塞,然后袖带逐渐放气,压力逐渐下降,当动脉内压力刚刚超过袖带所施加的压力时,便冲开闭塞的动脉使血流通过,能冲开袖带施加的最高压力定为收缩压,能冲开袖带施加的最低压力定为舒张压。

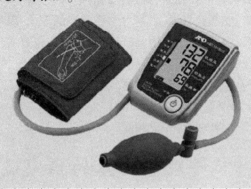

在肺的呼吸过程中,呼吸肌收缩时,胸廓容积增大,使肺泡膨胀形成负压,从外界吸入空气;呼气时,呼吸肌放松,肺泡因弹性收缩,使肺内压力增大,向外呼出气体。因此,呼吸气流是由肺泡和大气压之间的压力差形成的。现代呼吸机的原理就是利用机械的办法建立这一压力差,从而实现强制的人工呼吸过程。

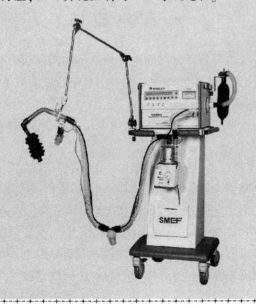

(1) 掌握理想流体、稳定流动的概念及其物理意义。

(2) 掌握连续性方程及其医学应用。

(3) 掌握伯努利方程及其医学应用。

(4) 理解黏性流体的流动。

(5) 理解黏性流体的运动规律及其医学应用。

　　流体(fluid)是对处于液态和气态物质的统称。处于这两种状态下的物质均具有**流动性**(fluidity),即物质的各部分之间很容易发生相对运动。因此,通常把具有流动性的物质称为**流体**。流体没有一定的形状,容器的形状就是它们的形状。

　　流体动力学是水力学、空气动力学、生物力学等学科的理论基础。流体动力学不仅在航空、化工、水利等工程技术上有广泛的应用,而且在医学领域也有着广泛的应用。例如,流体动力学来研究血液在血管中的流动规律;研究人体中养分的输送、废气的排出是怎样通过血液循环和呼吸来完成的,等等。因此,掌握流体运动的规律对研究人体循环系统、呼吸过程以及相关的医疗设备是十分必要的。

　　本章将主要讨论流体动力学的基本概念和基本规律,以及流体动力学规律在医学中的应用。

第一节　理想流体的稳定流动

　　实际流体的运动是十分复杂的,影响其运动的因素也是多种多样的。为了便于研究流体的运动规律,需要为实际流体建立一个理想模型,突出其主要因素,忽略次要因素。下面对实际流体的特性进行分析,并在此基础上找出流体流动的主要因素,进一步建立起流体的理想模型。

一、理　想　流　体

　　实际流体在流动时,其内部各部分之间由于相对运动而存在着摩擦力,即内摩擦力。流体的这种内摩擦现象也称为流体的**黏滞性**。例如河水中心处的流速最大,越靠岸流速越小,速度不同的各流层之间存在着摩擦力。但对于水、酒精等液体,当流速较小时,其内摩擦很小。对于气体来说,其内摩擦力更小,因此一般情况下,在讨论流体运动时可以忽略内摩擦的影响。

　　实际流体除存在内摩擦以外,还具有压缩性。液体的压缩性很小,例如水在 10℃ 时,每增加一个大气压,体积仅减少二万分之一。故在一般情况下,液体的压缩性是可以忽略的。虽然气体的压缩性很大,但当气体处于可流动状态时,很小的压强差就能使气体流动起来,从而使各处的密度趋于均匀。所以在研究流动气体运动时,其压缩性也是完全可以忽略的。

　　综上所述,流体虽然具有黏滞性和压缩性,但在研究流体的流动规律时,很多情况下可以忽略它们,而只需考虑流动性这一主要作用的因素。因此,物理学提出了突出流体的流动性这一主要因素,而忽略其他次要因素的理想模型——**理想流体**(ideal fluid),所谓理想流体就是绝对不可压缩、完全没有黏滞性的流体。

二、稳 定 流 动

1. 流场 流体的运动形式非常复杂,即使是理想流体,通常情况下运动也是相当复杂的,原因就是流体的各部分之间非常容易发生相对运动。同一时刻,流体各处的流速可能不同;不同时刻,流体流经空间某给定点的流速也可能发生变化。在一般情况下,流体在其流经的空间各点处的速度随时间在不断发生变化,即流体的流速是空间坐标和时间的函数

$$\boldsymbol{v} = \boldsymbol{v}(x, y, z, t)$$

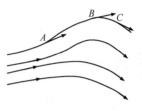

图 2-1 流线

通常将这种流速随空间的分布称为**流体速度场**,简称**流场**(field of flow)。我们还可以形象地引入流线来描述流场:任一时刻,可以在流场中画出一系列假想的曲线,并使曲线上每一点的切线方向与流经该点的流体粒子的速度方向一致。这些曲线称为这一时刻流体的**流线**(stream line),如图 2-1 所示。

流线与电场线很类似,它有以下特点:①在同一时刻的任意两条流线不能相交,因为在任意时刻、任意点处只能有一个速度。②流线的疏密程度代表流速的大小,流线越密的地方流速越大,反之亦然。因此,流线可以形象地描述流体的流动情况。

2. 稳定流动 一般情况下,流场中各点的流速随时间而变,但在实际问题中,常遇到整个流动随时间的变化并不显著,或可以忽略其变化的情况,这时可近似认为流场中各点的流速不随时间变化,即 $\boldsymbol{v} = \boldsymbol{v}(x, y, z)$,这种流动就称为**稳定流动**或**定常流动**(steady flow)。

对于稳定流动的流体来说,其流线还具有以下特点:

(1)流线的形状和分布情况也不会发生改变。

(2)在流线上,某一点处的流体粒子的速度方向总是与该点流线的切线方向相同,故稳定流动流体的流线代表流体粒子的实际运动轨迹。

图 2-1 中,A、B、C 是流场中的三个点,并处在同一流线上,流体流经这三点的速度虽各不相同,但在稳定流动的情况下,三点的速度都不随时间变化。

根据以上特点我们可以很方便地演示各种情况下流线的分布。如图 2-2 画出了做稳定流动的流体流经小球、流线型物体时流线的分布情况。

3. 流管 如图 2-3 所示,若在稳定流动的流体中作一个截面 S,那么由经过此截面周边上的流线就组成一个管状体,这管状体就叫**流管**(tube of flow)。当流体做稳定流动时,因为流线的形状和分布情况都不随时间变化,所以流管的形状也不随时间变化;由于每点有唯一确定的流速,所以流线不相交,故流管内外的流体都不会穿越管壁。根据流管的特性,可以把整个流动的流体看成是由许多流管组成的,只要搞清楚流体在流管中的运动规律,也就可以了解整个流场中流体流动的一般规律。

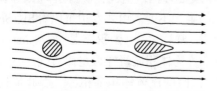

图 2-2 流体绕过各种障碍物时的流线

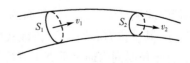

图 2-3 流管

第二节　连续性方程

一、连续性方程

由前述分析可知,当流体做稳定流动时,在相同时间内从流管一端流入的流体质量必定等于从流管另一端流出的流体质量,即质量守恒。下面我们根据这一原理来推导连续性方程。

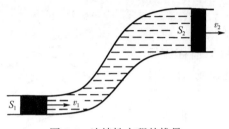

图 2-4　连续性方程的推导

如图 2-4 所示,在做稳定流动的流场中任取一根非常细的流管,并在此流管上任取两横截面 S_1 和 S_2,由于流管很细,所以横截面 S_1 和 S_2 上的各物理量可以看作是均匀的。设两横截面 S_1、S_2 处的速度分别 v_1 和 v_2,密度分别为 ρ_1 和 ρ_2,经过时间 Δt 后,从 S_1 流入的流体体积为 $V_1 = S_1 v_1 \Delta t$,其质量 m_1 为

$$m_1 = \rho_1 V_1 = \rho_1 S_1 v_1 \Delta t$$

同时,从 S_2 流出的流体体积为 $V_2 = S_2 v_2 \Delta t$,其质量 m_2 为

$$m_2 = \rho_2 V_2 = \rho_2 S_2 v_2 \Delta t$$

由于流体做的是稳定流动,所以有

$$m_1 = m_2$$

即

$$\rho_1 S_1 v_1 \Delta t = \rho_2 S_2 v_2 \Delta t$$

整理得

$$\rho_1 S_1 v_1 = \rho_2 S_2 v_2 \tag{2-1}$$

由于横截面 S_1 和 S_2 是任选的,对于流管中任意两个与该流管垂直的截面式(2-1)都是成立的,故式(2-1)也可表示为

$$\rho S v = 常量 \tag{2-2}$$

式(2-2)称为流体做稳定流动时的**质量连续性方程**(equation of continuity),它表明流体做稳定流动时,单位时间内流过流管任一横截面 S 的流体质量守恒,因而该方程也可以称为**质量流量守恒定律**。通常把 $\rho S v$ 称为**质量流量**(mass rate),常用 Q_m 表示,其单位为 $kg \cdot s^{-1}$。

若是理想流体,则有 $\rho_1 = \rho_2$,式(2-1)可写成

$$S_1 v_1 = S_2 v_2 \tag{2-3}$$

也可写成

$$S v = 常量 \tag{2-4}$$

式(2-4)称为理想流体稳定流动时的**体积连续性方程**,它表明理想流体稳定流动时,在流管内任一横截面处流体的流速与其横截面积的乘积不变。由式左边可以看出,$S v$ 实际表示的是单位时间流过流管任一横截面的流体体积,常称之为"**体积流量**"(volume rate),通常用 Q_V 表示,其单位为 $m^3 \cdot s^{-1}$。因此式(2-4)也称为**体积流量守恒定律**,它说明:理想流体稳定流动时,单位时间内通过垂直于流管的任一截面的流体体积都相等。因此流速与截面积成反比,即流管横截面积大处,流速小;横截面积小处,流速大。

理想流体做稳定流动时,不仅质量流量守恒,体积流量也守恒,它们都是能量守恒定律在流体做稳定流动这种特定条件下的具体表现形式。

连续性方程不仅适用于理想流体的稳定流动,对于不可压缩、稳定流动的黏性流体同样适用,只是流速 v 必须是流管横截面处的平均速度。

二、连续性方程的医学应用

在正常的生理条件下,血液循环可以近似视为是不可压缩流体在血管中做稳定流动,可以用体积流量守恒定律求解血流速度。主动脉是一根单管,其截面积最小,因此其流速最大,约为 220mm·s^{-1}。从大动脉到小动脉,再到毛细血管,血管总截面面积逐渐增大,故血流速度逐渐降低,如图 2-5 所示。毛细血管处其总截面面积最大,估计约为主动脉的 220~440 倍,因此毛细血管处的血流速度约为主动脉的 1/440~1/220 倍,即约为 0.5~1mm·s^{-1}。

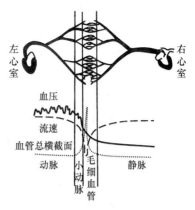

图 2-5 血压、血流速与血管总横截面积关系示意图

第三节 伯努利方程

一、伯努利方程

伯努利方程(Bernoulli equation)是理想流体做稳定流动的基本规律,它是伯努利于 1738 年首先推导出来的。伯努利方程描述了重力场中(流管内)的理想流体做稳定流动时,流体在流管中各处的流速、压强和高度之间的关系,可以运用功能原理来推导出伯努利方程。

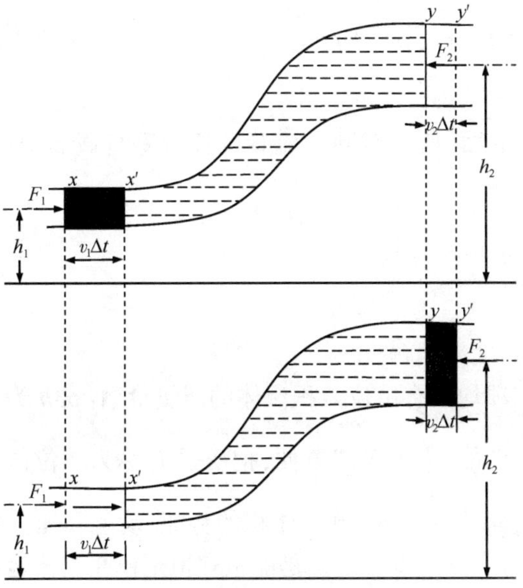

设理想流体在重力场中做稳定流动。如图 2-6 所示,在其中任取一足够细的流管,并截取一段流体 xy 作为研究对象。设经过极短时间 Δt 后,此段流体由 xy 移到了 $x'y'$ 位置。由于所取的流管很细,并且时间 Δt 极短,则介于 xx' 间的流体体积很小,可以认为其中各点的压强、流速及相对于参考面的高度都相同,分别以 P_1、v_1 及 h_1 表示。xx' 部分的截面积可认为不变,设为 S_1,且该段流体体积 $\Delta V_1 = S_1 v_1 \Delta t$。

同理,用 P_2、v_2、h_2 及 S_2 表示 yy' 间流体的压强、速度、相对于参考面的高度及截面积,则有 $\Delta V_2 = S_2 v_2 \Delta t$。

现在分析在 Δt 时间内外力对这段流

图 2-6 伯努利方程的推导

体所做的功,以及由此而引起的机械能变化。

在流动过程中,由于理想流体没有黏性,因此,xy 段流体所受的外力是周围流体对它的压力,而对其做功的只有流管中 xy 段以外的流体对它的压力,即图中的 F_1 和 F_2,且有

$$F_1 = P_1 S_1 \qquad F_2 = P_2 S_2$$

F_1 沿着流体流动方向做正功,F_2 逆着流动方向做负功。x 面的位移是 $v_1 \Delta t$,y 面的位移是 $v_2 \Delta t$,故当流体从 xy 移至 $x'y'$ 时,两力所做的总功为

$$A = F_1 v_1 \Delta t - F_2 v_2 \Delta t = P_1 S_1 v_1 \Delta t - P_2 S_2 v_2 \Delta t$$

由于理想流体作稳定流动,上式可写成

$$A = P_1 \Delta V - P_2 \Delta V \qquad\qquad (a)$$

现在讨论 xy 段流体流至 $x'y'$ 时的机械能变化。由图 2-6 可以看出,在流动过程前后 x' 与 y 之间的流体运动状态没有变化,所以 xy 段流体流至 $x'y'$ 时机械能的变化仅反映在 xx' 和 yy' 两段流体上。设 xx' 段流体的机械能为 E_1,yy' 段流体的机械能为 E_2,由连续性方程可知,xx' 和 yy' 两段流体的质量相等,设为 m,若机械能变化用 ΔE 表示,则

$$\Delta E = E_2 - E_1 = \left(\frac{1}{2}mv_2^2 + mgh_2\right) - \left(\frac{1}{2}mv_1^2 + mgh_1\right) \qquad (b)$$

由功能原理有

$$A = \Delta E$$

将(a)和(b)式代入上式得

$$P_1 \Delta V - P_2 \Delta V = \left(\frac{1}{2}mv_2^2 + mgh_2\right) - \left(\frac{1}{2}mv_1^2 + mgh_1\right)$$

移项得

$$P_1 \Delta V + \frac{1}{2}mv_1^2 + mgh_1 = P_2 \Delta V + \frac{1}{2}mv_2^2 + mgh_2$$

以 ΔV 除各项得

$$P_1 + \frac{1}{2}\rho v_1^2 + \rho g h_1 = P_2 + \frac{1}{2}\rho v_2^2 + \rho g h_2 \qquad (2-5)$$

式中 $\rho = m/\Delta V$ 是流体的密度。

因为 X 和 Y 是在流管上任意选取的两个截面,所以对同一流管的任意垂直截面来说,上式可表示为

$$P + \frac{1}{2}\rho v^2 + \rho g h = 恒量 \qquad\qquad (2-6)$$

式(2-5)及式(2-6)就是伯努利方程。

对于伯努利方程可以从能量和压强两个角度来理解。

(1)从能量的角度来看,伯努利方程的三项均具有单位体积流体的能量量纲:$\rho g h$ 为单位体积流体的势能,$\frac{1}{2}\rho v^2$ 为单位体积流体的动能,为了表述方便,把压强 P 称为单位体积所具有的压强能。即理想流体做稳定流动时,同一流管内,单位体积的势能、动能和压强能三者可以相互转换,其总和保持不变,因此伯努利方程也可以说是能量守恒定律在流体运动中的特殊表现形式。

（2）从压强的角度来看,伯努利方程中的三项均具有压强的量纲:我们把 $\frac{1}{2}\rho v^2$ 称为**动压强**,ρgh 称为**位压强**,P 称为**静压强**。故伯努利方程也可以表述为:理想流体作稳定流动时,同一流管内,三种压强相互转换,且三者之和保持不变。

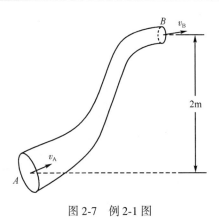

图 2-7　例 2-1 图

例 2-1　设有流量为 $0.12\mathrm{m}^3 \cdot \mathrm{s}^{-1}$ 的水流过图 2-7 所示细管。设 A 点压强为 $2\times10^5\mathrm{Pa}$,A 点的截面积为 $100\mathrm{cm}^2$,B 点的截面积为 $60\mathrm{cm}^2$。假设水的黏性可以忽略不计,求 A、B 两点的流速和 B 点的压强。

解:已知

$$Q=0.12\mathrm{m}^3 \cdot \mathrm{s}^{-1}, S_A=100\times10^{-4}\mathrm{m}^2, S_B=60\times10^{-4}\mathrm{m}^2, P_A=2\times10^5\mathrm{Pa}$$

设 A 点所在的平面为参考平面。水可以看作不可压缩流体。

根据连续性方程有

$$Q=S_A v_A=S_B v_B$$

$$v_A=\frac{Q}{S_A}=\frac{0.12}{10^{-2}}=12(\mathrm{m} \cdot \mathrm{s}^{-1})$$

$$v_B=\frac{Q}{S_B}=\frac{0.12}{6\times10^{-3}}=20(\mathrm{m} \cdot \mathrm{s}^{-1})$$

又根据伯努利方程可知

$$P_A+\frac{1}{2}\rho v_A^2=P_B+\frac{1}{2}\rho v_B^2+\rho gh_B$$

$$P_B=P_A+\frac{1}{2}\rho v_A^2-\frac{1}{2}\rho v_B^2-\rho gh_B$$

$$=2\times10^5+\frac{1}{2}\times1000\times12^2-\frac{1}{2}\times1000\times20^2-1000\times9.8\times2$$

$$=5.24\times10^4(\mathrm{Pa})$$

二、伯努利方程的应用

1. 压强和流速的关系　当理想流体在粗细不同的水平管中做稳定流动时,有 $h_1=h_2$,故伯努利方程可以简化为

$$P+\frac{1}{2}\rho v^2=恒量 \tag{2-7}$$

联合理想流体的连续性方程

$$Sv=恒量$$

可以得到结论:当理想流体在粗细不均的水平管中做稳定流动时,横截面大处流速小、静压强大,横截面小处流速大、静压强小,如图 2-8 所示。利用这一原理,我们可设计制作喷雾器、流量计、流速计等。

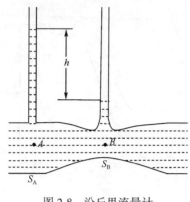

图 2-8 汾丘里流量计

（1）空吸作用：观察图 2-8，水在粗细不同的水平管中做稳定流动时，由于 S_B 处截面积小，水的流速大，因此压强小。当 P_B 小于管外气体的压强时，流经 B 处的液体将带着从外界吸入的气体一起流走，这种现象称为空吸作用。利用空吸作用设计的射流吸引器是最简单的吸引装置，射流吸引器常常附设在麻醉机上，用以移出气道内的堵塞物，以维持呼吸道的通畅。射流吸引器是用气流抽吸液体的，同样的道理也可以解释喷雾器的工作原理。

（2）流量计：如图 2-8 所示为汾丘里流量计的原理图。当测量液体的流量时，将它水平地连接到被测管路中，根据两管的压强差即液面的高度差可以测出流体的体积流量。因为流量计测量时是水平放置的，所以中间的细流管也是水平的，如图所示在其水平中线上取 A、B 两点利用伯努利方程有

$$P_A + \frac{1}{2}\rho v_A^2 = P_A + \frac{1}{2}\rho v_A^2$$

由连续性方程

$$S_A v_A = S_B v_B$$

解上述两式可得 A 点处的速度

$$v_A = S_B \sqrt{\frac{2(P_A - P_B)}{\rho(S_A^2 - S_B^2)}}$$

又由体积流量 $Q = S_A v_A$ 有

$$Q = S_A S_B \sqrt{\frac{2(P_A - P_B)}{\rho(S_A^2 - S_B^2)}}$$

如果两根竖直管的液面高度差为 h，则有 $P_A - P_B = \rho gh$，因此流体的体积流量的表达式可以进一步简化为

$$Q = S_A S_B \sqrt{\frac{2gh}{(S_A^2 - S_B^2)}} \tag{2-8}$$

根据测得的液面高度差及已知的横截面面积 S_A 和 S_B，就可以求出流体的体积流量。

（3）流速计：流速计是用于测定流体流速的仪器，图 2-9 为流速计的原理图，图中 a 是一根直管，b 是一根直角弯管，直管下端的管口截面与流线平行，而弯管下端管口截面与流体流线垂直。流体在弯管下端 d 处受阻，形成流速为零的"滞止区"。这时两管所测出的压强是不相同的，设管中流体为液体，则比较图中 c、d 两处的压强可得

$$P_c + \frac{1}{2}\rho v_c^2 = P_d + \frac{1}{2}\rho v_d^2$$

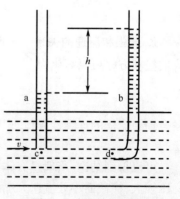

图 2-9 流速计原理图

在 d 点处流体被阻止,流速减为零,即 $v_d=0$,在 c 点处,流动不受任何影响,即 v_c 就是待测流体的流速 v,所以有

$$\frac{1}{2}\rho v^2 = P_d - P_c \qquad (2\text{-}9)$$

上式说明 d 点的压强比 c 点的压强高 $\frac{1}{2}\rho v^2$,在 d 点流体的动压强全部转化为静压强。c、d 两点的压强差可以根据两管的液面差来测定,即

$$P_d - P_c = \rho g h$$

代入式(2-9)得出待测流体的流速公式

$$v = \sqrt{2gh} \qquad (2\text{-}10)$$

式(2-10)一般用来测量液体的流速,要测气体的流速,只需要在上述仪器基础上改进成如图 2-10 皮托管即可。测量时把仪器放在待测流速的气体中,使 d 孔正对着流体流动的方向,形成滞止区,c 孔截面与流线平行,c、d 两处的压强差可通过 U 形管中液柱的高度差得到:

$$P_d - P_c = (\rho' - \rho)gh \qquad (2\text{-}11)$$

式中 ρ' 是 U 形管中液体的密度,ρ 是待测气体的密度。

根据式(2-9)

$$\frac{1}{2}\rho v^2 = P_d - P_c$$

则可测得气体的流速为

$$v = \sqrt{\frac{2(\rho' - \rho)gh}{\rho}} \qquad (2\text{-}12)$$

当 $\rho' \gg \rho$ 时,式(2-12)又可以简化为

$$v = \sqrt{\frac{2\rho' gh}{\rho}} \qquad (2\text{-}13)$$

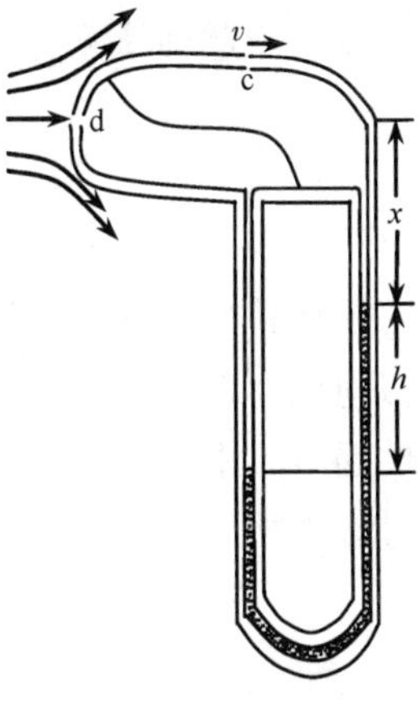

2. 压强和高度的关系 如果理想流体在管中做稳定流动时,其流速保持不变或可以不考虑流速的变化,则由伯努利方程得压强与高度的关系为

图 2-10 皮托管

$$P + \rho g h = 恒量$$

在这种特殊情况下,高处的静压强较小,低处的静压强较大。

上述这种关系可以解释体位对血压的影响。如图 2-11 所示,某人平卧时,测得其心脏部位的动脉血压为 13.3kPa,静脉血压为 0.3kPa;头部和脚部的动脉血压均为 12.67kPa,静脉血压均为 0.67kPa。直立时,其心脏部位的动脉血压和静脉血压不变;头部动脉血压变为6.8kPa,静脉血压变为 -5.2kPa。由于二者相对心脏的竖直高度与平卧时的改变量相同,故二者的血压减少量相同,均为 5.87kPa。减少的 5.87kPa 是由高度改变所造成的。

同理,对于脚部来说,其动脉血压由平卧时的 12.67kPa 变为 24.4kPa,静脉血压由0.67kPa 变为 12.4kPa。二者增加的 11.73kPa 同样是由于高度原因造成的。

3. 流速和高度的关系 如果理想流体在管中做稳定流动时,其各处的压强保持不变或可以不考虑压强的变化,则由伯努利方程得流速与高度的关系为

$$\frac{1}{2}\rho v^2 + \rho g h = 恒量$$

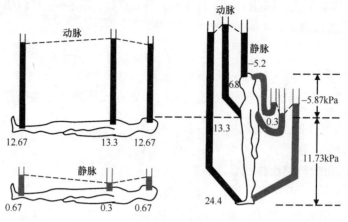

图 2-11 体位对血压的影响

当同一流管中各处的压强相等时,随着高度的逐渐降低,流速逐渐增加。水从高处自由下落就属于这种情况。

第四节 黏性流体的流动

伯努利方程仅适用于理想流体作稳定流动,虽然有许多液体和气体在一定条件下可以近似地视为理想流体,但是像血液、石油、甘油等液体具有较大的黏滞性,在其流动过程中黏滞性起的作用就不能忽略。黏滞性不能忽略的流体称为黏性流体,黏性流体的流动情况不能再直接利用伯努利方程来讨论。这一节我们将讨论这类黏性流体的运动规律及其医学应用。

一、黏性流体的流动状态

黏性流体有层流、湍流和过渡流动三种流动状态。

1. 层流 由于黏性流体黏滞性的存在,当其流动的速度不大时,会出现分层流动,各流层之间只作相对滑动而不相互混合,这种流动就称为**层流**(larainar flow)。石油在输油管中的流动,血液在血管中的流动以及其他黏性较大的流体的流动都可以视为层流。

将滴定管垂直放置,先加入一段无色甘油,然后缓慢加入着蓝色的甘油,稳定后两种甘油有一明显的水平分界面。旋开滴定管活塞,让甘油从滴定管下端平稳流出。一段时间后,我们看到的并不是两种甘油的分界面保持原有水平状态平稳下降,而是由平界面变为舌状界面如图 2-12 所示。这是由于滴定管中的甘油作分层流动的结果,其示意图如图 2-13,滴定管中流体处于层流状态时,处于同一流层(半径相同)流体的流速相同,处于不同流层(半径不同)流体的流速不同。

黏滞流体在流管中作稳定层流的特点是:

(1) 相邻两层流体之间只作相对滑动,流层间没有混杂。

(2) 流体在流管中央轴线处流速最大,管壁处流速为零,轴线至管壁处流速分布逐渐减小。

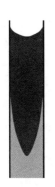
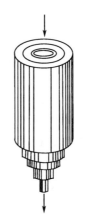

图 2-12　黏性流体的流动　　　　　图 2-13　层流示意图

2. 湍流　当黏性流体的流动速度超过一定值时,流体不再作分层流动,而是各流层之间相互混合:流速小的流层的流体不断卷入流速大的流层,有时还会形成旋涡,使整个流动显得混乱而不稳定,黏性流体的这种流动称为**湍流**(turbulent flow)。湍流的特点是:

（1）流体不再保持分层流动状态,垂直于流层方向存在分速度,流动杂乱不稳定;

（2）湍流消耗的能量比层流多;

（3）湍流能发出声音。

临床正是利用湍流有声的特点进行心、肺听诊,以辨别血流和呼吸是否正常。正常二尖瓣口的面积约 $4\sim6\text{cm}^2$,当二尖瓣口面积小于 2.0cm^2 时,左心房的血液在心室舒张期流经狭窄的二尖瓣口,由于血流受阻,血流在局部产生湍流,形成舒张期杂音。当二尖瓣口发生中、重度狭窄时,左心房和肺静脉压力升高,肺的顺应性降低,从而发生劳力性呼吸困难。当患者感冒心率增快时,心室舒张期缩短,左房压和肺静脉压更高,进一步可引起肺淤血和肺水肿,患者就会出现呼吸困难、咳嗽、不能平卧、双肺底有细小水泡音等左心衰的临床表现。

3. 过渡流动　有时流体的流动状态不稳定,可能为层流,也可能为湍流,这种介于层流和湍流之间的不稳定流动状态称为**过渡流动**。

二、层流和湍流的判别

1883 年,物理学家雷诺(Reynold)经过大量的实验研究发现,当黏性流体在直圆管中流动时,黏性流体的流动状态除与流速 v 有关外,还与流体密度 ρ 、圆管的半径 r 以及黏滞性大小的量度 η 有关,他提出了一个判断黏性流体的流动状态的关系式,即

$$R_e = \frac{\rho v r}{\eta} \tag{2-14}$$

R_e 是一个无量纲的量,称为**雷诺数**(Reynold number)。实验结果表明,对于直圆流管来说:

当 $R_e < 1000$ 时,流体作层流;

当 $R_e > 1500$ 时,流体作湍流;

当 $1000 < R_e < 1500$ 时,流体的流动状态不稳定。既可能作层流也可能作湍流,甚至可

能由湍流变为层流或由层流变为湍流,即过渡流动。

由式(2-14)可知,流体的黏度越小,密度和流速越大,越容易发生湍流。而细的管子不易形成湍流。对于流管的弯曲处来说,较小的 R_e 值也可能产生湍流,且弯曲程度越大产生湍流的 R_e 临界值越小。因此,对于流体的运输系统来说,在急弯或分支的地方,容易产生湍流,如人的心脏、主动脉以及支气管分支处就容易出现湍流。因此,临床医生常根据听诊器听到的湍流声来辨别血流和呼吸是否正常。

例 2-2 设一段直主动脉血管的半径 r 为 0.01m,里面血流速度 v 为 0.25m·s^{-1},血液的黏度为 $\eta = 3.0 \times 10^{-3}$Pa,密度为 $\rho = 1.05 \times 10^3$kg·m^{-3}。试求雷诺数和血液的流动状态。

解:由题意可得雷诺数为

$$R_e = \frac{1.05 \times 10^3 \times 0.25 \times 0.01}{3.0 \times 10^{-3}} = 875$$

R_e 小于 1000,所以血液在主动脉中作层流。

三、牛顿黏滞定律

1. 黏滞力 黏性流体流动时,由于各流层的流速不同,在作相对滑动的相邻两流层之间存在着沿分界面切线方向上的相互作用力,通常把这个作用力称为**黏性力**(viscous force)或**内摩擦力**(internal friction)。流速大的一层给流速小的一层以拉力,流速小的一层给流速大的一层以阻力,如图 2-14 所示。流体具有黏滞性源于分子力和分子的无规则热运动。流体做层流时,其内摩擦力的大小与相邻两流层之间速度变化快慢程度有关。

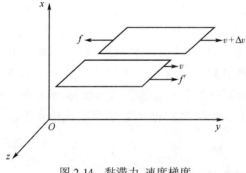

图 2-14 黏滞力、速度梯度

2. 速度梯度 为了方便地描述流体各流层的速度变化情况,我们引入速度梯度的概念。如图 2-14 所示,设流体沿 y 轴方向运动,若在 x 轴方向相距 Δx 的流层的速度差为 Δv,则 $\Delta v/\Delta x$ 就表示在垂直于速度方向上,Δx 距离内速度的平均变化率。无限接近的两流层即 $\Delta x \to 0$ 时,比值 $\Delta v/\Delta x$ 的极限

$$\frac{\mathrm{d}v}{\mathrm{d}x} = \lim_{\Delta x \to 0} \frac{\Delta v}{\Delta x}$$

表示在接触面处的速度沿 x 方向的变化率,速度的变化率即 $\frac{\mathrm{d}v}{\mathrm{d}x}$ 就叫 x 轴方向的**速度梯度**(velocity gradient),其单位为 s^{-1}。它反映了相邻流层间流速变化的快慢程度。

3. 牛顿黏滞定律 实验证明,当黏性流体流动时,相邻两流层间黏性力 F 的大小与该两流层的速度梯度 $\frac{\mathrm{d}v}{\mathrm{d}x}$ 成正比,与其接触面的面积 S 成正比,即

$$F = \eta S \frac{\mathrm{d}v}{\mathrm{d}x} \tag{2-15}$$

式(2-15)称为牛顿黏滞定律。式中 η 称为流体的**黏度**(viscosity),是流体黏滞性大小的度量,物理含义是:相邻两流层之间具有一个单位的梯度时,单位面积的流层上所受的内摩

擦力。它的 SI 单位为 Pa·s 或 N·m^{-2}·s,在 *CGS* 单位制中,其单位为 g·cm^{-1}·s^{-1}或用专门的名称泊(Poise,P),其换算关系为 1P = 10^{-1}Pa·s。

黏度的大小由流体本身的性质和流体的温度决定。一般情况下,液体的黏度随温度的升高而减小,而气体则是随温度的升高而增大。表 2-1 列出了一些常见流体的黏度。

表 2-1　一些液体的黏度

液体	温度(℃)	黏度 η(10^{-3}Pa·s)	液体	温度(℃)	黏度 η(10^{-3}Pa·s)
水	0	1.8	汞	100	1.0
水	20	1.0000	蓖麻油	7.5	1225.0
水	37	0.69	蓖麻油	50	122.7
水	100	0.3	血液	37	2.0~4.0
汞	0	1.68	血浆	37	1.0~1.4
汞	20	1.55	血清	37	0.9~1.2

实验证明,并非所有的黏性流体流动时都遵循牛顿黏滞定律,为此,我们将遵循牛顿黏滞定律的流体称为**牛顿流体**(Newtonian fluid);将不遵循牛顿黏滞定律的流体称为**非牛顿流体**。水和血浆属于牛顿流体;而血液因含有血细胞,严格说来属于非牛顿流体,它的黏度不是常数,与流动状态有关,但是在正常生理条件下其变化不大。

第五节　黏性流体的运动规律

一、黏性流体的伯努利方程

在理想流体的伯努利方程推导中,我们忽略了流体的黏性和可压缩性。讨论黏性流体的运动规律时,可压缩性仍可忽略,但流体的黏性必须考虑。对于黏性流体来说,由于流体在流动过程中要克服内摩擦力做功,流体沿着流管流动的过程中总机械能将不断减少,即式(2-5)及式(2-6)不再成立。但是可以对流体在流动过程中克服内摩擦力所做的功加以考虑,对理想流体的伯努利方程进行修正,从而得到黏性流体的伯努利方程。

对图 2-6 所示的流管,假设不可压缩的黏性流体做稳定流动,单位体积的黏性流体从在 xy 段流体流至 x′y′段的过程中所损失的能量用 W_f/V 表示,则式(2-5)应改为

$$P_1 + \frac{1}{2}\rho v_1^2 + \rho gh_1 = P_2 + \frac{1}{2}\rho v_2^2 + \rho gh_2 + \frac{W_f}{V}$$

通常用 w 表示 W_f/V。因此上式可写成

$$P_1 + \frac{1}{2}\rho v_1^2 + \rho gh_1 = P_2 + \frac{1}{2}\rho v_2^2 + \rho gh_2 + w \tag{2-16}$$

式(2-16)被称为黏性流体的伯努利方程

如果不可压缩的黏性流体在粗细均匀的管中做稳定的流动,即 $S_1 = S_2$,由连续性方程可得

$$v_1 = v_2$$

又有

$$P_1 + \frac{1}{2}\rho v_1^2 + \rho gh_1 = P_2 + \frac{1}{2}\rho v_2^2 + \rho gh_2 + w$$

将上面两个等式整理得

$$P_1 - P_2 + \rho g(h_1 - h_2) = w \tag{2-17}$$

（1）当 $h_1 = h_2$ 时，根据式（2-17）得

$$P_1 - P_2 = w \tag{2-18}$$

式（2-18）表明：使不可压缩的黏性流体在粗细均匀的水平管中做稳定流动，必须有一定的压强差；单位体积的流体能量损失等于此水平管两端的压强差，所以通过流体体积为 V 时，其机械能损失量为

$$W = wV = (P_1 - P_2)V \tag{2-19}$$

（2）当 $P_1 = P_2$ 时，则有

$$\rho g(h_1 - h_2) = w \tag{2-20}$$

式（2-20）表明：在外界压强相同的情况下，要使黏性流体沿管道作稳定流动，必须有一定的高度差，以降低重力势能的方式来弥补因内摩擦力而所损失的机械能。

二、泊肃叶定律

1842 年，法国科学家泊肃叶（Poiseuile）在研究血管中血液的流动规律时发现：在细玻璃管中做层流的流体体积流量 Q 与玻璃管的半径 R 的四次方成正比，与玻璃管两端的压强差 $P_1 - P_2$ 成正比，与玻璃管的长度 L 成反比。即

$$Q \propto \frac{R^4(P_1 - P_2)}{L}$$

1852 年，物理学家维德曼（Wiedmann）首先从理论上推导出上述关系，并得出其比例系数为 $\pi/8\eta$，于是上式可写成

$$Q = \frac{\pi R^4}{8\eta L}(P_1 - P_2) \tag{2-21}$$

上式就是**泊肃叶定律**（Poiseuille law）的数学表达式。

三、泊肃叶定律的推导

1. 速度分布 如图 2-15 所示，不可压缩的牛顿流体在内径为 R 的均匀水平直管内做稳定的层流，且每一层流体的速度保持不变。由圆管的轴对称性可知，离轴线距离相等的地方流体的流速相等，因此可以在管中取一半径为 r，长度为 L，与管共轴的圆柱体内的流体为研究对象。在竖直方向，只受该段流体的重力和其侧面流体对它的支持力，二者的矢量和为零。同样，该段流体在水平方向所受合力也应为零。在水平方向上该段流体共受三个力的作用，如果选取流体的流动方向为正方向，则后面流体给它的推力

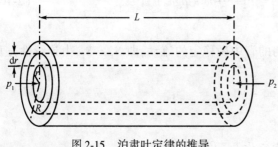

图 2-15　泊肃叶定律的推导

$$F_1 = P_1 \cdot \pi r^2$$

前面流体给它的阻力

$$F_2 = -P_2 \cdot \pi r^2$$

侧面流体给它的内摩擦力 F_3，根据牛顿黏滞定律

$$F_3 = \eta \frac{dv}{dr} S = \eta \frac{dv}{dr} 2\pi rL = 2\pi rL\eta \frac{dv}{dr}$$

此三力的矢量合力为零，即

$$P_1 \cdot \pi r^2 - P_2 \cdot \pi r^2 + 2\pi rL\eta \frac{dv}{dr} = 0$$

这个方程是以 v 可为变量，r 为自变量的一阶微分方程，整理得

$$\frac{dv}{dr} = \frac{P_2 - P_1}{2\eta L} r$$

将上式积分得

$$v = \frac{P_2 - P_1}{4\eta L} r^2 + C$$

将 $r = R$（直管壁处）时，流体的速度 $v = 0$ 代入上式得

$$C = \frac{P_2 - P_1}{4\eta L} R^2$$

整理得

$$v = \frac{P_2 - P_1}{4\eta L}(R^2 - r^2) \tag{2-22}$$

由上式可以看出：越靠近圆管轴心其速度越大，速度 v 随 r 变化的关系曲线是抛物线。

2. 体积流量 因为 r 不同的地方黏性流体的流速不一样，但是 r 相同的地方流速 v 相同，所以可以在垂直于管的方向上取一半径为 r，厚度为 dr 的圆环形的截面元，如图 2-15 所示。因 dr 足够小，故在此截面元上的各点的速度可以均视为 v，则该截面元的体积流量为 $dQ = vds = v2\pi rdr = 2\pi vrdr$。

将式（2-22）代入有

$$dQ = 2\pi \frac{P_1 - P_2}{4\eta L}(R^2 - r^2) rdr$$

通过管道横截面积的体积流量为

$$Q = \pi \frac{P_1 - P_2}{2\eta L}\int_0^R (R^2 - r^2) rdr = \frac{\pi R^4}{8\eta L}(P_1 - P_2)$$

由此可以得出，黏性流体在水平管中做稳定流动时，管两端的压强差 $P_1 - P_2$ 与其体积流量 Q，流体的黏度 η，管的半径 R 和管长 L 有密切的关系。
设

$$R_f = \frac{8\eta L}{\pi R^4} \tag{2-23}$$

R_f 取决于流体段本身的性质，即由流体的黏度、流管的长度及流管的半径确定，这与电学中的电阻非常类似，因而称之为**流阻**（flow resistance）。这样泊肃叶定律也可以写成

$$Q = \frac{P_1 - P_2}{R_f} \tag{2-24}$$

这与电学中的欧姆定律很相似,体积流量与压强差成正比,与流阻成反比。

如果流体连续流过几个流阻,则有总流阻为各流阻之和,即

$$R_f = R_{f1} + R_{f2} + R_{f3} + \cdots + R_{fn}$$ （2-25）

如果流体分支通过几个流阻,则其总流阻的倒数与各分支流阻倒数之和相等。即

$$\frac{1}{R_f} = \frac{1}{R_{f1}} + \frac{1}{R_{f2}} + \frac{1}{R_{f3}} + \cdots + \frac{1}{R_{fn}}$$ （2-26）

由式(2-25)和式(2-26)可以看出,黏性流体的总流阻的计算方法与电学中总电阻的计算方法极为相似。

不可压缩的黏性流体在均匀的水平圆管中作稳定流动时,由黏性流体的伯努利方程式及泊肃叶定律可以推导出

$$Q = \frac{P_1 - P_2}{R_f} = \frac{w}{R_f}$$

再将式(2-23)代入得

$$w = QR_f = \frac{8\eta L}{\pi R^4}Q$$ （2-27）

上式表明:流体的黏度越大,管道越长,管道的半径越小,克服内摩擦力所做的功越大,单位体积流体的机械能损失就越大;黏性流体在圆管中做稳定流动时,单位体积的机械能损失量

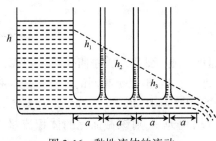

图 2-16 黏性流体的流动

与管子的长度成正比,图 2-16 所示的装置中几根竖直管的液面说明沿着液体流动的方向,液体的压强是逐渐降低的,且呈线性关系。即损失的机械能均匀地分布在流动的路程上,这种能量的损失称为**沿程能量损失**。实际上,当流体通过横截面积突变处、弯管处或各种阀门处时,流体的能量都要发生额外的损失,这种损失发生在某些局部的地方,因此称为**局部能量损失**。

四、黏性流体运动规律在医学中的应用

1. 血流阻 血液是黏性流体,因此在血管中流动时存在着血流阻(即流阻,在医学临床上称为外周阻力)。根据泊肃叶定律可得:血液在血管中依次流经大动脉、小动脉、毛细血管、静脉血管,整个过程中血压(即血管内流动的血液对单位面积血管壁的侧压力,其实就是我们这章中所指的压强)逐渐降低。在体循环中,主动脉和大动脉的半径大,流阻小,约占体循环的血流阻的 19%,血压降约 2.66kPa;小动脉的半径小,血流阻大,约占体循环的血流阻的 47%,而血液流速仍然较大,故其血压降最大,约为 6.65kPa;毛细血管的半径虽然最小,单根毛细血管的血流阻大,但数目极多,由式(2-26)可得其总的血流阻并不大,约占体循环的血流阻的 27%,而血液流速又极小,故其血压降也不大,约为 2.66kPa;静脉血管的半径较大,其血流阻最小,约占体循环的血流阻的 7%,血液流速又小,因而血压降最小,约为 0.45kPa。实际上,由于血管具有弹性,且血液是非牛顿流体,故血压的高低不仅与体积流量和血流阻有关,还与血管的弹性、心率等因素有关。

2. 血液的黏度　血液黏度与血液的组分、温度、酸碱度以及渗透压等有关。很多病变会使血液的组分、酸碱度以及渗透压等偏离正常值,从而使血液的黏度发生异常,因此,可以通过血液的黏度来诊断某些疾病。当发生病变时,血液的黏度多表现为高黏度状态,只有在少数病变中可能出现血液的黏度下降。如白血病、骨髓瘤、原发性红细胞增多症、高血压、风湿性关节炎等疾病会使血液黏度增高;各种类型的贫血病,由于血细胞比容减少或血液被稀释而导致血液黏度降低。实际上还有很多疾病的发生、发展与血液的黏度的病理性改变有关,如心脑血管瘤、糖尿病、肿瘤等。另外血液的黏度也是血液的主要力学特性,是影响血流阻力的重要因素,因而当血液的黏度发生变化时会或多或少地影响血液循环。现在已经发现有些药物能降低血液的黏度,改善血液循环,在临床治疗中已收到良好的效果。因此对血液黏度的研究为解释病因、治疗疾病等打开了新的思路。

3. 斯托克司定律及在医学中的应用

（1）斯托克司定律:当固体在黏性流体中做匀速运动时,固体表面会附着一层流体,这层流体随着固体一起运动,这样,该流层与其相邻的流层之间存在着内摩擦力,因此固体在运动过程中将受到这一阻力的作用。如果固体是球体,且黏性流体相对于球体以很小速度做层流运动,则该球体所受的黏滞力为

$$F = 6\pi\eta vr \tag{2-28}$$

式中 η 为流体的黏度;r 为球体的半径;v 为球体相对流体的速度。上式是由物理学家斯托克司于 1845 年首先推导出来的,因此把式（2-28）叫做**斯托克司定律**（Stokes' law）。

（2）斯托克司定律的应用:分析半径为 r,密度为 ρ 的小球在黏度为 η,密度为 ρ'（$\rho > \rho'$）的流体中由静止开始下降运动情况。

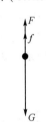

如图 2-17 所示,开始时,小球受到竖直向下的重力大于竖直向上的浮力,因此,小球开始做加速下沉运动。随着小球速度的增加,小球所受的黏滞力逐渐增大,其所受向下的合外力减少,于是其向下的加速度逐渐减小。当小球的速度增加

图 2-17　斯托克司定律的应用

到一定值时,小球所受的重力 $\frac{4}{3}\pi r^3 \rho g$、黏滞力 $6\pi\eta vr$、浮力 $\frac{4}{3}\pi r^3 \rho' g$ 三力平衡时,小球就开始匀速地下沉。此时即有

$$\frac{4}{3}\pi r^3 \rho g - 6\pi\eta vr - \frac{4}{3}\pi r^3 \rho' g = 0$$

整理得此时的速度

$$v = \frac{2}{9\eta}r^2(\rho - \rho')g \tag{2-29}$$

这个速度 v 称为**收尾速度**（terminal velocity）或**沉降速度**（sedimentation velocity）。由上式可知,小球在黏性流体中下沉时,沉降的速度和小球的大小、密度差、重力加速度成正比,与流体的黏度成反比。

如果已知小球的密度、半径、流体的密度、小球在该流体中的沉降速度、重力加速度,根据式（2-29）就可以求出该流体的黏度。因此,在实验中常用此方法来测量流体的黏度。

在医学中,常根据斯托克司定律采用高速离心机来增加 g 的有效值来加快微小颗粒（比

如某些细胞、药物颗粒)在流体中的沉降速度,达到分离不同物质等目的。在制造药物为混悬液时,根据斯托克司定律常采用增加悬浮介质的黏度、密度和减小药物颗粒半径等方法来提高药液的稳定性。

第六节 血液在循环系统中的流动

血液循环是在心血管系统中进行的。心血管系统包括心、动脉、静脉和毛细血管。心是心血管系统的动力中枢,在神经的调解下,心有规律地收缩和舒张,使血液由心(室)射出,经动脉、毛细血管、静脉再循环流入心(房),如此循环不止。人体的循环系统包括动力和管路两部分,其动力部分是心脏,管路部分是血管。血液在循环系统中的流动是比较复杂的。作为一个闭合循环系统,血液的流动必然服从质量、动量和能量守恒定律。用物理学原理解释血液流动时,必须首先明确以下几点:

(1) 推动血液流动的是重力和压力梯度。压力梯度是压力对于距离的变化率,是压力梯度而不是压力推动血液的流动。

(2) 压力梯度的产生是通过心脏做功实现的,因此血液循环是靠心脏做功维系的。

(3) 血液的流动不能简单地套用流体动力学的基本定律,必须考虑到生物系统的复杂性。血液中悬浮着许多比任何分子都大得多的红细胞、白细胞和血小板,是非牛顿流体;输送血液的血管具有弹性,血管的口径和弹性受神经控制可发生改变,是非刚性流管。

血流动力学是专门研究血液流动的一门科学,与流体动力学有很大的差别,但我们仍可以用流体动力学解释血液流动中的一些基本现象。下面首先简要介绍血液的特性,然后利用流体运动的基本规律来分析血液流动时的心脏做功、血流速度分布、血压等问题。

一、血液的组成及特性

1. 血液的组成 血液(blood)由血浆和血细胞两部分组成。血浆部分的体积约占血液的 55% ~ 70%,其中有 90% 以上的水、7% 左右的蛋白质和 0.9% 左右的无机盐,其余是非蛋白质的无机盐。血细胞部分的体积约占血液的 30% ~ 45%(称血细胞比容),其中红细胞(red blood cell,RBC)最多,约占血细胞部分的 99.9%,其余的 0.1% 中是白细胞和血小板。红细胞是双凹圆盘形,直径约 7.6μm,厚度约 2.8μm。白细胞较圆,呈球状,有核,较红细胞稍大。血小板较小,直径约 2.5μm。

2. 血液的特性

(1) 沉降率:血液的比重约为 1.050~1.060,血浆的比重约为 1.025~1.030,红细胞的比重约为 1.098。血液中红细胞数越多则血液比重越大;血浆中蛋白质含量越高则血浆比重越大。红细胞比重大于血浆,因此红细胞在重力作用下将从悬浮液中沉淀出来,这种现象叫**沉降**,沉降的速度叫**沉降率**(sedimentation rate)。红细胞的沉降率不仅取决于它本身的密度和尺寸、血浆的密度和黏度,而且还与红细胞的形状和方位有关。

(2) 黏性:血液是黏性流体,是一种由水、无机化合物、溶解气体、各种大小的有机分子蛋白质、脂质和糖等高分子组成的复杂溶液,其中又悬浮着大量的血细胞,因此血液是一种非牛顿流体,即血液的黏度不是常数。常用以下几种黏度描述血液的黏性:

1）表观黏度：即流体的切应力与切变率的比值。牛顿流体的表观黏度就是它的黏度，是一个与切变率无关的量。非牛顿流体的表观黏度是一个随切变率变化的量。实验指出，在其他条件不变时，血液的表观黏度随切变率的增大而减小，这种现象叫**剪切稀化**。当切变率增大到一定限度时，表观黏度便不再减小而趋于恒定，此时的血液流动状态接近于牛顿流体的流动。

2）相对黏度：即流体表观黏度与其溶剂黏度的比值（亦称比黏度）。全血黏度与血浆黏度的比值，称为血液对于血浆的相对黏度。

3）还原黏度：血液黏度的大小除与浓度有关外，还与分子（或颗粒）结构以及分子间（或颗粒间）的相互作用有关。前者对黏度的影响称为**浓度黏度**，后者对黏度的影响称为**结构黏度**，结构黏度比浓度黏度更能反映血液的物理特性，若消除浓度影响仅反映结构黏度时，称为**全血还原黏度**。

（3）屈服应力（yield stress）：非牛顿流体中的一些流体（如血液），只有当切应力超过某一数值后，才发生流动，低于这一数值则不发生流动。这个能够引起流体发生流动的最低切变应力值，叫做流应力，又叫屈服应力。这种流体称为塑性流体。血液的屈服应力是纤维蛋白原浓度和红细胞比容的函数，当红细胞比容小于 0.10 时没有屈服应力，大于 0.10 才有屈服应力。

（4）黏弹性（viscoelasticity）：在非稳定流动条件下，血液既表现出黏性又表现出弹性，即应力不仅取决于瞬时切变率，而且与历史过程有关。

血液在体内的流动都是非稳定的，因此血液具有黏弹性，是黏弹体。在分析大血管血流时，为简化问题通常不计黏弹性，但血管较小时，血液的黏弹性应予考虑。

（5）触变性（thixotropy）：血液在非稳定流动状态，其表观黏度除了与切变率大小有关外，还与切应力的作用时间有关，即在切变率恒定时，血液黏度会随切应力施加时间的延长而减小，这就是血液的触变性。

血液还有其他一些特性，如血液的成分、血管直径、血细胞的聚集性和变形性等都对血液黏度有影响。

二、心脏做功

血液循环由心脏做功来维持，为了讨论问题方便，把整个心血管系统简化为如图 2-18 所表示的物理模型。左右两心室相当于两个唧筒，当左（右）心室收缩（即唧筒容积减小）时瓣膜开放，血液从左（右）心室射入主（肺）动脉；舒张时（即唧筒容积增大）瓣膜关闭，停止射血。整个循环系统由体循环和肺循环两部分组成，血流方向如图中箭头所示。左心室供血给体循环，右心室供血给肺循环。计算心脏做功有两种方法。

其一，心脏所做的功等于左、右两心室做功之和。设左心室每收缩一次做功为 A_L，平均压强为

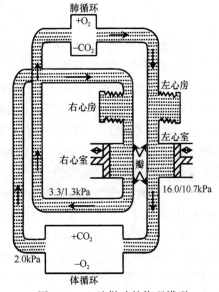

图 2-18 心脏做功的物理模型

p_L、容积变化为 ΔV_L；右心室每收缩一次做功为 A_R、平均压强为 p_R、容积变化为 ΔV_R；则心脏每收缩一次所做的功

$$A = A_L + A_R = p_L \Delta V_L + p_R \Delta V_R$$

其二，根据功能关系，心脏所做的功应等于血液流经心脏前后的能量变化。设单位体积的血液进入左心时的能量为 E_{L1}，离开左心时的能量为 E_{L2}，则左心对单位体积血液所做的功应为 A'_L

$$A'_L = E_{L2} - E_{L1}$$

同理，右心对单位体积血液所做的功 A'_R 与单位体积血液进入右心时的能量 E_{R1} 和离开右心时的能量 E_{R2} 之间的关系为

$$A'_R = E_{R2} - E_{R1}$$

心脏对单位体积血液所做的功 A_L 应为

$$A' = A'_L + A'_R = (E_{L2} - E_{L1}) + (E_{R2} - E_{R1})$$

根据本章第二节中单位体积流体在流动时的能量算法，并考虑到进入心脏时的血流速度和血压都很小，可视为零，忽略血液进出心脏时的高度变化，则有

$$A' = p_L + \frac{1}{2}\rho v_L^2 + p_R + \frac{1}{2}\rho v_R^2$$

式中 ρ 表示血液的密度，p_L 表示血液离开左心室时的平均压强（即主动脉平均血压），v_L 表示离开左心室时的血流速度，p_R 表示血液离开右心室时的平均压强（即肺动脉平均血压），v_R 表示离开右心室时的血流速度。因肺动脉平均血压大约是主动脉平均血压的 $1/6$，并且血液离开左、右心室时的流速相同，所以

$$A' = p_L + \frac{1}{2}\rho v_L^2 + \frac{1}{6}p_L + \frac{1}{2}\rho v_L^2 = \frac{7}{6}p_L + \rho v_L^2$$

若测出主动脉血压及血液流速，可根据上式求出心脏做功多少，从而了解心功能的情况。

三、血流速度分布

我们知道，心脏的射血是断续的，但由于血管的弹性、血流本身的惯性以及内外摩擦等原因，使血液在血管中的流动基本上是连续的。当心脏收缩时，有相当多的血液进入原已充满血液的主动脉内，使得该处的弹性管壁被撑开。此时，心脏推动血液所做的功转化为血管的弹性势能。心脏停止收缩，扩张了的那部分血管壁也跟着收缩，驱使血液向前流动；结果又使前面血管的管壁跟着扩张，如此类推。这种过程与波动在弹性介质中的传播类似，因此常称之为"脉搏波"（pulse wave）。脉搏波的传播速度约为 8～10ms。应该注意，脉搏波的传播速度和血液的流速是不同的。

血液在循环系统中可近似视为不可压缩液体在管中作稳定流动。由于血管的垂直总截面面积从动脉到毛细血管逐渐增大，而从毛细血管到静脉又逐渐减小，由连续性原理可知，血流速度从动脉到毛细血管逐渐减慢，而从毛细血管到静脉又逐渐加快，如图 2-19 所示。但需要说明的是：①由于管有分支，因而截面积 S 指的是同类血管的总截面积；②由于血液是黏性液体，血管中同一截面上靠近管壁和靠近轴心处的流速并不相等，因而流速 v 指的是截面上的平均流速。

四、血流过程中的血压分布

血压是血管内血液对管壁的侧压强,主动脉中的血压随着心脏的收缩和舒张周期性变化。当左心室收缩而向主动脉射血时,主动脉中的血压达到的最高值,称为**收缩压**(systolic pressure)。在左心室舒张期,主动脉回缩,将血液逐渐注入分支血管,血压随之下降并达到最低值,此最低值称为舒张压(diastolic pressure)。收缩压与舒张压之差,称为脉压(pulse pressure)。脉压随着血管远离心脏而减小,到了小动脉几乎消失。一个心动周期中动

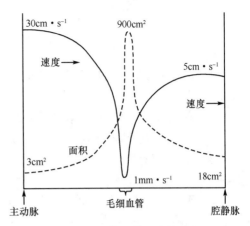

图 2-19　人体血管的总截面积和血液平均流速间的关系

脉血压的平均值 P 称为平均动脉压(mean arteriai pressure),常用来说明主动脉中血压的平均情况。如图 2-20 所示,平均动脉压等于图中积分面积 $\int_0^T p(t)\,dt$ 与心动周期 T 之比,即,

$\bar{p} = (1/T)\int_0^T p(t)\,dt$,为了计算方便,平时常使用舒张压加上 1/3 脉压来估算。需要注意的是,平均动脉压并不是收缩压和舒张压的平均值。

血压的高低与血液流量、流阻及血管的柔软程度有关,用生理学上术语来说,就是与心输出量、外周阻力及血管的顺应性有关。由于血液是黏性流体,有内摩擦力做功消耗机械能,因此血液从心室射出后,它的血压在流动过程中是不断下降的。图 2-21 代表全部血液循环系统的血压变化曲线。心脏内的血流情况比在血管中复杂得多,一是它的形态结构较特殊,另外它还受神经系统控制和外周血流的影响。近几年,有人利用磁共振成像技术,观察心流场的流线及涡旋,由此了解心脏内的血流规律,为心脏内血液流动的研究提供一种新的方法。

血液的黏弹性和血液循环方面的知识在生理学和医学中十分重要,这方面的许多问题并不能只用物理学来解释,涉及生理学和医学方面的问题,这里不进行讨论。

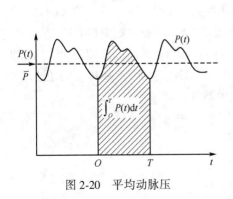

图 2-20　平均动脉压

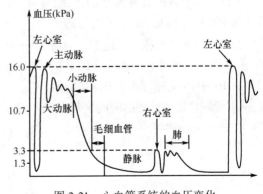

图 2-21　心血管系统的血压变化

习 题 二

2-1 两艘船朝同一方向平行并进时,会彼此靠拢甚至导致两船相撞。试解释产生这一现象的原因。

2-2 有人认为从连续性方程来看,管子越粗流速越小,而从泊肃叶定律来看,管子越粗流速越大,两者似有矛盾,你认为如何? 为什么?

2-3 在水平管的某一点,水的流速为 $1m \cdot s^{-1}$,实际压强为 10^4Pa,设水管中另一点高度比第一点降低了 $1m$,且第二点处水的流速为 $2m \cdot s^{-1}$,求第二点处的压强。(1.83×10^4Pa)

2-4 水在粗细不均匀的水平管中作稳定流动,已知截面 S_1 处的压强为 $110Pa$,流速为 $0.2m \cdot s^{-1}$,截面 S_2 处的压强为 $5Pa$,试求 S_2 的流速(内摩擦不计)。($0.5m \cdot s^{-1}$)

2-5 水在粗细不均匀的水平管中作稳定流动,出口处的截面积为管的最细处的 3 倍,若出口处的流速为 $2m \cdot s^{-1}$,问最细处的压强为多少? 若在最细处开一个小孔,水会不会流出来? (8.5×10^4Pa,水不会流出来)

2-6 某人主动脉的截面积为 $3.14cm^2$,其血液黏度为 $3.5 \times 10^{-3}Pa \cdot s$,密度为 $1.05 \times 10^{-3}g \cdot cm^{-1}$,以 $30cm \cdot s^{-1}$ 的平均速度流过主动脉,此时血液作层流还是湍流? (900,层流)

2-7 一条半径为 $3mm$ 的小动脉被一硬斑部分阻塞,此狭窄段的有效半径为 $2mm$,血流平均速度为 $50cm \cdot s^{-1}$。试求:

(1) 未变窄处血流平均速度;($0.22m \cdot s^{-1}$)

(2) 狭窄处会不会发生湍流;(350,不会发生湍流)

(3) 狭窄处血流动压强。($131Pa$)

2-8 $20℃$ 的水在半径为 $1 \times 10^{-2}m$ 的水平均匀圆管内流动,如果在管轴处的流速为 $0.1m \cdot s^{-1}$,则由于黏滞性,水沿管子流动 $10m$ 后,压强降落的多少? ($40Pa$)

2-9 设橄榄油的黏度为 $0.18Pa \cdot s$,流过管长为 $0.5m$、半径为 $1cm$ 的管子时两端压强差为 2×10^4Pa,求其体积流量。($8.7 \times 10^{-4}m^3 \cdot s^{-1}$)

2-10 假设排尿时,尿从计示压强为 $40mmHg$ 的膀胱经过尿道口排出,已知尿道长为 $4cm$,体积流量为 $21m^3 \cdot s^{-1}$,尿的黏度为 $6.9 \times 10^{-4}Pa \cdot S$,求尿道的有效直径。($1.44mm$)

2-11 设血液的黏度为水的 5 倍,如以 $72cm \cdot s^{-1}$ 的平均速度通过主动脉,试用临界雷诺数为 1000 来计算其产生湍流时的半径。已知水的黏度为 $6.9 \times 10^{-4}Pa \cdot S$。($4.6mm$)

2-12 一个红细胞可以近似的认为是一个半径为 $2.0 \times 10^{16}m$ 的小球,它的密度是 $1.09 \times 10^3kg \cdot m^{-3}$。试计算它在重力作用下在 $37℃$ 的血液中沉淀 $1cm$ 所需的时间。假设血浆的黏度为 $1.2 \times 10^{-3}Pa \cdot S$,密度为 $1.04 \times 10^3kg \cdot m^{-3}$。如果利用一台加速度($\omega^2r$)为 10^5g 的超速离心机,问沉淀同样距离所需的时间又是多少? (2.8×10^4s;$0.28s$)

(战丽波)

第三章 振动与波

叩诊是借助于手或叩诊锤,叩击身体某些部位,使之振动而产生声音,以引起该部位下面的脏器发出不同的共鸣音,并根据振动、声音的性质及间隔时间来判断该部位是否正常的诊断方法,也可用于判断器官边界的病变情况。叩诊时被叩击部位产生的反响称为叩诊音。叩诊音的不同取决于被叩击部位组织或器官的致密度、弹性、含气量及与体表的间距。根据音响的频率高低、振幅大小和是否乐音的不同,叩诊音在临床上可分为清音、浊音、鼓音、实音、过清音等五种。

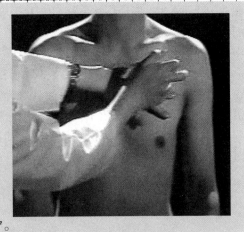

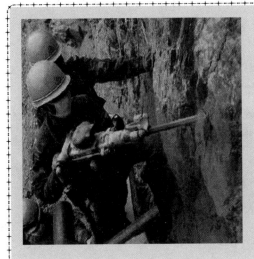

局部接触强烈振动主要是以手接触振动工具的方式为主,振动通过振动工具、振动机械或振动工件传向操作的手臂,由于工作状态不同,振动可以传给一侧或双侧手臂,有的可传到肩部。长期从事手传振动作业而引起的以手部末梢循环或手臂神经功能障碍为主的疾病,并能引起手臂骨关节-肌肉的损伤,因此应通过改革生产工艺和改进振动工具等措施,以减少或消除此类振动源。

（1）掌握简谐振动的基本规律，能求解简谐振动方程。

（2）掌握简谐振动的合成方法及其规律。

（3）掌握波的传播规律，掌握平面简谐波的干涉现象与规律，了解驻波的形成与规律。

在医学检查中医生经常需要做 B 超来判断人体的肝、胆、脾、肾等内脏的状况。在劳动与职业卫生研究中，振动病被广泛研究并受到重视。B 超、振动病等的理论基础正是物理学中的振动与波。振动（vibration）是自然界中最常见的运动形式之一，如发声体的振动和晶体中的原子不停的振动等。广义地说，任何一个物理量随时间的周期性变化都可以称为振动。交流电中的电流和电压，电磁波中电场和磁场的周期性变化等都属于振动的范畴。振动在媒质中的传播就形成了波。声波、脉搏波和电磁波等都是波。各种信息的传播几乎都要借助于波。各类波的本质不同，各有其特殊性和规律性。但在形式上它们又具有许多共同的特征和规律。因此掌握振动规律和波动传播规律对医疗器械的操作、检查结果的分析是医疗工作人员必备的基础知识。

第一节 简谐振动

一、简谐振动方程

1. 概念 简谐振动（simple harmonic vibration）是一种最简单、最基本的振动，任何复杂的振动都可以看成是若干个简谐振动的合成。

2. 简谐振动动力学方程 对于质量为 m 的物体与轻弹簧组成的弹簧振子，根据胡克定律，物体所受到的弹性力 F 与物体相对平衡位置的位移 x 成正比，即

$$F = -kx \tag{3-1}$$

式中 k 为轻弹簧的劲度系数，负号表示弹性力与物体位移的方向相反。

根据牛顿第二定律 $F = ma$，物体的运动方程为

$$m\frac{\mathrm{d}^2 x}{\mathrm{d}t^2} = -kx$$

式中 k 和 m 均为正值，令 $k/m = \omega^2$，上式可写为

$$\frac{\mathrm{d}^2 x}{\mathrm{d}t^2} + \omega^2 x = 0 \tag{3-2}$$

式（3-2）称为简谐振动动力学方程。

3. 简谐振动运动方程 根据微分方程求解方法，式（3-2）的解为

$$x = A\cos(\omega t + \varphi) \tag{3-3}$$

A 和 φ 为积分常数。

物体只要在形如 $F = -kx$ 的线性回复力的作用下运动，其位移 x 必定满足微分方程（3-2），而其解（3-3）式就是简谐振动的运动方程。

对式（3-3）中时间求一阶、二阶导数，得简谐振动物体的速度和加速度为

$$v = \frac{\mathrm{d}x}{\mathrm{d}t} = -\omega A\sin(\omega t + \varphi) \tag{3-4}$$

$$a = \frac{\mathrm{d}v}{\mathrm{d}t} = \frac{\mathrm{d}^2 x}{\mathrm{d}t^2} = -\omega^2 A \sin(\omega t + \varphi) \qquad (3-5)$$

可见,物体作简谐振动时,其速度和加速度也随时间作周期性变化。式(3-5)说明,简谐振动的加速度和位移成正比而反向。

二、简谐振动的特征量

1. 特征量　简谐振动的运动方程(3-3)中的 A 、ω 和 φ 为常量,它们是决定某一具体简谐振动的特征量。

(1) 振幅:振动物体离开平衡位置的最大位移,称为**振幅**(amplitude),常用 A 表示。

(2) 周期和频率:振动物体完成一次完整振动所需要的时间,称为**振动周期**(period),常用 T 表示。在单位时间内所完成的振动次数,称为**频率**(frequency),常用 ν 表示。振动物体在 2π 秒内所完成的振动次数,成为**角频率**(angular frequency),常用 ω 表示。显然 ω 、ν 和 T 三者的关系为

$$\nu = \frac{1}{T}$$

$$\omega = 2\pi\nu = \frac{2\pi}{T} \qquad (3-6)$$

T 、ν 和 ω 的单位分别是 s(秒)、Hz(赫兹)和 $\mathrm{rad \cdot s^{-1}}$(弧度·秒$^{-1}$)。

因为,所以有

$$\omega = \sqrt{\frac{k}{m}} \qquad T = 2\pi\sqrt{\frac{m}{k}} \qquad \nu = \frac{1}{2\pi}\sqrt{\frac{k}{m}} \qquad (3-7)$$

可见,无阻尼自由振动的 ω 、ν 和 T 完全决定于振动系统本身的性质,分别称为系统的固有角频率、固有频率和固有周期。

(3) 相位和初相位:$(\omega t + \varphi)$ 是决定简谐振动状态的物理量,称为振动的**相位**(phase),其中 φ 称为**初相位**(initial phase),相位的单位是 rad(弧度)。

用相位概念可以很好的比较两个同频率的简谐振动的步调。设有下列两个简谐振动

$$x_1 = A_1\cos(\omega t + \varphi_1)$$
$$x_2 = A_2\cos(\omega t + \varphi_2)$$

它们的相位差为

$$\Delta\varphi = (\omega t + \varphi_2) - (\omega t + \varphi_1) = \varphi_2 - \varphi_1$$

即它们在任意时刻的相位差都等于初相位差而与时间无关。当 $\Delta\varphi = 0$（或 2π 的整数倍）时,两个振动的步调完全相同,这种情况称为同相。当 $\Delta\varphi = \pi$（或 π 的奇数倍）时两个振动的步调相反,这种情况称为反相。图 3-1 为某一简谐振动中的位移、速度和加速度的相位关系。

2. 振幅与相位的值　A 和 φ 的大小取决于**初始条件**(initial condition),即 $t = 0$ 时的位移 x_0 和速度 v_0

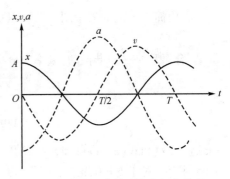

图 3-1　位移速度加速度的相位关系

的值。在式(3-3)和式(3-4)中令 $t = 0$，则有 $x_0 = A\cos\varphi$，$v_0 = -\omega A\sin\varphi$ 把两式联立求解得：

$$A = \sqrt{x_0^2 + \frac{v_0^2}{\omega^2}} \tag{3-8}$$

$$\varphi = \arctan \frac{-v_0}{\omega x_0} \tag{3-9}$$

三、简谐振动的能量

以弹簧振子为例讨论简谐振动中能量的转换和守恒问题。弹簧振子的位移和速度分别由式(3-3)和式(3-4)给出，在任意时刻，系统的动能和弹性势能分别为

$$E_k = \frac{1}{2}mv^2 = \frac{1}{2}m\omega^2 A^2 \sin^2(\omega t + \varphi) \tag{3-10}$$

$$E_p = \frac{1}{2}kx^2 = \frac{1}{2}kA^2 \cos^2(\omega t + \varphi) \tag{3-11}$$

可见系统的动能和势能都随时间作周期性变化。位移(绝对值)最大时，势能达最大值，动能为零；物体通过平衡位置时，势能为零，动能有最大值。

考虑到 $k = m\omega^2$，由式(3-10)和式(3-11)得弹簧振子的总机械能为

$$E = E_k + E_p = \frac{1}{2}m\omega^2 A^2 = \frac{1}{2}kA^2 \tag{3-12}$$

即振动系统的总机械能在振动过程中守恒。任意一个简谐振动系统总机械能都总是守恒的。

四、简谐振动的合成

1. 两个同方向、同频率简谐振动的合成 设一个质点在同一直线上同时进行两个独立的同频率的简谐振动。在任意时刻 t 这两个简谐振动的位移可表示为

$$x_1 = A_1\cos(\omega t + \varphi_1)$$
$$x_2 = A_2\cos(\omega t + \varphi_2)$$

由于两个简谐振动处于同一直线上，在任意时刻合振动的位移为

$$x = x_1 + x_2$$

利用简谐振动的矢量图示法可以更简洁直观地求出物体所参与的合振动方程为

$$x = A\cos(\omega t + \varphi)$$

可见，合振动是一简谐振动，频率与分振动频率相同。合振动的振幅 A 和初相位 φ 分别为

$$A = \sqrt{A_1^2 + A_2^2 + 2A_1A_2\cos(\varphi_2 - \varphi_1)} \tag{3-13}$$

$$\varphi = \tan^{-1}\frac{A_1\sin\varphi_1 + A_2\sin\varphi_2}{A_1\cos\varphi_1 + A_2\cos\varphi_2} \tag{3-14}$$

由式(3-13)和式(3-14)可知，合振动的振幅和初相位都与两个分振动的振幅和初相位有关。

讨论 对于 $k = 0, 1, 2, \cdots$，得

(1) 相位差 $\varphi_2 - \varphi_1 = \pm 2k\pi$ 时，$A = A_1 + A_2$，合振幅最大。

（2）相位差 $\varphi_2 - \varphi_1 = \pm(2k+1)\pi$ 时，$A = |A_1 - A_2|$，合振幅最小。

（3）当相位差取其他值时，$|A_1 - A_2| < A < |A_1 + A_2|$。

2. 两个同方向不同频率的简谐振动的合成拍的形成　如果两个同方向的简谐振动的频率不同，则在矢量图中两个旋转矢量间的夹角或相位差将随时间变化，因而它们的合矢量也将随时间而变化，合矢量的投影不再是简谐振动，因此合成的振动不再是简谐振动，但仍然是周期性振动。

两个频率不同，但振幅和初相位相同的两个振动的合成，两分振动的表达式分别为

$$x_1 = A\cos(\omega_1 t + \varphi)$$

$$x_2 = A\cos(\omega_2 t + \varphi)$$

利用和差化积公式 $\cos\alpha + \cos\beta = 2\cos\dfrac{\alpha - \beta}{2}\cos\dfrac{\alpha + \beta}{2}$ 得

$$x = x_1 + x_2 = A\left[\cos(\omega_1 t + \varphi) + \cos(\omega_2 t + \varphi)\right]$$

$$= 2A\cos\frac{\omega_2 - \omega_1}{2}t\cos\left(\frac{\omega_2 + \omega_1}{2}t + \varphi\right) \tag{3-15}$$

在上式中，当 ω_1 和 ω_2 相差很小时，$(\omega_2 - \omega_1) \ll (\omega_2 + \omega_1)$，因而 $2A\cos\dfrac{\omega_2 - \omega_1}{2}t$ 相对于后者是随时间缓慢变化的量。因此，式（3-15）可以近似地看成振幅为 $\left|2A\cos\dfrac{\omega_2 - \omega_1}{2}t\right|$（因为振幅总是正值，所以取绝对值）、角频率为 $\dfrac{\omega_2 + \omega_1}{2}$ 的谐振动。由于两个分振动频率的微小差异而产生的合振动振幅时强时弱的现象，称为**拍**（beat）。单位时间内振动加强或减弱的次数称为**拍频**（beat frequency）。由于余弦函数的绝对值在一个周期内两次达到最大值，所以单位时间内最大振幅出现的次数应为 $\cos\dfrac{\omega_2 - \omega_1}{2}t$ 的频率的两倍，即

$$\nu = 2 \times \frac{1}{2\pi}\left(\frac{\omega_2 - \omega_1}{2}\right) = \nu_2 - \nu_1 \tag{3-16}$$

上式表明，拍频等于两个分振动频率之差。图 3-2 表示由这样两种频率很大而相差很小的两个简谐振动所合成的振动。

3. 两个同频率、互相垂直的简谐振动的合成　两个频率相同的简谐振动在相互垂直的 x、y 轴上进行，振动方程分别为

$$x = A_1\cos(\omega t + \varphi_1) \qquad y = A_2\cos(\omega t + \varphi_2)$$

消去 t 得合成振动的轨迹方程（轨迹方程为椭圆的方程）

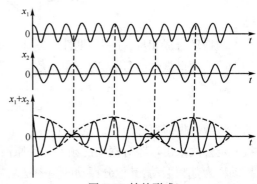

图 3-2　拍的形成

$$\frac{x^2}{A_1^2} + \frac{y^2}{A_2^2} - \frac{2xy}{A_1 A_2}\cos(\varphi_2 - \varphi_1) = \sin^2(\varphi_2 - \varphi_1) \tag{3-17}$$

如果两个分振动的频率非常接近，其相位差随时间缓慢地变化，合振动轨迹将不断按图 3-3 所示的顺序变化，即在图中所示的矩形范围内由直线变成椭圆再变成直线，并不断重复下去。

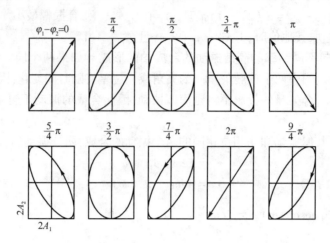

图 3-3　两个同频率、互相垂直的简谐振动的合成

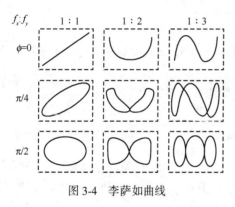

图 3-4　李萨如曲线

4. 两个不同频率、相互垂直的简谐振动的合成　如果两个振动方向相互垂直的分振动的频率相差较大，但成简单的整数比关系，这时合振动为有一定规律的稳定的闭合曲线，这种曲线称为李萨如图形。图 3-4 表示了两个分振动的周期比是 1：1、1：2、1：3 情况下的李萨如图形。利用李萨如图形的特点，可以通过一个振动的频率，求得另外一个振动的频率。这正是在示波器实验中求正弦波频率的原理，也是无线电技术中常用来测定振荡频率的方法。

五、谐 振 分 析

与振动合成相反，任一周期性的复杂振动均能被分解为数目足够多的、有不同频率及不同振幅的简谐振动，可用无穷三角级数表示

$$x = F(\omega t) = A_0 + A_1\cos\omega t + A_2\cos2\omega t + \cdots$$
$$+ B_1\sin\omega t + B_2\sin2\omega t + \cdots \tag{3-18}$$

这个级数叫做傅里叶级数。系数 A_0、A_1、$A_2\cdots$ 及 B_1、$B_2\cdots$，对于函数 $F(\omega t)$ 的一定形式，可按一定公式求出。各分振动的频率都是原振动频率的整数倍，其中与原振动频率相等的分振动称为基频振动，其他分振动的频率是基频的二倍、三倍……，则相应地称为二倍频、三倍频……谐振振动。这种把一个周期性复杂振动分解为许多简谐振动之和的方法，称为**频谱分析**（spectral analysis），或称为谐振分析。频谱分析可借助于频谱分析仪来完成。

频谱分析在理论研究和实际应用中都有着十分重要的意义，如在医学上，听觉理论的研究及脑电图、噪声和振动因素分析，都要用到频谱分析。例如：发声器官由声带、软骨韧带结构的支架、控制声带位置和张力的肌肉群等组成。当气流从气管呼出时，呈一定张力的声带便可振动发声，其声音基频的高低取决于声带的长短和张力。声波沿耳蜗内基底膜传播过

程中,声波的频率与基底膜某处的固有频率相等时,即发生共振现象,位于基底膜上最大振幅区听觉细胞与听神经受到的刺激最强,从而产生不同的音调感觉,这就是耳蜗对声音频率的分析作用。

第二节　阻尼振动与共振

一、阻 尼 振 动

1. 概念　由于摩擦等因素的存在,任何实际的振动都必然要受到阻力的作用而损失能量,振幅会因为能量的损失而减小。振幅随时间而逐渐减小的振动,称为**阻尼振动**（damped vibration）。

2. 方程推导　实验表明,当运动物体的速度不太大时,阻力 f 与物体的速度 v 的大小成正比,而与物体速度的方向相反,考虑到阻力的作用,根据牛顿定律,可以证明物体阻尼振动的表达式为

$$x = A_0 e^{-\beta t} \cos(\omega t + \varphi) \tag{3-19}$$

其中 $\omega = \sqrt{\omega_0^2 - \beta^2}$, ω_0 为振动系统的固有频率, β 称为阻尼常量, A_0 和 φ 由初始条件决定。式（3-19）即为阻尼振动的表达式, $A_0 e^{-\beta t}$ 可以看作是随时间变化的振幅,它随时间按指数规律衰减,如图 3-7 虚线所示。阻尼作用越大,振幅衰减得越快。显然阻尼振动不是简谐振动。阻尼振动的周期可表示为

$$T = \frac{2\pi}{\omega} = \frac{2\pi}{\sqrt{\omega_0^2 - \beta^2}} \tag{3-20}$$

可见,阻尼振动的周期比振动系统的固有周期要长。

3. 三种情况

（1）弱阻尼:阻尼作用较小的情况即 $\beta < \omega_0$,称为**弱阻尼**（underdamping）,这时的阻尼振动是周期性的,周期大小如（3-20）式。振幅曲线如图 3-5（a 线）所示。

（2）过阻尼:如阻尼较大,以致 $\beta > \omega_0$,这时运动已不是周期性的了,偏离平衡位置的位移随时间按指数规律衰减,以致需要较长时间系统才能到达平衡位置,这种情况称为**过阻尼**（over damping）。振幅曲线如图 3-5（b 线）所示。

（3）临界阻尼:如阻尼的影响介于前两者之间,且 $\beta = \omega_0$,系统最快地回到平衡位置并停下来,这种情况称为**临界阻尼**（critical damping）。振幅曲线如图 3-5（c 线）所示。

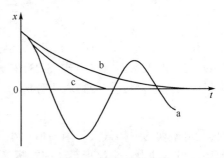

图 3-5　阻尼振动曲线

在电流计里,如果没有阻尼效应,指针就会一直摇晃不定。高级电表里使阻尼常量接近临界值。但是在钟表里阻尼效应却是有害的。

二、受迫振动

1. 概念 任何一个实际的振动系统都会因为阻尼的存在,使能量逐步减少,振幅逐渐衰减,而最终停止下来。要维持振动的持续,就必须对振动系统施加一周期性外力。在周期性外力持续作用下发生的振动,称为**受迫振动**(forced vibration)。如鼓槌驱使鼓面的振动、声波引起耳膜的振动、马达转动导致基座的振动等。引起受迫振动的周期性外力称为**驱动力**(driving force)。通过驱动力对振动系统做功,不断给系统补充能量,若补充的能量恰好补偿因阻尼所损失的能量,振动就得以维持并会达到稳定状态。受迫振动是物体在阻尼力、弹性力和驱动力的共同作用下进行的。

2. 振动方程 设驱动力为 $F_m\cos\omega't$,F_m 为周期性驱动外力的力幅,ω' 为驱动外力的角频率,在小阻尼的情况下振动方程为

$$x = A_0 e^{-\beta t}\cos\left(\sqrt{\omega_0^2 - \beta^2}\,t + \varphi_0\right) + A\cos(\omega't + \varphi) \tag{3-21}$$

式(3-21)表示,受迫振动是由第一项所表示的阻尼振动和第二项表示的简谐振动两项叠加而成。第一项随时间逐渐衰减,经过一段时间将不起作用。第二项是振幅不变的振动,这就是受迫振动达到稳定状态时的等幅振动。受迫振动的稳态方程为

$$x = A\cos(\omega't + \varphi) \tag{3-22}$$

可以证明,振幅和初相位分别为

$$A = \frac{F_m}{m\sqrt{(\omega_0^2 - \omega'^2)^2 + 4\beta^2\omega'^2}} \tag{3-23}$$

$$\varphi = \arctan\frac{-2\beta\omega'}{\omega_0^2 - \omega'^2} \tag{3-24}$$

可见,受迫振动的初相位 φ 和振幅 A 仅决定于振动系统自身的性质、驱动力的频率和力幅,与系统的初始条件无关。稳定状态的受迫振动是一个与简谐驱动力同频率的简谐振动。

三、共　振

1. 共振 根据式(3-23)可知,受迫振动的振幅 A 主要由驱动力频率 ω' 与系统固有频率 ω_0 之间的关系而定。当式(3-23)右边分母为最小值时,振幅 A 即达最大值。根据数学中求极值的方法,令式(3-23)右边分母的一阶导数为零,可求得当驱动力频率 ω' 达到

$$\omega_\gamma = \sqrt{\omega_0^2 - 2\beta^2} \tag{3-25}$$

时,受迫振动的振幅最大。因 β 值远小于 ω_0,式(3-25)说明驱动力频率已接近系统的固有频率。当驱动力频率接近系统固有频率时,系统作受迫振动的振幅急剧增大,这种现象称为**共振**(resonance)。共振时的外力频率 ω_γ 称为共振频率。共振时最大振幅为

$$A_\gamma = \frac{F_m}{2\beta m\sqrt{\omega_0^2 - \beta^2}} \tag{3-26}$$

由式(3-26)知,β 越大,共振角频率越低,共振振幅也越小;β 越小,共振频率越接近系统的固有频率,共振振幅也越大。当 $\beta\to 0$ 时,$A_\gamma\to\infty$,这时 $\omega_\gamma\to\omega_0$。共振曲线如图3-6所示。

2. 共振应用 共振现象在声学、原子过程和核磁共振等方面广泛存在。收音机、电视机利用电磁共振来接受空间某一频率的电磁波。构成物质的分子、原子和原子核,都具有一定的电结构,并存在振动,当外来的交变电磁场作用于这些微观结构时,物质将表现出对交变电磁场能量的强烈吸收。从不同方面研究这种共振吸收,如顺磁共振、核磁共振和铁磁共振等,已经成为现在研究物质结构以及医疗诊断等的重要手段。

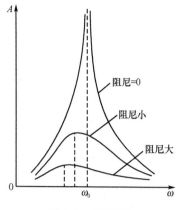

图 3-6 共振曲线

在现代社会的生活中,人们的生存环境发生了变化,如重劳动的机械化、行驶的高速化等,充满各种自然的和人为的振动,这些振动对蛋白质分子、细胞、组织、器官、原生动物和人体将产生生物效应,不同频率的振动能激起人体不同部位的共振,对人体造成伤害。研究机械振动对生物体的生物效应及其规律,从而防止机械振动给人体造成的伤害,构成了预防医学中的振动病研究领域。

四、振动病及其防治

1. 振动病概念 所谓振动病,就是由于生产性振动,对人体的危害而引起的疾病。我国于 1957 年已将振动病列为法定职业病之一。

振动病的症状主要有白指(雷诺现象)、手麻、冷感、手疼痛、手僵硬、头痛、头晕、失眠、嗜睡、易激动、记忆减退、注意力不集中和手多汗等。

2. 局部振动病 局部接触强烈振动主要是以手接触振动工具的方式为主。振动通过振动工具、振动机械或振动工件传向操作的手臂,由于工作状态不同,振动可以传给一侧或双侧手臂,有的可传到肩部。由于局部振动是通过手臂传入人体的,所以又称为手传振动。

局部振动对机体的影响表现为末梢神经功能、末梢 循环功能和运动功能的障碍;中枢神经系统功能障碍;骨关节系统损伤。局部振动可引起全身性反应,大脑皮质功能下降,交感神经功能亢进、血压、心律不稳,血压偏低,心律不齐。肠胃蠕动增加,免疫球蛋白增高等。感觉迟钝,振动觉及痛觉、温热觉均下降。

3. 振动病的预防 首先是通过改革生产工艺和改进振动工具,以减少或消除振动源。其次,限制接触振动的时间 . 第三,注意环境和工具保温。第四,做好个人防护。如注意身体保温,戴防护手套等。熟练地掌握振动工具,以减少振动。第五,每 1~2 年进行一次体格检查,发现可疑振动病及时采取防治措施。

第三节 机 械 波

振动在空间的传播就是波。声波、脉搏波和电磁波等都是波。各种信息的传播几乎都要借助于波。各类波的本质不同,各有其特殊的性质和规律,但形式上它们又具有许多共同的特征和规律。

一、机械波的产生

1. 机械波产生的条件　在弹性介质中,由于弹性力的联系,某个质点因外界扰动而引起振动时,周围的质点也会跟着振动起来。这样,振动形式由近及远地传播出去。机械振动在弹性介质中的传播过程,称为**机械波**(mechanical wave)。波源和弹性介质是产生和传播机械波的必要条件。

2. 纵波和横波

(1)概念:质点振动方向与波的传播方向垂直的波称为**横波**(transverse wave)。质点振动方向与波的传播方向平行的波称为**纵波**(longitudinal wave)。在波动过程中,虽然波形沿介质由近及远地传播着,而介质中参与波动的各个质点仅在各自的平衡位置附近振动,并不随波前进,传播的只是振动的状态。

(2)横波的特点:横波依靠介质切向的弹性使振动由近及远向外传播,横波只能在固体中传播。影响横波的传播速度的因素主要有:介质的密度、介质的切变弹性模量。横波的特征是有凹凸的波峰和波谷。

(3)纵波的特点:纵波依靠介质纵向的弹性使振动由近及远向外传播。纵波可在固体、液体和气体中传播。影响纵波传播速度的因素有:介质的密度、介质的杨氏模量、体变模量等。纵波的特征是有疏密相间的不同介质区域。

3. 波面和波线　为了形象地描述波在空间的传播引入了**波线**(wave front)与**波面**(wave surface)的概念。把某一时刻振动相位相同的点连成的面称为波面。最前面的波面称为波前。

在各向同性的均匀介质中,波动在各个方向的传播速度相同,点波源所产生的波面是一系列同心球面,称为**球面波**(spherical wave)。而波面为平面的波,称为**平面波**(plane wave)。表示波传播方向的线称为**波线**(wave ray)。波线与波面相垂直(见图3-7)。

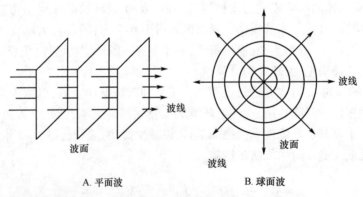

A. 平面波　　　　　　B. 球面波

图3-7　波面与波线

4. 描述波动的几个物理量　波速、波长、波的周期与频率是描述波的四个重要的物理量。

(1)波速(wave speed):波速是单位时间内波所传播的距离,换句话说,波速也就是波面向前推进的速率。机械波的波速取决于介质的弹性模量和密度等。弹性模量是介质弹性的反映,密度则是介质质点惯性的反映。固体中既能传播与剪切弹性有关的横波,又能传播与体变或拉伸弹性有关的纵波。在固体中,横波和纵波的波速分别为

$$u = \sqrt{\frac{G}{\rho}} \quad (横波)$$

$$u = \sqrt{\frac{E}{\rho}} \quad (纵波) \tag{3-27}$$

式中,G 和 E 分别为介质的切变模量和杨氏模量。液体和气体中只能传播与体变弹性有关的纵波。在液体和气体中,纵波的波速为

$$u = \sqrt{\frac{K}{\rho}} \tag{3-28}$$

式中 K 为体变模量。

(2)波长(wavelength):在波的传播过程中,同一波线上两个相位差为 2π 的点运动状态必定相同,它们之间的距离称为波长,用 λ 表示。

(3)周期:一个完整的波通过波线上某点所需的时间称为波的周期,用 T 表示。

(4)频率:单位时间内通过波线上某点的完整波的数目称为频率,用 ν 表示。

(5)关系式:周期的倒数就是波的频率。因为在一个周期内波前进一个波长的距离,所以波速

$$u = \frac{\lambda}{T} = \lambda \nu \tag{3-29}$$

说明 从(3-27)和(3-28)式知道,在波的传播过程中,只要介质不变,波的传播速度就是恒定的,所以波长完全取决于波源的频率:频率越高,波长越短,频率越低,波长越长。同一波在不同介质中波速不同,周期(或频率)不变,所以波长会随介质而改变。

二、平面简谐波的波函数

1. 概念 简谐振动的传播所形成的波,称为**简谐波**(simple harmonic wave)。简谐波是最简单最基本的波。一切复杂的波都可看成是由多个简谐波的合成。

2. 波函数推导 如图 3-8 所示,设一平面简谐波在各向同性的均匀介质中,以速度 u 沿 x 轴的正方向无衰减的传播。在波线上取一点 O 作为坐标原点,该波线就是 x 轴。设在 t 时刻,O 点的振动表示为

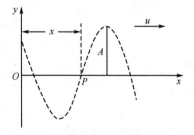

图 3-8 平面简谐波表达式的推导

$$y_0 = A\cos(\omega t + \varphi)$$

现在来考虑 x 轴上距原点 O 为 x 的任一点 P 的振动情况。因为振动是从 O 点处传过来的,所以 P 点振动的相位将落后于 O 点。若振动从 O 点传到 P 点所需的时间为 $\frac{x}{u}$,那么在时刻 t,P 点处质点的位移,就是 O 点处质点在 $\left(t - \frac{x}{u} \right)$ 时刻的位移。P 点处的质点振动应写为

$$y = A\cos\left[\omega\left(t - \frac{x}{u}\right) + \varphi\right] \tag{3-30}$$

上式就是沿 x 轴正方向传播的平面简谐波的表示式, 称为**平面简谐波波函数**(simple harmonic plane wave function)。

3. 物理意义　在平面简谐波波函数中, 含有 x 和 t 两个自变量。

(1) 对一给定位置 x_0 来说, 位移 y 仅是 t 的函数, 式(3-30)表示该质点在各时刻的振动情况, 若 x_0 取一系列数值, 可得具有不同 x_0 值的各质点都作相同频率的谐振动, 但是初相位各不相同。当 x_0 为正时, 初相位为负, 可见原点右侧各点的振动相位都落后于起始点。故在波的传播方向上, 各质点的振动相位依次落后, 这也正是波动的基本特征。

(2) 对于给定时刻 t_0 来说, 位移 y 仅是 x 的函数, 这时波函数表示某一时刻在直线 Ox 上各质点的位移分布, 即该时刻的波形。

(3) t 和 x 都在变化时, 波函数表示沿波的传播方向上各个不同质点在不同时刻的位移, 反映了波形的传播。

三、波的能量和强度

1. 波的能量　设一平面简谐波以速度 u 在密度为 ρ 的均匀介质中传播时, 介质中各质点要产生振动, 同时介质要发生形变, 因而具有动能和弹性势能。在任意坐标 x 处取质量为 Δm 体积元 ΔV, 依据动力学理论可以证明, 该体积元中的总机械能量为

$$E = E_k + E_p = \rho \Delta V A^2 \omega^2 \sin^2\left[\left(t - \frac{x}{u}\right) + \varphi\right] \tag{3-31}$$

上式表明体积元的总的机械能量在零和幅值 $\rho \Delta V A^2 \omega^2$ 之间周期性变化。在能量由零增大到幅值的过程中, 该体积元吸收能量; 在能量由幅值减小到零的过程中, 该体积元放出能量, 这就是波动传递能量的机制。

2. 能量密度　单位体积内波在媒质中传播的能量, 称为**能量密度**(energy density), 即

$$w = \frac{E}{\Delta V} = \rho A^2 \omega^2 \sin^2\left[\left(t - \frac{x}{u}\right) + \varphi\right] \tag{3-32}$$

能量密度在一个周期内的平均值, 称为**平均能量密度**, 即

$$\bar{w} = \frac{1}{2}\rho A^2 \omega^2 \tag{3-33}$$

上式对横波和纵波都适用。

3. 波的强度　单位时间内通过介质中某一面积的能量, 称为通过该面积的**能流**(energy flow)。能流是随时间作周期性变化的, 通过与波线垂直的单位面积的平均能流, 称为平均能流密度或**波的强度**(intensity of wave), 用 I 表示

$$I = \frac{\bar{p}}{S} = \bar{w}u = \frac{1}{2}\rho u A^2 \omega^2 \tag{3-34}$$

单位是 $W \cdot m^{-2}$。上式表明, 波的强度与振幅的平方、频率的平方成正比。频率一定时, 与 A^2 成正比。

四、波 的 衰 减

机械波在介质中传播时,它的强度将随着传播距离的增加而减弱,振幅也随之减小,这种现象称为**波的衰减**。

1. 波衰减的主要原因

(1) 由于波面的扩大造成单位截面积通过的波的能量减少,即因为扩散产生了衰减。

(2) 由于媒质中粒子的存在,粒子对波的散射作用使得沿原方向传播的波的强度减弱,称为散射衰减。

(3) 由于介质的黏滞性(内摩擦)等原因,波的能量随传播距离的增加逐渐转化为其他形式的能量,称为介质对波的吸收。

2. 平面波吸收衰减的规律

设平面波在均匀介质中沿 x 轴正方向传播,在 $x = 0$ 处入射波的强度为 I_0,则 x 处波的强度衰 I 为

$$I = I_0 e^{-\alpha x} \tag{3-35}$$

式中 α 与介质的性质和波的频率有关,称为介质的**吸收系数**,这一公式称为**布给尔·朗伯定律**(Bouguert Lambert law)。式(3-35)表明平面波的强度在传播过程中按指数规律衰减。

习　题　三

3-1　质量为 0.10kg 的物体,以振幅 $1.0×10^{-2}$m 作简谐振动,其最大加速度为 4.0m·s^{-2},求:(1)振动的周期;(2)通过平衡位置时的动能;(3)总能量;(4)物体在何处其动能和势能相等?(0.314s;$2.0×10^{-3}$J;$2.0×10^{-3}$J;$±0.707$cm)

3-2　已知一平面简谐波的波方程为:$y = A\cos\pi(4t+2x)$,求:该波的波长,频率,波速。(1m;2Hz;2m·s^{-1})

3-3　已知平面简谐波频率为 25Hz,振幅为 0.1m,波速为 20m·s^{-1}。沿 X 轴负向传播,当 $t = 0$s 时,波源的位移恰为正方向的最大位移,取波源处为原点。求:

(1) 此波的波方程。[$y = 0.1\cos50\pi(t+x/20)$]

(2) 当波源振动 $T/2$ 时距波源为 $\lambda/2$ 的质点的位移大小。(0.1m)

(刘贵勤)

第四章 医用声学

　　B 型超声诊断仪的超声探头向被检人体内发射超声波,人体内不同组织的声阻抗有差异,在其界面超声波能发生反射,用探头把回波接收下来,检出回波中某种参量的变化,然后以某种方式在显示器上显示或由记录仪记录,供医生进行分析和诊断。利用 B 超既可以对肝脾、子宫、腹部肿块、脑部肿物等进行静态观察和分析,也可对心脏、胎儿等进行实时的动态观察。

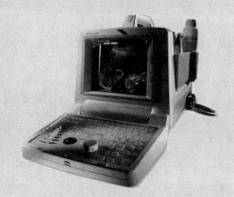 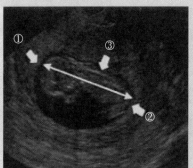

①头部 ②臀部 ③骨髓管

　　水中高压电极间隙放电产生的冲击波聚焦于结石部位,可将该区域的结石击碎。

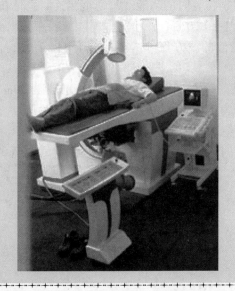

■■■学习要求■■■

（1）掌握声学的基本概念：声压、声阻抗、声强级和响度级。

（2）理解多普勒效应，了解多普勒效应在医学中的应用。

（3）掌握超声波的特性，了解其在医学中的应用

机械振动在弹性介质中传播形成了机械波，机械波按频率大小可以分为声波、超声波和次声波，频率在 20~20 000Hz 的机械波可以引起人耳听觉，称为**声波**（sonic wave）。声学在临床诊断中发挥着极其重要的作用，医生可以利用耳或听诊器来探听人体内发出的声音，根据声音的特性与变化来判断相关脏器是否正常。

频率高于 20 000Hz 的机械波称为**超声波**（ultrasonic wave）。在自然界存在着多种多样的超声波，如某些昆虫和哺乳动物（如蝙蝠、鲸、海豚等）就能发出超声波，在医学领域，超声波被广泛应用于超声诊断、超声治疗和生物组织超声特性研究等各方面。

频率低于 20Hz 的机械波称为**次声波**（infrasonic wave）。当次声波的频率与人体器官的振动频率相近时，容易引起人体器官的共振，对人体有很强的伤害性，严重时可危及生命。

本章将主要讨论声学的基本概念、声学在医学中的应用、机械波的多普勒效应、超声波的特性及其在医学中的应用等。

第一节 声 波

声波的频率在 20~20 000Hz，由单一频率的简谐振动发出的声音称为纯音；由一个基频和多个谐频的简谐振动合成所发出的声音称为乐音，如乐器发出的声音；由杂乱无章的非周期性振动所发出的声音称为噪声。声学在音乐、军事、戏剧、医学和科研等多种领域都得到广泛应用。

一、声 速

声波的传播速度简称为**声速**（sound velocity），它是单位时间内声波在介质中传播的距离，其大小决定于介质的性质（弹性模量和密度），同时受温度影响，与声波的频率无关。气体和液体中的声波都是纵波，而固体中既可以传播纵波又可以传播横波，但两者有不同的传播速度。一般而言，声波在液体中的速度比在气体中的要高，而在某些固体中则更高。表4-1 给出了一些与超声诊断有关的介质中的声速。

表4-1 常见与超声诊断有关的介质中的声速

介质	传播速度（$m \cdot s^{-1}$）	介质	传播速度（$m \cdot s^{-1}$）
空气（0℃）	332	肾 脏	1560
石蜡油（33.5℃）	1420	肝 脏	1570
水（20℃）	1480	头颅骨	3360
生理盐水（37℃）	1534	密质骨	3360
人体软组织（平均值）	1540	巩 膜	1640
血液	1570	角 膜	1550
脑组织	1540	房 水	1532
脂肪	1476	水晶体	1641
肌肉（平均值）	1568	玻璃体	1532

二、声压和声阻抗

1. 声压 声波在介质中传播时,沿声波传播方向上介质质点时而稀疏,时而密集,即各点介质的密度作周期性变化,因而导致各点的压强周期性变化。介质稀疏处(密度减小)的实际压强将低于无声波传播时的静压强;介质密集处(密度增大)的实际压强将高于无声波传播时的静压强。在某一时刻,介质中某一点的实际压强与无声波传播时的压强之差($P_w - P_0$),称为该点的**瞬时声压**(sound pressure)。显然声压可正可负,在介质密集处声压为正值,介质稀疏处声压为负值。

设声波为平面简谐波,在密度为 ρ 的均匀介质中以速度 u 无衰减地沿 x 轴正方向传播,可以证明,t 时刻距离声源为 x 处的瞬时声压 p 为

$$P = \rho u \omega A \cos\left[\omega\left(t - \frac{x}{u}\right) + \frac{\pi}{2}\right] \tag{4-1}$$

式中,ω 为声波的圆频率,A 为声波振动的振幅。可见瞬时声压是空间和时间的函数,且其大小反映了声音的强弱,声压的单位为 $N \cdot m^{-2}$(Pa)。上式称为声压方程,其中的 $\rho u \omega A$ 称为声压幅值,简称声幅,用 P_m 表示

$$P_m = \rho u \omega A \tag{4-2}$$

2. 声阻抗 在声波的传播过程中,介质质点振动速度的幅值 $v_m = \omega A$,将声压幅值 P_m 与介质质点振速的幅值 v_m 之比定义为介质的**声阻抗**(acoustic impedance),简称声阻,用 Z 表示

$$Z = \frac{P_m}{v_m} = \frac{\rho u \omega A}{\omega A} = \rho u \tag{4-3}$$

即介质的声阻抗等于介质的密度 ρ 与介质内声速 u 的乘积,单位为 $kg \cdot m^{-2} \cdot s^{-1}$。显然,声阻抗由介质固有性质决定,是表征介质声学特性的一个重要物理量。超声测量中常见介质的密度和声阻抗如表4-2所示。

表 4-2 常见介质的密度和声阻抗

介质	密度($\times 10^3 kg \cdot m^{-3}$)	声阻抗($\times 10^6 kg \cdot m^{-2} \cdot s^{-1}$)
空气(20℃)	0.00129	0.000416
水(37℃)	0.9934	1.513
生理盐水(37℃)	1.002	1.537
石蜡油(33.5℃)	0.835	1.186
血液	1.055	1.656
脑脊液	1.000	1.522
羊水	1.013	1.493
肝脏	1.050	1.648
肌肉(平均值)	1.074	1.684
软组织(平均值)	1.016	1.524
脂肪	0.955	1.410
颅骨	1.658	5.570
水晶体	1.136	1.874

三、声强和声强反射系数

1. 声强　单位时间内通过垂直于声波传播方向的单位面积的声波的平均能量称为声波的强度,简称**声强**(intensity of sound)。声强是表示声波客观强弱的物理量,可表示为

$$I = \frac{1}{2}\rho u \omega^2 A^2 = \frac{1}{2}Z v_m^2 = \frac{1}{2}\frac{P_m^2}{Z} \tag{4-4}$$

2. 声强反射系数　声波在传播过程中,当遇到两种声阻抗不同的介质的分界面时,在分界面处,入射波的能量一部分被反射,另一部分则透过界面继续传播,这就是透射。声波透过界面时,其方向、强度和波形的变化,取决于两种媒质的声阻抗和入射波的方向。透射后声波的波速与波长可能发生变化,但声波的频率不变。

反射波的强度 I_r 与入射波的强度 I_i 之比,称为声强**反射系数**(reflection coefficient),用 α_r 表示。透射波的强度 I_t 与入射波的强度 I_i 之比,称为声强**透射系数**(transmission coefficient),用 α_t 表示。

理论上可以证明,在垂直入射的条件下,有

$$\alpha_r = \left(\frac{I_r}{I_i}\right) = \left(\frac{Z_2 - Z_1}{Z_2 + Z_1}\right)^2 \tag{4-5}$$

$$\alpha_t = \left(\frac{I_t}{I_i}\right) = \frac{4Z_2 Z_1}{(Z_2 + Z_1)^2} \tag{4-6}$$

上式中 Z_1 是第一种介质的声阻抗, Z_2 是第二种介质的声阻抗。由式(4-5)、式(4-6)可以看出,当两种介质的声阻抗相差较大时,反射波强,透射波弱;当两种介质的声阻抗相差较小时,反射波弱,透射波强。若 $\alpha_r = 1$,称为全反射;若 $\alpha_r = 0$,称为全透射。

超声诊断就是利用超声波在人体内不同组织分界面上的传播特性来实现的。当超声波在人体内传播时,由于体内不同组织和脏器的声阻抗不同,超声波在声阻抗改变的分界面上会产生反射波,称为回波。脏器内发生形变或有异物时,由于形状、位置和声阻抗的变化,回波的位置和强弱会发生改变,利用此反射回波信号形成的图像即可进行相应的超声诊断。

例 4-1　若超声波经空气(声阻抗为 $416\text{kg} \cdot \text{m}^{-2} \cdot \text{s}^{-1}$)传入人体,(1)进入人体的超声波强度是入射前强度的百分之几?(2)若经由蓖麻油(声阻抗为 $1.36 \times 10^6 \text{kg} \cdot \text{m}^{-2} \cdot \text{s}^{-1}$)传入人体,进入人体的超声波强度是入射前强度的百分之几?(脂肪的声阻抗为 $1.41 \times 10^6 \text{kg} \cdot \text{m}^{-2} \cdot \text{s}^{-1}$)。

解:

(1) 经空气照射人体时

$$\alpha_t = \left(\frac{I_t}{I_i}\right) = \frac{4Z_2 Z_1}{(Z_2 + Z_1)^2} = \frac{4 \times 1.41 \times 10^6 \times 416}{(1.41 \times 10^6 + 416)^2} = 0.1\%$$

(2) 经蓖麻油照射人体时

$$\alpha_t = \left(\frac{I_t}{I_i}\right) = \frac{4Z_2 Z_1}{(Z_2 + Z_1)^2} = \frac{4 \times 1.41 \times 10^6 \times 1.36 \times 10^6}{(1.41 \times 10^6 + 1.36 \times 10^6)^2} = 99.967\%$$

计算结果表明,超声波经空气照射人体,绝大部分被皮肤反射,只有 0.1% 能进入体内;

但是经蓖麻油照射人体,99.967%的可透射进入体内,而只有0.033%的被反射。这就是为什么进行超声测量和治疗时要在探头(超声波源)与人体皮肤之间涂上一层耦合剂的原因,即耦合剂的声阻抗与皮肤相近,从而最大限度地减少超声波在人体皮肤表面的反射,使探头发射的超声波更多地透射进人体。

第二节　声学在医学中的应用

一、听 觉 域

1. 听阈　当声波传至人耳时,人耳将由声波引起的压强变化转变成神经刺激,再经大脑处理并反映为听到的某种声响。引起人耳听觉的声波,不仅频率大小有一定范围,对于声强的高低也有一定的要求。对每一个给定的可闻频率,能引起听觉的最低声强称为最低可闻声强或**听阈**(threshold of hearing)。低于听阈的声强,不能引起听觉。正常人的听阈与声波的频率有关,图4-1中最下面的一条曲线表示正常人的听阈随频率而变化的关系,称为**听阈曲线**。由图4-1可知,人耳对不同频率声波的听觉灵敏度是不一样的,频率不同时,听阈可以相差很大,而听觉最敏感的频率在1000~5000Hz的范围内,这与人耳的结构有关。

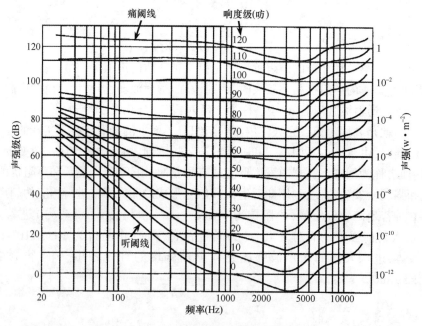

图4-1　纯音的听觉域和等响曲线

2. 痛阈　对每一个给定的可闻频率,人耳所能忍受的最高声强称为**痛阈**(threshold of feeling)。高于痛阈的声强,将引起耳的疼痛,不能产生正常听觉。正常人的痛阈也与声波的频率有关,图4-1中最上面的一条曲线表示正常人的痛阈随频率而变化的关系,称为**痛阈曲线**。

3. 听觉域　由听阈线、痛阈线、20Hz和20 000Hz线所围成的区域,称为**听觉域**(auditory

region），在这一区域内的声强都能引起人耳的正常听觉。听觉灵敏度会随年龄而变化，年龄越大，能听到的最高频率越低，听阈值也会升高，即听觉灵敏度会降低，听觉域缩小。

二、声强级和响度级

1. 声强级　由图 4-1 可知，1000Hz 声波的听阈（10^{-12}W·m^{-2}）与痛阈（1W·m^{-2}）相差 10^{12} 倍，可见能引起人听觉的声强范围很大，而实际上人耳所感觉到的声音的强弱近似与声强的对数成正比，在声学中通常取 1000Hz 声音的听阈值 10^{-12}W·m^{-2} 作为标准参考声强 I_0，取其他任意声波的声强 I 与标准参考声强 I_0 比值的对数，称为该声波的**声强级**（intensity level of sound），用 L 表示，单位是贝尔（bel，B），但贝尔单位过大，通常用分贝（decibel，dB）表示。1B = 10dB

$$L = \lg \frac{I}{I_0}(\text{B}) = 10\lg \frac{I}{I_0}(\text{dB}) \tag{4-7}$$

声强级更能真实反映人对声音的感觉，人耳对声音强弱的分辨能力约为 0.5dB。

例 4-2　两人讲话，如果每个人声音的声强级是 65dB，两人同时讲话时产生声音的声强级是多少？

解：一个人讲话时的声强 I 是

$$L = 10\lg \frac{I}{I_0} = 10\lg \frac{I}{10^{-12}} = 65\text{dB}$$

$$I = 3.18 \times 10^{-6}\text{W·m}^{-2}$$

两人同时讲话时的声强级是

$$L = 10\lg \frac{I'}{I_0} 10\lg \frac{2I}{I_0} = 10\lg \frac{2 \times 3.18 \times 10^{-6}}{10^{-12}} = 68(\text{dB})$$

2. 响度级　声强级虽然是一个客观的物理量，但却不能完全反映人耳所感觉到的声音的真实强弱。通常把人耳对声音强弱的主观感觉称为**响度**（loudness）。响度决定于声波的强度和频率，声强级大的声音响度不一定大，声强级小的声音响度不一定小。为了定量描述响度，引入**响度级**（loudness level），通常以 1000Hz 的声音为标准的声音，1000Hz 纯音的声强级的数值就被定义为其他声音响度级数值，单位为昉（phon）。即 1000Hz 的纯音的声强级分别为 120dB、110dB、100dB … 0dB 时，对应的响度级是 120 昉、110 昉、100 昉 … 0 昉。

其他频率的声音则与 1000Hz 纯音相比较，调节 1000Hz 纯音的声强级，当听起来两者响度相同时，1000Hz 纯音的响度级数值就是该频率声音响度级的数值。例如，甲种声音听起来与声强级为 0dB 的 1000Hz 纯音响度相同，则该声音的响度级为 0 昉；乙种声音听起来与声强级为 80dB 的 1000Hz 纯音响度相同，则该声音的响度级为 80 昉。

图 4-1 中同一条曲线上各点对应的频率虽然不同，但响度级是相同的，这些曲线称为**等响曲线**。由图 4-1 可知，声强级相同而频率不同的声音，其响度级不一定相同；同样，响度级相同的声音，其声强级和频率也不一定相同。

3. 环境噪声及其危害　工业生产、建筑施工、交通运输和社会生活中所产生的影响周围生活环境的声音称为环境噪声，环境噪声污染是指排放的环境噪声超过国家规定的环境噪声标准,妨碍人们正常的工作、学习、生活及其他正常活动的现象。环境噪声会影响人的心理健康,容易使人精神无法集中,产生烦恼的感觉,影响工作效率,妨碍休息和睡眠等,应引起每个公民和社会的高度注意。

三、听 诊 器

1. 听诊　听诊是用耳或听诊器来探听人体内自行发出的声音,根据声音的特性以及声音的频率高低、强弱、间隔时间、杂音等来判断相关脏器是否正常的一种诊断方法。

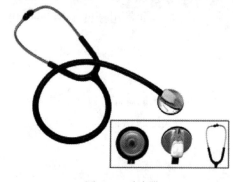

图 4-2　听诊器

2. 听诊器　听诊器(stethoscope)通常由体件、软管和体件(听筒)三部分组成,其长度应与医师手臂长度相适应,如图 4-2 所示。

听诊器的工作原理是利用固体传声带动气体传声。听诊器前端(体件)是一个面积较大的膜腔,膜腔被体检者体内的声振动鼓动后,听诊器内的密闭气体随之振动,并通过固定的传播路径(软管)传到听筒端。由于软管的腔道狭窄,因而其中气体的声压要比膜腔内大很多,医生听到传来的声音也就大了很多,由此放大了患者体内的声振动。固体传声有效减少了外部空气传播带来的损失,使信息传递更有效。

用听诊器进行听诊,可用于任何体位,听诊效果好,因听诊器对器官活动的声音有一定的放大作用,且能阻断环境中的噪声,所以应用范围广。除用于心、肺、腹的听诊外,还可以听取身体其他部分发出的声音,如血管音、皮下气肿音、肌束颤动音、关节活动音、骨折面摩擦音等。

现在已有电子听诊器问世,它能放大声音,并能使一组医师同时听到被诊断者体内的声音,还能记录心脏杂音与正常的心音比较。

四、声学显微镜

超声显微镜(ultrasonic microscope)是利用物体声学特性的差异,用声成像的方法来生成高反差、高放大倍率的超声成像的装置,是集声学、压电、光学、电子学和计算机等成果于一体的高科技仪器。

声学特性指的是声阻抗和声衰减,它们与物质的弹性和黏弹性有关。入射到物体上的声波要发生反射、折射、衍射和吸收等声学现象,经历这些现象的声波因与物体发生相互作用而含有物体的信息,利用声波的某些物理效应把含有新信息的声波显示出来就实现了声成像。声镜的分辨本领已能与光镜相近,经放大肉眼便可直观。

声镜具有一些引人注目的特点,如被测物体不需透光;对于生物组织切片或样品无需染色,观察及时;利用声镜还可以进行活体观察,如对鸡胚胎纤维细胞的观察,有助于细胞生理学的研究。这些都是普通光学显微镜和电子显微镜所不能观察到的,所以声学显微镜在生物学和医学方面具有广泛的应用前景。

第三节 多普勒效应

当一列鸣笛的火车由远方开来从我们身旁疾驶而过时,我们会发现火车由远方驶来时汽笛声音变响,且音调升高;而火车从我们身旁驶离时,汽笛声变弱,且音调降低,这就是声波的多普勒效应。

多普勒效应是为纪念奥地利物理学家和数学家克里斯琴·约翰·多普勒(Christian Johann Doppler)而命名的,他于 1843 年首先提出了这一理论。其主要内容为:当波源或观测者其中至少有一个相对于介质有相对运动时,观测者接收到的波的频率与波源的振动频率不同,即观测者接收到的波的频率会在波源振动频率的基础上发生升高或降低,这种现象称为**多普勒效应**(Doppler effect)。

利用多普勒效应可以测定流体的流速、潜艇的速度,监测车速(测速雷达)和用来报警,如装在道路上方的电子眼测速仪向行进中的车辆发射频率已知的超声波同时测量反射波的频率,根据反射波频率变化的多少就能判定车辆是否超速,并同时将车辆的车牌号拍摄下来。在医学上,可以对血管内血液流速、流量以及心脏等的运动情况进行测量和诊断。

一、多普勒效应原理

设波源 S 和观测者相对于介质的运动速度为 v_s 和 v_o,波源的固有频率为 ν,波在静止介质中的传播速度为 u,下面分两种情况对多普勒效应原理进行讨论。

1. 波源与观测者在同一直线上运动

(1)相对于介质波源静止,观测者运动($v_s = 0, v_o \neq 0$):若观测者以速度 v_o 向着波源运动,如图 4-3 所示,介质中波的波长 $\lambda = u/\nu$,相对于观测者的波速 $u' = u + v_o$,观测者接收的实际频率为

$$\nu' = \frac{u'}{\lambda} = \frac{u + v_o}{u/\nu} = \frac{u + v_o}{u}\nu \qquad (4\text{-}8)$$

若观测者以速度 v_o 背离波源运动,介质中相对于观测者的波速 $u' = u - v_o$,观测者接收的实际频率为

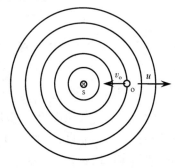

图 4-3 波源静止观测者靠近波源

$$\nu' = \frac{u'}{\lambda} = \frac{u - v_o}{u/\nu} = \frac{u - v_o}{u}\nu \qquad (4\text{-}9)$$

由式(4-8)、式(4-9)可知,相对于介质波源静止时,介质中的波长不变,观测者接收到的实际频率是由单位时间接收到的完全波的个数决定的。当观测者向着波源运动时,观测者在单位时间内接收到的完全波的个数增多,所以观测者接收的实际频率升高了;当观测者背离波源运动时,观测者在单位时间内接收到的完全波的个数减少,所以观测者接收的实际频率降低了。

(2)相对于介质观测者静止,波源运动($v_o = 0, v_s \neq 0$):若波源以速度 v_s 向着观测者运

动,在波源的一个振动周期 T 内,波源向着观测者运动了 v_sT 的距离,如图4-4所示。观测者接收到的声波的实际波长为

$$\lambda' = \lambda - v_sT = uT - v_sT = (u - v_s)T \qquad (4\text{-}10)$$

此时介质中相对于观测者的波速 u 并没有变化,所以观测者接收的声波的实际频率为

$$\nu' = \frac{u}{\lambda'} = \frac{u}{(u - v_s)T} = \frac{u}{u - v_s}\nu \qquad (4\text{-}11)$$

若波源以速度 v_s 背离观测者运动时,在波源的一个振动周期 T 内,波源背离观测者运动了 v_sT 的距离,观测者接收到的声波的实际波长为

$$\lambda' = \lambda + v_sT = uT + v_sT = (u + v_s)T \qquad (4\text{-}12)$$

所以观测者接收的波的实际频率为

$$\nu' = \frac{u}{\lambda'} = \frac{u}{(u + v_s)T} = \frac{u}{u + v_s}\nu \qquad (4\text{-}13)$$

由式(4-11)、式(4-13)可知,当相对于介质观测者静止时,介质中相对于观测者的波速不变,观测者接收到的实际频率是由观测者接收的实际波长决定的。当波源向着观测者运动时,观测者接收到的实际波长缩短,所以观测者接收的实际频率升高;当波源背离观测者运动时,观测者接收到的实际波长伸长,所以观测者接收的实际频率降低,介质中的波面如图4-4所示。

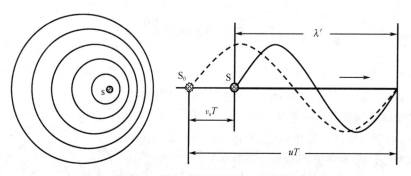

图4-4 观测者静止波源靠近观测者

(3)相对于介质观测者和波源同时运动($v_o \neq 0$,$v_s \neq 0$):设观测者和波源相对于介质沿同一直线相互靠近,由上述(1)、(2)两种情况可以得到,波源靠近观测者时,观测者接收到的波的实际波长为 $\lambda' = (u - v_s)T$;观测者靠近波源时,介质中相对于观测者的波速 $u' = u + v_o$。所以观测者接收的实际频率为

$$\nu' = \frac{u'}{\lambda'} = \frac{u + v_o}{(u - v_s)T} = \frac{u + v_o}{u - v_s}\nu_s \qquad (4\text{-}14)$$

上式可作为波源和观测者在同一直线上有相对运动时的通用公式来使用,其中观测者向着波源运动时,v_o 取正值,观测者远离波源时,v_o 取负值;波源向着观测者运动时,v_s 取正值,波源远离观测者时,v_s 取负值。

2. 波源与观测者不在同一直线上运动 设波源的运动方向与波源和观测者连线的夹角为 α($0 \leq \alpha \leq \pi$),观测者的运动方向与波源和观测者连线的夹角为 β($0 \leq \beta \leq \pi$),此时,只有 v_o 和 v_s 在二者连线上的分量 $v_o\cos\beta$ 和 $v_s\cos\alpha$ 对接收波的频率有影响,而垂直于二

者连线上的分量则没有影响,如图 4-5 所示。由式(4-14)可得

$$\nu' = \frac{u + v_o \cos\beta}{u - v_s \cos\alpha} \nu \qquad (4-15)$$

上式即为多普勒效应的普遍公式。

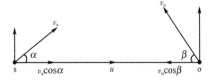

图 4-5 波源与观测者不在同一直线上运动

二、体外冲击波碎石术

1. 冲击波 当波源运动速度 v_s 超过波在介质中的传播速度 u 时,波源将位于波的前方,式(4-14)将失去意义。如图 4-6 所示,波源在 S_1 位置时发出的波传播 t 时间后,形成的波面为半径等于 ut 的球面,但此时波源已向前运动了 $v_s t$ 距离,到达 S 位置。在整个 t 时间内,波源发出的波的各波前的切面形成一个圆锥面,该圆锥面被称为马赫锥(Mach cone),其半顶角 α 满足

$$\sin\alpha = \frac{ut}{v_s t} = \frac{u}{v_s} = \frac{1}{M} \qquad (4-16)$$

随着时间的延续,圆锥面也不断扩展,这种以点波源为顶点的圆锥形的波称为**冲击波**(shock wave)或马赫波,式(4-16)中的 M 称为马赫数(Mach number)。其锥面就是受扰动的介质与未受扰动的介质的分界面,在分界面两侧介质的压强、密度和温度都会发生突变。冲击波掠过的区域,波及的空间和物体时均会感到这种强烈的变化。由于空气压强突然增大,会导致物体受到损害,如玻璃破碎。反映到人的耳朵里,会使耳膜受到突然的空气压强变化,感觉到震耳欲聋的巨响,这种现象称为"音爆"(声爆)。飞机火箭等的超音速飞行、核裂变、炸药爆炸等都能产生冲击波,图 4-7 中的白色区域就是飞机超音速飞行时声波被挤压形成的能量高度集中区,俗称"音障",在飞行器突破音速的时候,音障会使飞行器剧烈振动。冲击波的能量被高度集中在锥形区域内,能够形成非常大的压力,在医学上可用冲击波击碎结石。

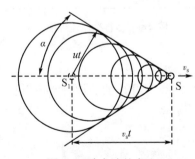

图 4-6 冲击波的产生

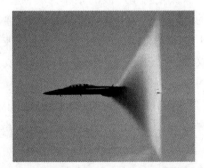

图 4-7 超音速飞行时形成的冲击波

2. 体外冲击波碎石术 体外冲击波碎石术(extracorporeal shock wave lithotripsy,简称 ESWL)是利用液体中高压放电产生的冲击波,从体外瞄准体内的结石并将其击碎到能自然排出的程度。由于它是无创伤的非接触治疗结石的方法,具有安全、有效、痛苦少以及人体组织创伤轻微等优点,现已成为治疗结石的常规方法。

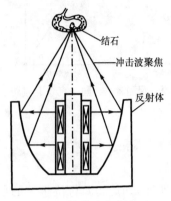

图 4-8　体外冲击波碎石

图 4-8 是液电冲击波碎石的原理示意图,放电电极置于旋转椭球面的第一焦点上,应用 X 线透视定位系统使结石部位定位于椭球面的第二焦点上。冲击波装置浸在水中,当高压电源通过水中的电极间隙放电时,强大的放电脉冲电流形成高能高温区,引起水的瞬间爆炸,产生巨大压力,并向外扩散形成冲击波。它经椭球面反射后聚焦于第二焦点,即在结石部位形成一个高压区,冲击波强大的拉伸内应力使结石表面形成颗粒脱落或整块裂解,结石被反复冲击后,不断地裂解和脱落而成细小颗粒,最后随尿液的流动排出体外。体外冲击波碎石的适应证较广泛,它既适用于肾结石碎石,也适用于输尿管结石碎石。草酸钙结石、磷酸盐结石、尿酸结石和胱氨酸结石等均可用体外冲击波碎石。

三、超声多普勒血流仪

测量血管内血流速度和血液流量,对心血管的疾病诊断具有一定的价值,特别是对循环过程中供氧情况、闭锁能力、有无紊流以及血管粥样硬化等均能提供有价值的诊断信息。超声多普勒血流仪可以测量血管内血液流速、流量;激光多普勒血流仪则可用于测量组织毛细血管血流速度。

图 4-9 是利用超声波的多普勒效应测量血流速度的原理图,测量时静止的超声探头向血液中发射超声波,血液中的红细胞接收到超声波同时产生一定量的反射,血液中产生的反射波又被探头接收,通过测量反射与发射信号的频率差即可得知血液流速。

设探头发射超声波的频率为 ν ,超声波在血液中的传播速度为 u ,血流速度为 v ,血流方向与超声波入射方向的夹角为 θ 。超声波多普勒血流仪的测量过程可分解为超声波的发射与反射波的接收两个过程。

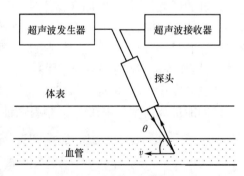

图 4-9　多普勒血流仪原理图

(1) 超声探头发射的超声波被红细胞接收:此时,探头为静止的波源,而红细胞为运动的观测者,由式(4-15)得红细胞接收超声波的频率 ν' 为

$$\nu' = \frac{u + v\cos\theta}{u}\nu \tag{4-17}$$

(2) 红细胞产生的反射波作为回波信号被探头接收:对回波信号而言,探头为静止的观测者,而红细胞相当于频率为 ν' 、速度为 v 的运动波源,由式(4-15)得探头接收回波信号的频率 ν'' 为

$$\nu'' = \frac{u}{u - v\cos\theta}\nu' \tag{4-18}$$

将式(4-17)代入式(3-18)得

$$\nu'' = \frac{u + v\cos\theta}{u - v\cos\theta}\nu \tag{4-19}$$

探头发射与接收信号的频率差,即多普勒频移 $\Delta\nu$ 为

$$\Delta\nu = \nu'' - \nu = \frac{2v\cos\theta}{u - v\cos\theta}\nu \tag{4-20}$$

因为 $u \gg v\cos\theta$,式(4-20)可改写为

$$\Delta\nu = \frac{2v\cos\theta}{u}\nu \tag{4-21}$$

或

$$v = \frac{u}{2\nu\cos\theta}\Delta\nu \tag{4-22}$$

式(4-22)表明,只要测定超声波的频率 ν、波速 u、频移 $\Delta\nu$ 及夹角 θ,即可计算出血流速度的大小。

第四节　超声波及其医学应用

频率高于 20 000Hz 的机械波被称为超声波。超声波具有声波的通性,但由于其频率高、波长短,它又具有一系列特性,使其在近代科学研究、工业生产和医学领域等方面得到日益广泛的应用。在医学领域,超声波则被广泛应用于超声诊断、超声治疗和生物组织超声特性研究等各方面。本节将首先学习超声波的特性及其发射和接收原理,在此基础上介绍超声波的生物效应及其在医学治疗中的应用和超声波在医学诊断中的应用。

一、超声波的特性

1. 方向性好　高频率超声波的波长极短,已相当于红外线的波长(760~3000nm),所以衍射现象不明显,具有近似于直线传播的性质,易于聚集,使我们有可能只向某一确定的方向发射超声波。

2. 能量大　波的能量强度与频率平方成正比,当振幅相同时,频率越高能量越大。因此,超声波比普通声波具有大得多的能量,而且其方向性好,所以超声波能量集中在一个很窄的声束范围,从而获得高能量的超声束,可高到人耳能忍受的声强($1W \cdot m^{-2}$)的 10 万倍。

3. 穿透固体和液体的能力强　超声波和声波一样,在介质中传播时会被介质吸收或散射,随着传播距离的增加,声压或声强亦随着减小,这就是超声波的衰减。液体和固体的吸收系数较小,超声波的穿透能力强,传播距离较远。但气体的吸收系数很大,在气体中,超声波衰减快,能量很快被气体吸收,传播距离短,所以超声波不容易穿过气体。因此,超声技术的应用主要是在液体或固体中进行的。例如,在水中可以利用超声波通信、侦查鱼群以及沉船和暗礁等的位置,还能用于检测固体工件中的裂缝和沙眼等。

在人体中,水、脂肪和软组织的吸收系数比较小,骨骼、空气和肺组织的吸收系数值比较大,因而,超声波容易穿过人体中的体液、脂肪和软组织,不易穿过骨骼和肺组织。目前超声波在临床诊断中的应用对象主要是软组织。

4. 在不同介质分界面处产生的反射明显　由式(4-5)可知,两种介质声阻的差值越大,反射越强烈,透过界面的超声就越少。当超声波由空气到达水面或由水中进入空气时,99%以上的能量都被反射。在声阻相差不大的情况下,反射的强度只有原来强度的万分之一,但由于超声波的强度高,方向性好,所以反射波仍然可以被测出来。在超声诊断中,正是利用这种回波或回声(echo)形成了临床诊断中的超声图像。

二、超声波的产生与接收

应用超声波进行诊断、治疗和检测,首先要解决的问题是超声波的产生和接收。医学超声设备常用的超声波发生器主要由高频脉冲发生器和压电换能器两部分组成,如图4-10所示。

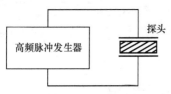

图4-10　超声波发生器原理图

1. 高频脉冲发生器　高频脉冲发生器是一种高频振荡系统,用于产生频率大于20kHz的高频脉冲电信号。

2. 压电换能器—探头　压电换能器又称为探头,其原理是利用压电材料的正压电效应和逆压电效应来实现声能和电能的交换。

压电效应泛指晶体处于弹性介质中所具有的一种声-电可逆特性,此现象为法国物理学者居里兄弟于1880年所发现,故也称居里效应。具有压电效应性质的晶体,称为压电晶体,目前常用于超声探头的晶体有锆酸铅、钛酸钡、石英、硫酸锂等人工或天然晶体。由压电晶体经过适当的研磨修整并接上电极即成为压电换能。

(1) 正压电效应:压电晶体特定方向上相对面受外力作用,使其厚度发生变化时,其内部就产生电极化现象,同时在两个相对的表面上产生等量异性电荷;当外力作用方向改变时,形变方向相反,电荷的极性随之改变。在一定范围内,受力越大,产生的电荷越多,当外力撤去后,晶体又恢复到不带电的状态,这种因外力作用而激起表面电荷的效应,称为**正压电效应**(piezoelectric effect),如图4-11所示。

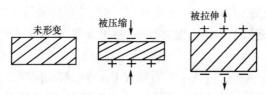

图4-11　正压电效应

(2) 逆压电效应:在压电晶体表面沿着材料的电轴方向施加电压,在电场作用下引起晶体发生形变,电压方向改变,形变方向亦随之改变。在一定范围内,形变的大小与电压成比例,这种因电场作用而诱发的形变效应,称为**逆压电效应**(piezoelectric converse effect),如图4-12所示。

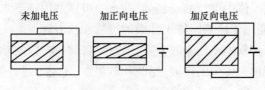

图4-12　逆压电效应

利用压电换能器的逆压电效应可以产生超声波,即将高频脉冲发生器产生的高频脉冲信号加在压电换能器上,压电换能器就按高频电信号的频率产生拉伸或压缩,形成高频机械振动,由于其振动频率超过 20kHz,所以在介质中传播就产生了超声波。相反,当有超声波传至压电换能器时,会引起同频率的机械振动,压电换能器受到拉、压的机械力作用会产生相应的形变,从而产生正压电效应,压电换能器两面的电极会产生与超声波强弱成正比的交变电压信号,将此变化的电压信号进行放大并显示出来,就实现了超声波的接收或探测,如图 4-13 所示。

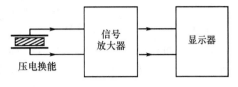

图 4-13　超声波的接收

三、超声波的生物效应及医学应用

当高频大功率超声波在介质中传播时,可对介质产生一系列的特殊作用,使介质发生物理的和化学的变化,称为超声波对物质的作用(超声效应)。

1. 机械效应　超声波在介质中传播时,特别是在液体中传播时,质点的振动速度和加速度都比声波大得多,因而对传播超声波的介质有强烈的振动和冲击作用,破坏介质的力学结构及杀死液体中的微生物,这种力学效果叫**做机械效应**或**机械作用**。在制药中可用于超声波乳化液体。在临床治疗中,用超声将药物雾化后进入人体起到良好的治疗效果。

在中国北方干燥的冬季,如果把超声波传入水罐中,剧烈的振动会使罐中的水破碎成许多小雾滴,再用小风扇把雾滴吹入室内,就可以增加室内空气湿度,这就是超声波加湿器的原理。

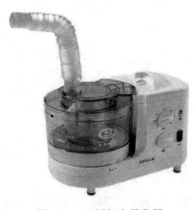

图 4-14　医用超声雾化器

医用超声雾化器:临床上在治疗咽喉炎、气管炎等疾病时,不易利用血液循环使药物快速到达患病的部位,而利用超声雾化器则能够有效地进行治疗。超声雾化器(图 4-14)是利用超声波发生器输出高频电能,使药液槽底部晶体换能器发生超声波,超声振动通过雾化罐底部的透声膜,作用于雾化罐内的药液,破坏了药液的表面张力和惯性,使药液成为微细的雾滴,通过导管随病人吸气而进入呼吸道达到治疗目的。其特点是雾量大小可能调节,雾滴小而均匀(直径在 5μm 以下),药液随着深而慢的吸气被吸入终末支气管及肺泡。

2. 空化作用　高频大功率的超声波在液体中传播时,液体中密集区和稀疏区之间的压强差非常大。液体可以承受巨大的压力,但是支持不住这么大的拉力,特别是在含有介质和气泡的地方,在这种强大的拉力作用下,液体就会被拉断而出现许多微小的空腔,紧接而来的是正声压,使空腔在迅速闭合的瞬间,产生局部高压、高温和放电现象,称为**空化作用**。

在物理治疗中,超声波施予组织的作用主要是使组织微粒发生细微运动,当声波通过组织时,由于密集区和稀疏区的存在,引起组织中相邻区域间产生压强差。在稀疏区中出现拉伸,如果伸展超过组织的弹性限度,就产生撕裂,这就是为什么鼓膜能被非常强的声源撕裂的原因。高强度的超声束能产生巨大的压强变化,在非常高的频率情况下,能量能够如此快地传递给分子,以致这些分子不可能通过振动将这些能量传递给周围的组织,在足够能量的作用下将使这些分子的化学键破裂,导致组织破坏。

3. 热效应 超声波在介质中传播时,将会有一部分能量被介质吸收,使介质分子产生剧烈振动,通过分子间的相互作用,引起介质温度升高,称为**热效应**或热作用。

超声波的热效应,可使组织温度升高、血液循环加快、组织的新陈代谢加强、增强细胞吞噬作用,以提高机体防御能力和促进炎症吸收,还能降低肌肉和结缔组织张力,有效地解除肌肉痉挛,使肌肉放松,可有效减轻肌肉及软组织的疼痛。所以,超声的热效应被广泛应用于临床理疗,可用于治疗关节炎、关节扭伤、腰肌痛等许多种疾病。由于超声波作为加热的热源具有对深部组织加热和精确地控制加热部位的特点,近年来,热效应因癌症加温治疗而受到重视。

高强度聚焦超声(HIFU 俗称超声刀)是一种利用超声波的热效应从体外使体内肿瘤组织凝固性坏死的热疗方法。它采用超声波作为能源,充分发挥了超声波在聚焦过程中脂肪不会过热、测温容易、穿透性能好、指向性强、聚焦性能好的特点,在计算机控制下通过特别的超声发射器,把数百束超声波通过超声通道从不同的方向聚向同一部位(肿瘤),使其转化为热能,在 0.25s 左右使肿瘤治疗点的温度达到 70~100℃,造成肿瘤细胞瞬间变性坏死,在治疗温度上明显优于传统的射频、微波等热疗技术。超声刀具有温度高、升温快、疗效确切、定位准确、无创伤、无痛苦、适应证广等优点,因而,超声刀在临床上可达到手术相当甚至更好的疗效,使医生不破坏组织能切除肿瘤的梦想得到了实现,给肿瘤病人带来希望,是肿瘤治疗的革命。

4. 理化效应 超声波的理化效应是机械效应和热效应继发的若干物理化学变化,又称继发效应,理化作用比较复杂,其作用是多方面的。治疗剂量的超声波可增强生物膜弥散过程,促进物质交换,继而加速代谢、改善组织营养,对病变组织有促进其恢复的作用。超声波可提高半透膜的渗透作用,有利营养物质进入细胞内,同样可使药物更易进入病菌体内,增强药物的杀菌效能。

超声波的机械效应、热效应和理化作用被广泛应用于临床治疗,如超声碎石、超声升温治癌、超声外科手术刀以及超声药物透入疗法等。

四、超声波在医学诊断中的应用

超声波在临床诊断上的应用相当广泛,它主要是利用超声良好的指向性、与光学相似的反射、散射、衰减和多普勒效应等物理规律。在医疗诊断中已经普遍应用超声波来探测人体内部的情况,所用的仪器叫做超声诊断仪。它的工作原理是向被检人体内发射超声波,人体内病变组织的声阻抗与正常组织有差异而产生回波,用接收器把回波接受下来,检出回波某种参量的变化,然后以某种方式在显示器上显示,或由记录仪记录,供医生对病变进行诊断分析。比如 A 超、B 超和多普勒血流仪等。根据超声诊断仪的原理和功能可分为不同的类型,如 A 型、B 型、C 型、3D 型、BD 型、F 型、M 型及多普勒超声诊断仪等。目前,医疗中应用最多的是 B 型和 M 型。

1. A 型超声诊断仪 A 型超声诊断仪因其回声显示采用幅度调制(amplitude

modulation)而得名。A型显示是超声诊断仪最基本的一种显示方式，超声波束不扫查，只进行一个方向的传播，即在显示器荧光屏上，以横坐标代表被探测物体的深度，纵坐标代表回波脉冲的幅度，如图4-15所示。由于各回波的反射量主要取决于两种组织的声阻抗差值，病变组织的声阻抗与正常组织的声阻抗不同，因此，病变组织与正常组织的回波强度也就不同，由于脉冲之间的距离正比于反射界面之间的距离，这样就可判断病灶的位置，根据回波脉冲幅度及形状还可以在一定程度上对病灶进行定性分析。

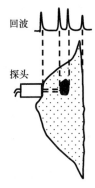

图4-15　A超原理

由于A型显示的回波图只能反映局部组织的回波信息，不能获得在临床诊断上需要的解剖图形，直观性差，且诊断的准确性与操作医师的识图经验关系很大，因此其应用价值已渐见低落。然而它对于脑中线的探测、眼轴的测量、浆膜腔积液的诊断、肝脓肿的诊断以及穿刺引流定位等，仍有不可忽视的实用价值。

2. B型超声诊断仪　B型超声诊断仪工作时，超声波束按一个方向扫查，并与超声波的传播方向组成二维切面，用光点亮度(灰阶)表示回波幅度大小，显示组织或器官的切面图。它属于亮度调制型，所以称B型(brightness mode)，如图4-16所示。

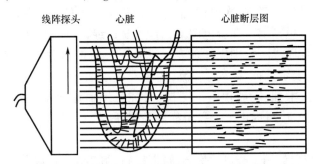

图4-16　B型超声诊断仪原理

B型超声诊断仪是利用超声波在不同界面反射而获得不同时间的回波以确定界面不同的距离，这与A型相同，但其回波信号加在电子枪阴极或控制栅极上，以控制电子束的强弱，在显示器上显示出明暗不同的一些光点。探头对检查部位移动，便在垂直方向上形成一个纵断层的二维图像，这是与A型大不相同的。

由于与发射脉冲同步的时间扫描电压，即时间基线电压加在垂直偏转板上，故回波信号变成了自上而下分布的光点群，光点之间的距离代表界面之间的距离，光点亮度代表回波信号的强度。当探头沿被探查表面移动时，在显示器上就显示相应部位的切面声像图。

利用B超可以得到人体内部脏器和病变的断层图，这一断层可方便地移动，具有真实性强、直观性好、容易掌握、诊断准确等优点，是目前超声仪中应用最广泛的机型。

3. M型超声诊断仪　M型超声诊断仪工作时，超声波束不扫查，只进行一个方向的传播，在显示器上，以光点亮度反映回波的强弱，垂直方向表示检测深度，水平方向表示时间即心脏的活动时相，它属于亮度调制型。由于它反映心脏一维空间组织结构的运动情况，所以称为M型(motion mode)。

M 型兼有 A 型和 B 型的某些特点,扫描时它的探头不动,与 A 型相似;回波为点,又与 B 型相当,同属辉度调制,深度扫描电压也加在垂直偏转板上,故图像的垂直方向仍表示探查的深度,但 B 型探头呈直线扫描时,可得到切面超声图像,而 M 型探测方法是将探头定在某一探测点,而在水平偏转板上加一慢扫描电压,使整个深度扫描线沿水平方向缓慢移动。所以图像的横向实际代表时间,纵向代表深度,当器官(如心脏)随时间发生位置变化时,即可得到动态的位置时间曲线。因此,M 型(动态)超声图对心血管疾病临床诊断具有特殊的意义。

4. 彩色多普勒血流显像仪(简称"彩超") 彩色多普勒血流显像仪是超声诊断中的一项高新技术。它主要由彩色血流图(CFM)和 B 型超声成像两大部分组成,即在 B 型图上叠加彩色血流图。它是在器官、组织切面显像的基础上同时进行彩色血流显像,能直观地反映器官的形态结构、组织的血流动力学信息。通过对彩色血流的颜色、亮度等指标的分析可初步判断血流的方向、速度、血流状态等情况。同时还可以对彩色显示的血流部位用频谱多普勒进行血流速度的定量检测,并通过分析频谱的方向、灰阶、形态还可获得血流性质、方向、时相等信息。

彩超多采用脉冲超声多普勒成像系统,仪器设计时用同一个高速相控阵扫描探头在二维平面上扫描,探头接收到的信号在仪器中被分为两路:一路形成二维黑白的 B 型解剖图像,另一路对扫描全程作多次取样,信号经自相关技术处理获得的血流信息,经频率-色彩编码器转换成彩色显示。在彩色图上,有红(R)、绿(G)、蓝(B)三种基色,其他颜色都由这三种基色混合而成。分别用红色表示流向探头的正向血流,用蓝色表示离开探头的反向血流,用绿色表示方向多变的湍流,用色彩亮度表示血流速度的大小。利用彩超实时二维血流成像技术,既能展现解剖图像,又能显示血流速度、加速度、血流量等多种血流指标,为心脏病的诊断提供了一种可靠的先进手段,在临床上被誉为"非创伤性血管造影"。

彩超在临床上主要运用于心血管疾病、脐带疾病、胎儿先心病以及肝脏与肾脏、乳腺、眼球、前列腺、妇产科良恶性肿瘤鉴别及胎盘功能的评估等方面。

五、次 声 波

频率小于 20Hz 的机械波叫**次声波**。次声波具有极强的穿透力,不仅可以穿透大气、海水、土壤,而且还能穿透坚固的钢筋水泥构成的建筑物,甚至坦克、军舰、潜艇和飞机。由于次声波频率很低,大气对其吸收甚小,它传播的距离较远,能传到几千米至十几万千米以外。

人体内脏固有的振动频率约 0.01~20Hz,若外来的次声频率与人体内脏的振动频率相似或相同,就会引起人体内脏的共振,从而使人产生头晕、烦躁、耳鸣、恶心等一系列症状。当次声波的振荡频率与人的大脑节律相近引起共振时,能强烈刺激人的大脑,轻者恐惧,狂癫不安,重者突然晕厥或完全丧失自控能力,乃至死亡。

正因为次声波对人体能造成危害,世界上有许多国家已明确将其列为公害之一,并规定了最大允许次声波的标准,并从声源、接受噪声、传播途径入手,实施了可行的防治方法。

习 题 四

4-1 人耳对 1000Hz 声波产生听觉的最小声强约为 $1×10^{-12}$ W·m^{-2}，试求此时空气分子相应的振幅是多少？（$1×10^{-11}$m）

4-2 两种声音的声强级相差 1dB，求它们的强度之比。（1.26）

4-3 一旅客乘坐轿车以 72 千米·小时$^{-1}$的速度从一列静止鸣笛的火车旁驶离，火车鸣笛频率为 2kHz，求旅客听到的鸣笛频率是多少？（空气 $u=340$m·s^{-1}）。（1882.4Hz）

4-4 一列火车以 96 千米/小时的速度从观测者身边驶离，同时用 2kHz 的频率鸣笛，求观测者听到的鸣笛频率是多少？（空气 $u=340$m·s^{-1}）（1854.5Hz）

4-5 用多普勒效应测量心脏壁运动时，以 5MHz 的超声波直射心脏壁（即入射角为 0°），接收波与发射波的频率差为 500Hz。已知声波在软组织中的速度为 1500m·s^{-1}，求此时心壁的运动速度。（$7.5×10^{-2}$m·s^{-1}）

（李光仲）

第五章　液体的表面现象

早产儿如果缺少肺表面活性物质,可导致肺泡表面张力增加,肺泡处于膨胀不全和不张状态,肺的通气和换气功能出现障碍,容易患新生儿呼吸窘迫综合征。

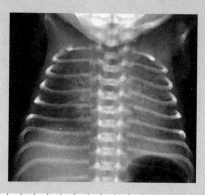

临床静脉注射静脉输液时,要防止气泡留在注射器和输液管中,以免在微组血管中发生栓塞。

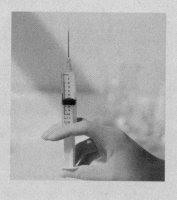

▓▓▓ **学习要求**
（1）理解液体的表面现象。
（2）掌握液体表面张力、表面能、附加压强等概念及计算方法。
（3）了解肺表面活性物质、毛细现象和气体栓塞现象。

　　习惯上我们把液体与空气的界面称为液体表面。由于液体表面层的分子与液体内部分子所处的环境不同，在液体的表面层上会显示出一些独特的性质，如表面张力、毛细现象、表面吸附等。
　　本章将主要讨论液体的表面张力、液体的表面能、弯曲液面的附加压强和一些与生命过程密切相关的液体表面现象，并分析这些现象产生的原因和规律。

第 一 节　表 面 张 力

　　生活中，常常看到这样的现象：荷叶上的露珠，滴在玻璃板上的水银会缩成近似球形，由几何学可知，在体积相同的各种形状中，球形的表面积是最小的。这一现象说明，液体的表面存在一种使液面收缩成最小趋势的力，此力称为**表面张力**（surface tension）。

一、表 面 张 力

　　表面张力的存在可以通过一个简单的实验证明，如图5-1，在一细金属环上系一丝线圈，把金属环同丝线圈一起浸入肥皂液后取出，环中就有一层液膜形成，丝线圈在液膜上处于一种自然的状态，若将线圈内的液膜刺破，丝线圈立即被拉开成圆形，现象说明丝线圈外的液面对丝线圈有向外的拉力，这是丝线圈外液面收缩的结果。实验证明液体表面的确存在使表面积收缩到最小的表面张力。

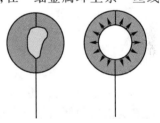

图 5-1　液体表面张力实验

　　表面张力的存在可以用分子力加以解释。分子力有引力，也有斥力。当分子之间的距离小于10^{-10}m时，分子间的作用力表现为斥力，当分子之间的距离介于$10^{-10}\sim10^{-9}$m时，分子间的作用力表现为引力，当分子之间的距离大于10^{-9}m时，分子力几乎为零。所以分子引力的有效作用距离r为10^{-9}m。我们将液体表面厚度等于10^{-9}m的一层称为**液体的表面层**。而表面层的分子比液体内部稀疏，分子间的距离比液体内部大一些，分子间的相互作用表现为引力，液体表面的这种力就是液体的表面张力。就像把弹簧拉开些，弹簧反而表现出收缩的趋势，表面张力的存在使液体的表面积尽量缩小。

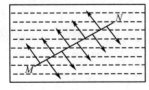

图 5-2　表面张力示意图

　　设想在液面上作任意分界线MN，如图5-2，液面被分割成两部分，分界线两侧的液面会以大小相等、方向相反的拉力相互作用，这种拉力就是表面张力。作用在分界线MN上的表面张力的大小F与线段的长度L成正比。即

$$F = \alpha L \tag{5-1}$$

　　式中，比例系数α称为液体的表面张力系数，它的大小等于作用在单位长度边界线上的表面张力。在国际单位制中，α的单位是牛顿·米$^{-1}$（N·m^{-1}）。

液体的表面张力系数是反映液体表面性质的重要物理量。它的大小与液体的种类有关,不同液体的 α 值不同,同一种液体的 α 值随温度的升高而减小。表 5-1 列出了一些液体的 α 值。

表 5-1　不同液体与空气接触时的表面张力系数 α

液体	温度(℃)	α(N·m⁻¹ 或 J·m⁻²)
丙酮	20	0.0237
甲醇	20	0.0226
苯	20	0.0228
氯仿	20	0.0271
甘油	20	0.0634
水银	15	0.487
肥皂液	20	0.025
溴化钠	熔点	0.103
水	0	0.0756
水	20	0.0728
水	30	0.0712
水	100	0.0589

实验表明,表面张力的方向与分界线垂直,并与液面相切。若液面为平面,表面张力就在平面内,若液面为曲面,表面张力就在曲面的切面上。

二、表　面　能

液面收缩的现象还可以从引力势能的角度加以解释。如图 5-3,A 为液体表面层内的分子,B 为液体内部的分子。若分别以 A 分子和 B 分子为球心,以分子引力作用的有效距离 10^{-9}m 为半径作球,该球称为分子作用球,则只有球内的分子对球心分子有引力作用。液体

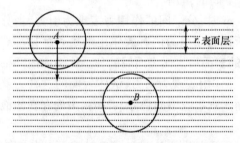

图 5-3　液体表面层的分子所受的力

内部的分子 B 所受周围分子的引力在各个方向大小相等,合力为零;而对液体表面层的分子 A 来说,分子作用球内下部分是液体,上部分是气体,而这两部分的分子密度不同,因此,下部分分子对分子 A 的引力大,上部分分子对它的引力小,分子 A 所受引力的合力垂直于表面层并指向液体内部,而且分子 A 越接近液面所受合力越大,于是在液体表面层内形成了一个分子引力

场。当一个分子从液体内游移到表面层,必须克服这个引力做功,其分子势能就要增加,所以表面层分子的势能要高于液体内部分子的势能。由于系统的势能有减小到最小的趋势,因此表面层内的分子有进入液体内部的趋势,这就是液面有收缩趋势的微观本质。

反之,要增加液体的表面积,就要做功把更多的液体分子提到表面上来,从而增加了液体的表面势能。我们把增加单位液体表面积外力所做的功称为液体的**表面能**(surface energy)。

下面从外力做功的角度讨论表面张力系数与液体的表面能的关系。如图 5-4,在 U 形

金属框上放一根可以自由滑动的金属丝 CD,把装置浸入肥皂液后取出,金属框上形成一肥皂液膜,由于表面张力的作用,液膜要收缩,CD 边将向左滑动。若要使 CD 金属丝匀速向右移动,必须在 CD 边施加一个与表面张力大小相等、方向相反的拉力 F。由于金属框上的肥皂液膜有两个表面,所以拉力 F=2αL。假设 CD 金属丝在

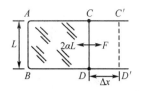

图 5-4　表面张力系数与表面能

外力 F 作用下向右匀速移动的距离为 Δx,到达图中的 C'D' 位置,则液膜的表面积增加了 ΔS =2L·Δx,那么,外力所做的功为

$$\Delta A = F \cdot \Delta x = 2\alpha L \cdot \Delta x = \alpha \cdot \Delta S$$

则增加单位液体表面积外力所做的功,即表面能为

$$\frac{\Delta A}{\Delta S} = \frac{\alpha \Delta S}{\Delta S} = \alpha \tag{5-2}$$

由(5-2)式可得,表面张力系数在数值上等于增加单位液体表面积时外力所做的功。

例 5-1　求吹起半径为 1cm 的肥皂液泡,需要做多少功?（已知 $\alpha_{液} = 0.0250 \text{N} \cdot \text{m}^{-1}$）

解:根据表面张力系数在数值上等于增加单位液体表面积时外力所做的功,得

$$\Delta A = \alpha \cdot \Delta S = \alpha \cdot 2 \times 4\pi R^2 = 25.0 \times 10^{-3} \times 8 \times 3.14 \times 0.01^2 = 6.28 \times 10^{-5} (\text{J})$$

第二节　弯曲液面内外的压强差

在表面张力的作用下,液体表面层就像一张拉紧的弹性膜。如果液面是水平的,则表面张力也是水平的,液面内外的压强相等。若液体表面是曲面,则表面张力有使液面缩小,也就是拉平液面的趋势,所以凸液面的表面张力的合力是向下的,而凹液面的表面张力的合力是向上的,弯曲液面的表面张力就会对液体产生压强,使液面内外的压强不相等。我们将弯曲液面内外的压强差称为弯曲液面的**附加压强**(additive pressure),用 P_S 表示。

如图 5-5,在液体表面隔出一小块液面 AB,忽略重力,分析其受力情况。小液面受到三部分力的作用:一部分是液面外部大气压强 P_0 产生的向下的压力;第二部分是液面内液体压强 P 产生的向上的压力;第三部分是通过液面 AB 的周界线作用于小液面的表面张力,表面张力的方向与 AB 的周界线垂直,且与液面相切。如果液面是平面,如图 5-5(A),表面张力也是水平的,沿 AB 周界线的表面张力恰好平衡,这时液面的内外压强相等。如果液面是凸面,如图 5-5(B),则表面张力产生一个向下的压力,液面内部的压强大于外部的压强,平衡时,表面张力产生的压强大小等于液面内外的压强差。如果液面是凹面,如图 5-5(C),则表面张力产生一个向上的压力,液面内部的压强小于外部的压强,同样,平衡时表面张力产生的压强大小等于液面内外的压强差。可见,作用于小液块的表面张力产生的压强与弯曲液面的附加压强是平衡的,两者是大小相等的。

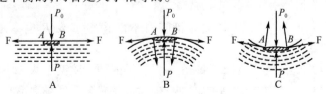

图 5-5　弯曲液面的附加压强

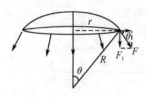

图 5-6　凸液面的表面张力
示意图

以图5-5(B)的凸液面为例,设球形液面半径为 R,液面 AB 的周界线半径为 r,如图5-6,通过液面 AB 的周界线作用于液面的表面张力为:

$$F = \alpha(2\pi r)$$

表面张力的水平分量相互抵消,垂直分量为

$$
\begin{aligned}
F_1 &= F\sin\theta \\
&= \alpha(2\pi r)\sin\theta \\
&= \alpha(2\pi R)\sin^2\theta
\end{aligned}
$$

球冠底面积

$$
\begin{aligned}
S &= \pi r^2 \\
&= \pi(R\sin\theta)^2 \\
&= \pi R^2\sin^2\theta
\end{aligned}
$$

表面张力产生的压强为

$$
\begin{aligned}
\frac{F_1}{S} &= \frac{2\pi R\alpha\sin^2\theta}{\pi R^2\sin^2\theta} \\
&= \frac{2\alpha}{R}
\end{aligned}
$$

由于表面张力产生的压强大小等于附加压强,因此,一个曲率半径为 R,表面张力系数为 α 的弯曲液面的附加压强为

$$P_S = \frac{2\alpha}{R} \tag{5-3}$$

值得注意是,对凸液面来说,液体表面内的压强大于液体表面外的压强,附加压强是正值;对凹液面来说,液体表面内的压强小于液体表面外的压强,附加压强是负值。

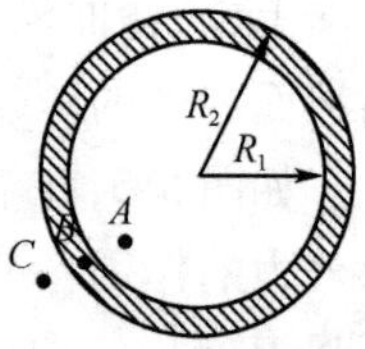

例5-2　如图5-7,有一个球形肥皂泡,两个液膜内、外表面的半径分别是 R_1 和 R_2,求肥皂泡内外的压强差。(由于液膜很薄,可以认为 $R_1 \approx R_2 = R$)

图 5-7　例 5-2 图

解:肥皂泡内外有两个液面,B、C 间的液面是凸液面,B、A 间的液面是凹液面,根据附加压强公式,肥皂泡内外的压强差

$$
\begin{aligned}
P_A - P_C &= P_A - P_B + P_B - P_C \\
&= (P_A - P_B) + (P_B - P_C) \\
&= -\left(-\frac{2\alpha}{R}\right) + \frac{2\alpha}{R} \\
&= \frac{4\alpha}{R}
\end{aligned}
$$

其中,球形液膜内外的压强差 $4\alpha/R$ 也称为球膜产生的附加压强。

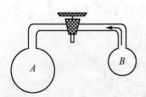

图 5-8　附加压强与曲率
半径的关系

如图5-8,在一根管子的两端吹两个大小不同的肥皂泡,打开中间的活塞,使两泡连通,我们会看到小泡不断变小,同时大泡不

断变大,这是因为球形液膜的附加压强与球膜的半径成反比,小泡内的气体压强比大泡内的气体压强大,所以小泡内的气体被压入大泡内,直到小泡剩余部分的曲率半径与大泡的曲率半径相等才会达到平衡。球面附加压强对了解肺泡的物理性质和呼吸过程是很重要的。

第三节　肺泡的表面张力

一、表面活性物质

溶液的表面张力系数通常与溶质有关。能使溶液表面张力系数减小的物质称为表面活性物质(surfactant),例如水的表面活性物质有肥皂、洗衣粉、有机酸、酚醛、胆盐等;能使溶液表面张力系数增大的物质称为表面非活性物质,水的表面非活性物质有食盐、淀粉、糖类等。

表面活性物质进入溶剂后,溶剂与溶质分子之间的引力小于溶剂分子间的引力。表面层内的溶剂分子受到液体内部的引力大于表面层的溶质分子对它的引力,结果使得溶剂分子尽可能地而进入液体内部,使表面层中的溶质的浓度增大,溶液的表面张力系数减小。表面活性物质在溶液的表面聚集,并伸展成薄膜,这种现象称为**表面吸附**(surface adsorption),水面上的油膜就是常见的表面吸附现象。在某些情况下,液体的表面层可以完全由表面活性物质组成,所以少量的表面活性物质就可以显著降低溶液的表面张力系数。相反,表面非活性物质进入溶剂后,溶剂与溶质分子之间的引力大于溶剂分子之间的引力,为减少表面能,溶质分子将尽可能离开表面层,进入液体的内部,使液体内部溶质的浓度大于表面层溶质的浓度,溶液的表面张力系数增大。

二、肺表面活性物质

肺表面活性物质在呼吸过程中起着重要的作用。肺位于胸腔内,支气管在肺内分成许多小支气管,小支气管越分越细,在终末端膨胀成囊状气室,每室又分成很多小气囊,称为**肺泡**,如图5-9所示。人的肺泡总数约为3亿个,肺泡大小不同,而且有些肺泡是连通的。若大小肺泡的表面张力系数相同,根据附加压强与球面半径的关系,小肺泡内的压强将大于大肺泡内的压强,小肺泡内的气体将会流向大肺泡,使得小肺泡趋于萎缩而大肺泡趋于膨胀,但这种现象并没有出现,原因是肺泡表面的表面活性物质的调节作用。肺泡的表面液层分布着一定量的由卵磷脂和脂蛋白组成的表面活性物质,从附加压强的表达式 $P_s = 2\alpha/R$ 来看,附加压强与表面张力系数成正比,与曲面的曲率半径成反比。小肺泡的半径小,但单位表面积的表面活性物质多,表面张力系数比大肺泡的小;而大肺泡的半径大,单位表面积的表面活性物质少,表面张力系数大,综合考虑 R 和 α 对附加压强的影响,大小肺泡内的压强是平衡的,因此可以稳定存在。对于同一个肺泡,随着呼吸过程的进行,其大小也要发生周期性的变化。在吸气时,肺泡变大,其表面积也增大,表面活性物质分子分散,浓度减少,表面张力系数增大,以保证肺泡不致过分扩大。在呼气时,肺泡变小,表面活

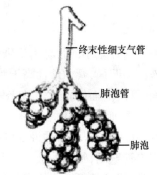

终末性细支气管

肺泡管

肺泡

图5-9　肺泡示意图

性物质分子在表面层更为密集,浓度增加,表面张力系数减小,从而对抗了由于肺泡半径缩小所致的附加压强的增加,以保持肺泡不致过分萎缩,从而维持呼吸过程的正常进行。

　　肺泡表面活性物质在正常肺内不断更新,如果肺的表面活性物质减少,肺泡的表面张力系数就会增加,极易造成肺不张。胎儿到第30周左右,表面活性物质才移到肺泡表面,在此之前出生的婴儿常难于存活。有些新生儿(尤其是早产儿)的肺泡,由于缺少表面活性物质会引起自发的呼吸困难综合征。子宫内胎儿的肺泡被黏液包裹,附加压强使肺泡完全闭合,虽然临产时肺泡壁分泌表面活性物质以降低表面张力,但新生儿仍需以大声啼哭克服肺泡的表面张力,从而完成第一次呼吸。

第四节　毛细现象　气体栓塞

一、润湿与不润湿现象

　　将一滴水滴在洁净的玻璃板上,水会沿玻璃板展开,我们说水能润湿玻璃。如果将水银滴在玻璃板上,水银会缩成球形,则说水银不能润湿玻璃。润湿和不润湿现象是液体和固体接触处的表面现象。同一种液体,能润湿某些固体表面,而不能润湿另一些固体的表面,比如水能润湿干净的玻璃,但不能润湿石蜡。润湿和不润湿现象,本质上是由液体分子与固体分子之间的相互作用力(称为附着力)与液体分子间的相互作用力(称为内聚力)的大小决定的,当附着力大于内聚力,则产生润湿现象;当内聚力大于附着力,则产生不润湿现象。

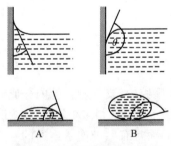

图5-10　液体与固体接触处的
表面现象

　　如图5-10,在液体与固体的接触处,作液体表面与固体表面的切线,两切线经过液体内部所形成的夹角 θ 称为**接触角**(contact angle)。接触角介于 $0° \sim 180°$,大小由附着力和内聚力的大小决定。当附着力大于内聚力,液体润湿固体, $\theta<90°$,如图5-10(A),附着力越大,液体越能润湿固体, θ 越小,当 $\theta=0°$ 时,称液体完全润湿固体。当内聚力大于附着力时,液体不能润湿固体, $\theta>90°$,如图5-10(B),附着力越小, θ 越大,当 $\theta=180°$ 时,称液体完全不润湿固体。因此液体能否润湿固体以及润湿的程度可用接触角的大小来反映。

二、毛细现象

　　内径很小的管称为**毛细管**。将毛细管的一端插入液体内,如果液体能润湿管壁,管内的液面呈凹面,管内液面高于管外,如图5-11(A);如果液体不能润湿管壁,管内的液面将呈凸面,管内液面低于管外,如图5-11(B),这种现象称为**毛细现象**(capillary phenomenon)。

　　毛细现象是由表面张力和润湿、不润湿现象共同引起的。管中液面上升或下降的原因及高度可以根据弯曲液面的附加压强加以说明和计算。当毛细管插入液体时,由于液体是润湿管壁的,管内的液面呈凹面,表面张力产生向上的压强,液面内 C 点的压强低于大气压强,压强差使得毛细管内的液面上升,直到毛细管内液面下的 B 点与管外同水平面的 A 点压强相同,系统才达到平衡,如图5-11(A)。毛细管内的液面可看成球面的一部分。设毛细管的内半径为r,液面的曲率半径为R,接触角为θ,由图5-11(A)可知,$r = R\cos\theta$。

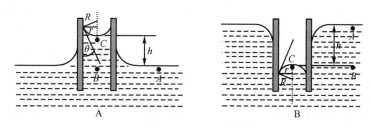

图5-11　液体与固体接触处的表面现象

由弯曲液面的附加压强公式得

$$P_C = P_0 - \frac{2\alpha}{r}\cos\theta \tag{5-4}$$

$$P_B = P_C + \rho gh \tag{5-5}$$

将(5-4)式代入(5-5)式得

$$P_B = P_0 - \frac{2\alpha}{r}\cos\theta + \rho gh \tag{5-6}$$

根据流体静力学原理,平衡时,B点与A点的压强相同,大小等于P_0,将$P_B = P_0$代入式(5-6)可得

$$P_0 = P_0 - \frac{2\alpha}{r}\cos\theta + \rho gh \tag{5-7}$$

解得毛细管内外液面的高度差为

$$h = \frac{2\alpha}{r\rho g}\cos\theta \tag{5-8}$$

式中h是平衡时毛细管内外液面的高度差,ρ是液体的密度。上式表明,液体在毛细管中上升的高度与液体的表面张力系数成正比,与毛细管的内半径成反比。毛细管越细,管中液面上升越高。

当液体不润湿管壁时,毛细管内的液面呈凸面,表面张力产生的压强向下,管内的液面将下降,下降的高度也可以用式(5-8)计算,由于这时的接触角$\theta > \dfrac{\pi}{2}$,得出的h值为负值,表示管内液面下降。

毛细现象广泛存在在日常生活和生理现象中。比如植物中养料的吸收和水分的输运,动物的血液在毛细血管中的流通和气体栓塞现象,毛细现象都起着重要作用。

三、气体栓塞

液体在毛细管中流动时,如果管中有气泡,液体的流动将受到阻碍,气泡多时可发生阻塞,这种现象称为**气体栓塞**(air embolism)。

气体栓塞形成的主要原因,来自于管中气泡表面上的液体的表面张力。如图5-12(A),在均匀毛细管中的有一段液柱,中间有一气泡,气泡两侧的液体压强相等,气泡两端形成曲率半径相同的凹弯月液面,则两端的凹弯月液面因表面张力产生的压强大小相等,方向相反,所以液柱不流动。如果在细管的左端增加压强 ΔP,这时气泡左端液面的曲率半径会变大,而右边液面的曲率半径变小,使左端液面表面张力产生的压强 $P_{左}$ 小于右端液面表面张力产生的压强 $P_{右}$,如图 5-12(B)。如果它们的差值正好等于 ΔP,即 $P_{右} - P_{左} = \Delta P$,则液柱仍然不流动。只有当液体两端的压强差 ΔP 超过某一临界值 δ 时,气泡才会移动。这个临界值 δ 与管壁和液体的性质以及管的半径有关。当毛细管中有 n 个气泡时,那么只有当 $\Delta P > n\delta$ 时液体才能带着气泡移动。

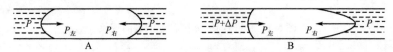

图 5-12 气体栓塞现象

临床静脉注射时,要防止气泡留在注射器中,以免在微细血管中发生栓塞。输液时,要防止输液管中出现气体栓塞现象。另外,潜水员从深水中潜升,或高压氧舱治疗的病员,都应保证适当的缓冲时间。否则,高压时溶于血液中的过量气体,在正常压强下会迅速释放形成气泡,也有可能形成气体栓塞。

习 题 五

5-1 为什么有些小昆虫可以停留在水面上?

5-2 将玻璃毛细管插入水中,在以下几种情况下,水在毛细管中上升的高度有什么不同?①升高水温;②增大管半径;③在水中加入少许肥皂液(提示:在水中加入少许肥皂液,可减小水的表面张力系数)。

5-3 把一个表面张力系数为 α 的肥皂泡由半径为 R 吹成半径为 $2R$,求需要做的功。($24\pi\alpha R^2$)

5-4 密度为 ρ 的液体内距液面为 h 高处有一小气泡,其半径为 R,求小气部的压强。($P_0 + \rho gh + \dfrac{2\alpha}{R}$)

5-5 肥皂液的表面张力系数 $\alpha = 40 \times 10^{-3}\text{N} \cdot \text{m}^{-1}$,求直径为 5.0cm 的肥皂泡内外的压强差。($6.4\text{N} \cdot \text{m}^{-2}$)

5-6 将半径为 0.20mm 的玻璃毛细管竖直插入乙醇中,设乙醇能完全润湿玻璃管壁,求乙醇在毛细管中上升的高度。(设乙醇的表面张力系数 $\alpha = 22 \times 10^{-3}\text{N} \cdot \text{m}^{-1}$,密度为 $\rho = 791\text{kg} \cdot \text{m}^{-3}$)($2.84\text{cm}$)

5-7 在内半径为 0.3mm 的竖直玻璃管中注入部分水,在管内形成一段水柱,水柱下端形成一凸液面,其半径为 3mm,水柱上端凹液面的半径与玻璃管的半径相同,求:管中水柱的高度为多少?($\alpha = 73 \times 10^{-3}\text{N} \cdot \text{m}^{-1}$)($5.5 \times 10^{-2}\text{m}$)

5-8 一U形玻璃管的两竖直管的直径分别为 1mm 和 3mm。试求两管内水面的高度差(水的表面张力系数 $\alpha = 73 \times 10^{-3}\text{N} \cdot \text{m}^{-1}$)。($2 \times 10^{-2}\text{m}$)

(薛 美)

第六章　静电场及生物电现象

　　心脏在每个心动周期中，由起搏点、心房、心室相继兴奋，伴随着生物电的变化，通过心电图机将从体表引出的多种形式的电位变化放大记录而成的图形称为心电图。心电图可用于对各种心律失常、心室心房肥大、心肌梗死、心率异常、心肌缺血、电解质紊乱、心衰等病症检查，也可用于床边 24 小时监视病人心脏功能。

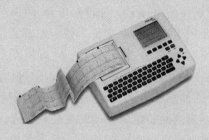

　　利用在头皮上安放的电极将脑细胞的电活动引出来并经脑电图机放大后记录在专门的纸上，即得出有一定波形、波幅、频率和位相的图形、曲线，即为脑电图。当脑组织发生病理或功能改变时，这种曲线即发生相应的改变，从而为临床诊断、治病提供依据。

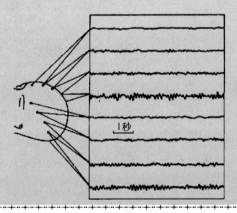

1秒

（1）掌握电场强度、电通量的基本概念以及场强的叠加原理和高斯定理的物理意义并能熟练应用。

（2）掌握电势、电势差的基本概念及电势的计算方法。了解场强与电势的关系。

（3）了解电偶极子与电偶层的概念及其电场中电势分布的特点。

（4）理解膜电位、动作电位的形成；了解心电图、肌电图和脑电图形成的物理学原理及其在临床诊断中的意义。

　　电场是带电体的周围空间存在的一种特殊物质，电场强度和电势是描述电场的两个重要物理量。所谓人体的生物电场，是指人体的各种组织与器官在静息状态和活动时，都显示了与生命状态密切相关且有规律的电现象。如神经传导、肌肉兴奋，心脏跳动和大脑活动以及腺体分泌等生理过程，都会产生相应的电变化。另一方面，所有组织对电流的作用都有很高的敏锐性，这说明电现象与生命状态的密切关系。生理机能发生改变时，就会发生相应的电变化，如正常的心电图和病理心电图就不一样，所以可通过检测和记录这些电变化来诊断某些疾病。现代医学上已广泛利用心电图、脑电图、肌电图、网膜电图以及皮肤电图等记录有关的生物电变化的信息，作为判断各组织活动的生理和病理状态的重要指标。

　　在生物医学研究中，电磁学占有很重要的地位。掌握静电场的基本性质和规律对于研究人体生物电现象以及相关的医疗设备是十分必要的。本章将讨论静电场的基本性质和规律，其中包括电场强度与电势以及二者的相互关系；场的叠加原理、高斯定理和安培环路定理；静电场中的电介质和静电场的能量；在此基础上介绍细胞膜电位，神经传导及心电图和脑电图形成的电学原理，使医学学生们了解生命过程与电活动的密切关系。

第一节　电场和电场强度

一、库仑定律

　　1785 年法国物理学家库仑通过实验总结出两个静止点电荷间的相互作用规律，称为**库仑定律**（Coulomb's law），其表述为：在真空中，两个静止点电荷间相互作用力的大小与两个点电荷所带电量 q_1、q_2 的乘积成正比，与两点电荷间距离 r 的平方成反比；作用力的方向沿两点电荷的连线，同性电荷表现为斥力，异性电荷表现为引力。此力的大小为

$$F = \frac{1}{4\pi\varepsilon_0}\frac{q_1 q_2}{r^2} \tag{6-1}$$

　　式中 $\varepsilon_0 = 8.8542 \times 10^{-12} \mathrm{C}^2 \cdot \mathrm{N}^{-1} \cdot \mathrm{m}^{-2}$ 为真空的介电常数或真空的电容率。点电荷是指带电体的形状和大小可以忽略不计的电荷。库仑定律是电磁学理论的基础，是物理学中最精确的实验定律之一。

二、电场　电场强度

1. 电场　近代物理学的发展证明，凡是有电荷的地方，周围就存在着电场，即任何电荷

周围的空间都伴存着电场,也可形象地说任何电荷都在其周围的空间激发电场;而电场的基本性质之一就是对处在其中的任何其他电荷都有作用力,这种力叫做**电场力**(electric field force),电荷与电荷之间就是通过电场相互作用的。

近代物理学的发展证明,电场具有一系列物质属性,如具有能量、能施于电荷作用力等等,因此,电场是一种客观存在,是物质存在的一种形式。实际上,电场只是普遍存在的电磁场的一种特殊情形,而电磁场的物质性在它处于迅速变化的情况下才能更明显地表现出来。本章只研究相对于观测者静止的电荷所激发的电场,即**静电场**(electrostatic field)。

2. 电场强度 设空间存在着一个带电体,则它将在其周围的空间激发电场。由于电场的基本性质是对其他电荷有作用力,所以为了定量描述电场,我们在电场中引入试探电荷 q_0,通过观测 q_0 在电场中不同点的受力情况来研究电场的性质。试探电荷 q_0 应该满足两个条件:①为了保证测量的准确性,试探电荷所带的电量必须充分小,以致它的引进几乎不会影响原来电场的分布;②试探电荷的几何线度必须充分小,以保证能反映电场中某一点的性质。

实验表明,对于电场中任一固定点,试探电荷所受的电场力 $\boldsymbol{F}$ 与其所带电量 q_0 的比值 F/q_0 是一个与试探电荷无关的矢量,它反映了电场在该点的力的性质,定义为**电场强度**(electric field intensity),简称场强,用 $\boldsymbol{E}$ 表示,即

$$E = \frac{F}{q_0} \tag{6-2}$$

上式表明,电场中某点处的电场强度在数值上等于单位电荷在该处所受的电场力,其方向与正电荷在该点处所受电场力的方向一致。在国际单位制中,场强的单位为 $\mathrm{N \cdot C^{-1}}$ 或 $\mathrm{V \cdot m^{-1}}$。

电场中每一点都有一个确定的场强矢量,不同点场强的大小和方向一般是不相同的。这些矢量的总体,叫做矢量场,用数学的语言来说,矢量场是空间坐标的一个矢量函数。在以后的讨论中,我们的着眼点往往不是某一点的场强,而是场强的空间分布,即场强与空间坐标的函数关系。

三、电场强度的计算

1. 点电荷产生的电场 根据场强的定义和库仑定律可计算出真空中点电荷的场强分布。在点电荷 Q 产生的电场中的任一点 P 处引入试探电荷 q_0,根据库仑定律,q_0 受到的电场力为

$$F = \frac{1}{4\pi\varepsilon_0} \cdot \frac{Qq_0}{r^2}r_0 \tag{6-3}$$

式中 r 为场源电荷 Q 到 P 点的距离,r_0 表示由场源电荷 Q 指向 P 点的单位矢量。将式(6-3)代入式(6-2)可得

$$E = \frac{1}{4\pi\varepsilon_0} \cdot \frac{Q}{r^2}r_0 \tag{6-4}$$

可见点电荷形成的电场是以场源电荷所在的点为球心成球对称分布的,如图 6-1 所示。

2. 点电荷系产生的电场 场强的叠加原理 如果电场是由一组点电荷 $q_1, q_2, \cdots, q_n$ 所

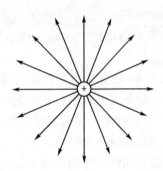

图 6-1 点电荷的电场

组成的点电荷系产生的,则试探电荷 q_0 在电场中任一点 P 所受的电场力 $\boldsymbol{F}$ 等于各个点电荷单独存在时对 q_0 的作用力 $\boldsymbol{F}_1$、$\boldsymbol{F}_2$、…、$\boldsymbol{F}_n$ 的矢量和,由式(6-2)可得 P 点的场强为

$$E = \frac{\boldsymbol{F}}{q_0} = \frac{\boldsymbol{F}_1 + \boldsymbol{F}_2 + \cdots + \boldsymbol{F}_n}{q_0} = \boldsymbol{E}_1 + \boldsymbol{E}_2 + \cdots + \boldsymbol{E}_n = \sum_{i=1}^{n} \boldsymbol{E}_i \tag{6-5}$$

$\boldsymbol{E}_1, \boldsymbol{E}_2, \cdots, \boldsymbol{E}_n$ 分别表示点电荷 $q_1, q_2, \cdots, q_n$ 单独存在时在 P 点所产生的场强。可见,点电荷系形成的电场中某一点的场强等于各个点电荷单独存在时在该点产生的场强的矢量和,这称为**场强叠加原理**(superposition principle of field intensity)。

对于点电荷系产生的电场,由叠加原理可得

$$E = \sum_{i=1}^{n} \boldsymbol{E}_i = \sum_{i=1}^{n} \frac{1}{4\pi\varepsilon_0} \cdot \frac{q_i}{r_i^2} \boldsymbol{r}_{0i} \tag{6-6}$$

式中 r_i 为场源电荷 q_i 至研究场点的距离,$\boldsymbol{r}_{0i}$ 为由场源电荷 q_i 指向研究场点的单位矢量。

3. 连续带电体产生的电场 如果场源电荷为任意形状的连续带电体,我们可以把场源电荷视为由无数微小电荷元 $\mathrm{d}q$ 组成的点电荷系,每个电荷元 $\mathrm{d}q$ 都是点电荷,它在空间形成的场强为

$$\mathrm{d}E = \frac{1}{4\pi\varepsilon_0} \cdot \frac{\mathrm{d}q}{r^2} \boldsymbol{r}_0$$

式中 r 为电荷元 $\mathrm{d}q$ 至研究场点的距离,$\boldsymbol{r}_0$ 为由 $\mathrm{d}q$ 指向研究场点的单位矢量。

由叠加原理可知,整个带电体的场强为 $\mathrm{d}E$ 的矢量和,即矢量积分

$$E = \int \mathrm{d}E \tag{6-7}$$

若每个电荷元在给定点产生的场强方向不同,在计算时需要将 $\mathrm{d}E$ 分解为坐标轴上的分量,对方向相同的分量积分后,再求合矢量 $\boldsymbol{E}$。

例 6-1 如图 6-2 所示,真空中,电量为 Q 的正电荷均匀分布在半径为 a 的圆环上,圆心为 O,试求圆环轴线上距圆心为 x 处的 P 点的场强。

解: 因场源电荷为连续带电体,故在圆环上取一线元 $\mathrm{d}l$,线元 $\mathrm{d}l$ 所带电量 $\mathrm{d}q$ 为

$$\mathrm{d}q = \frac{Q}{2\pi a} \mathrm{d}l$$

则 $\mathrm{d}q$ 在 P 点处产生的场强为

$$\mathrm{d}E = \frac{1}{4\pi\varepsilon_0} \cdot \frac{\mathrm{d}q}{r^2} \boldsymbol{r}_0$$

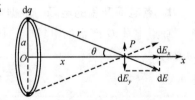

图 6-2 例 6-1 图

根据对称性,圆环上所有电荷元形成的矢量 $\mathrm{d}E$ 构成以 P 点为顶点的圆锥,故把 $\mathrm{d}E$ 分解为垂于轴线的分量 $\mathrm{d}E_y$ 和沿轴方向的分量 $\mathrm{d}E_x$,显然分量 $\mathrm{d}E_y$ 相互抵消,而分量 $\mathrm{d}E_x$ 叠加就是 P 点的场强 $\boldsymbol{E}$。这样,求 P 点的场强就归结为求圆环上所有电荷元沿轴向分量的标量积分,积分的范围是整个圆环。由于 P 点在轴线上,故对于不同位置的电荷元 $\mathrm{d}q$,积分式中

的 r 为常数,即

$$E_x = \int \mathrm{d}E\cos\theta = \int \frac{1}{4\pi\varepsilon_0} \cdot \frac{\mathrm{d}q}{r^2}\cos\theta = \frac{1}{4\pi\varepsilon_0} \cdot \frac{\cos\theta}{r^2}\int_0^Q \mathrm{d}q = \frac{1}{4\pi\varepsilon_0} \cdot \frac{Q}{r^3}x$$

式中 $\cos\theta = \dfrac{x}{r}$,由于 $r^2 = R^2 + x^2$,故上式又可表示为

$$E_x = \frac{1}{4\pi\varepsilon_0} \cdot \frac{Qx}{(a^2 + x^2)^{\frac{3}{2}}}$$

讨论:

(1)当 P 点远离圆环,即 $x \gg a$ 时

$$E_x = \frac{1}{4\pi\varepsilon_0} \cdot \frac{Q}{x^2}$$

说明在远离圆环的地方,带电圆环的大小和形状可以忽略而视为点电荷。

(2)在圆环中心 O 点处,即 $x = 0$ 时,$E_x = 0$。

第二节　静电场中的高斯定理

一、电场线和电通量

1. 电场线　为了形象直观地描述电场的分布,我们在电场中作一系列曲线,要求这些曲线上每一点的切线方向都与该点的场强方向一致,这些曲线称为**电场线**(electric filed line)。静电场的电场线有以下特点:

(1)电场线从正电荷或从无穷远出发、终止于负电荷或延伸到无穷远;

(2)任何两条电场线都不会相交;电场线不仅可以表示场强的方向,还可以表示场强的大小。可以对电场线的密度做如下规定:在电场中任意一点处,通过垂直于场强 E 的单位面积的电场线的数目等于该点场强 E 的大小。按照这一规定,在电场中任意一点取一面积元 $\mathrm{d}S$ 与该点场强 E 垂直,如果通过 $\mathrm{d}S$ 的电场线条数为 $\mathrm{d}N$,则比值 $\mathrm{d}N/\mathrm{d}S$ 叫做该点的电场线密度,也就是该点场强的大小,即

$$E = \frac{\mathrm{d}N}{\mathrm{d}S} \tag{6-8}$$

显然在匀强电场中,电场线是一些均匀分布的平行直线。

2. 电通量　为了进一步研究电场,引入电通量的概念。定义:通过电场中任一给定面积 S 的电场线的总数叫做通过该面的**电通量**(electric flux),用 $\varPhi_E$ 表示。

下面我们求几种情况下的电通量:

(1)匀强电场 E 中,通过任一面积为 S 的平面的电通量。

若平面与电场方向垂直,如图 6-3(A)所示,则通过该平面的电通量为

$$\varPhi_E = ES \tag{6-9}$$

若平面法线方向 $\boldsymbol{n}$ 与场强 E 成一夹角 θ,如图 6-3(B)所示,则通过该平面的电通量为

$$\varPhi_E = ES\cos\theta = \boldsymbol{E} \cdot \boldsymbol{S} \tag{6-10}$$

(2)非匀强电场中,通过任意曲面 S 的电通量,如图 6-3(C)所示。

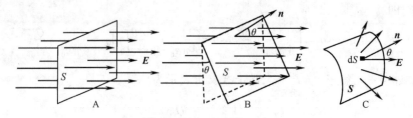

图 6-3　电通量的计算

将曲面 S 分成许多面元 dS，则每个面积元可以看作平面，面元 dS 处的电场可视为匀强电场，则通过 dS 的电通量为

$$d\Phi_E = \boldsymbol{E} \cdot d\boldsymbol{S} = E\cos\theta dS$$

式中 θ 为面元 dS 法线方向 $\boldsymbol{n}$ 与该处场强 $\boldsymbol{E}$ 的夹角。

通过整个曲面的电通量为通过每个面积元电通量之和，即

$$\Phi_E = \iint_S \boldsymbol{E} \cdot d\boldsymbol{S} = \iint_S E\cos\theta dS \tag{6-11}$$

当 S 为闭合曲面时，通常用闭合积分表示，即

$$\Phi_E = \oiint_S \boldsymbol{E} \cdot d\boldsymbol{S} = \oiint_S E\cos\theta dS \tag{6-12}$$

规定：闭合曲面上任一面积元 dS 的法线 $\boldsymbol{n}$ 由内向外为正方向。故当电场线在闭合曲面上某一 dS 处由内向外穿出时，该处 $\theta < 90°$，通过该面积元的电通量为正；反之，当电场线由外向内穿入时，电通量为负。通过闭合曲面的总电通量为各面元电通量的代数和。

二、静电场中的高斯定理及其应用

1. 高斯定理　高斯定理（Gauss's theorem）是静电场的基本规律之一。真空中的高斯定理表述如下：通过真空中任意闭合曲面的电通量等于该闭合曲面包围的所有电荷电量的代数和除以 ε_0，与闭合面外的电荷无关。其数学表达式为

$$\Phi_E = \oiint_S \boldsymbol{E} \cdot d\boldsymbol{S} = \frac{1}{\varepsilon_0} \sum_{i=1}^{n} q_i \tag{6-13}$$

下面我们利用电通量的概念，根据场强叠加原理，通过研究闭合面的电通量与场源电荷的关系来证明真空中的高斯定理。

（1）点电荷的电场：如图 6-4（A）所示，在点电荷 q（以正电荷为例）形成的电场中，S_2 是以 q 为球心，半径为 r 的球面，因为球面上各点的场强大小均为：

$$E = \frac{q}{4\pi\varepsilon_0 r^2}$$

场强方向沿半径向外，球面的法线方向与场强方向一致，$\cos\theta = 1$。利用式（6-12），可求得通过球面的电通量为：

$$\Phi_E = \oiint_{S_2} \boldsymbol{E} \cdot d\boldsymbol{S} = \oiint_{S_2} \frac{q}{4\pi\varepsilon_0 r^2} dS = \frac{q}{4\pi\varepsilon_0 r^2} \oiint_{S_2} dS = \frac{q}{4\pi\varepsilon_0 r^2} \cdot 4\pi r^2 = \frac{q}{\varepsilon_0} \tag{6-14}$$

$\dfrac{q}{\varepsilon_0}$ 是一个与球面大小无关的量，这是因为球面的面积与 r^2 成正比，而点电荷的场强与

r^2 成反比,二者的乘积 ES 与 r 无关。

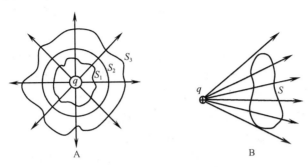

图 6-4　高斯定理的证明

另一方面,根据电场线的定义,因为球面包围了场源电荷,所以场源电荷发出的所有电场线一定全部穿过该面,显然只要是闭合面,并且包围了电荷 q,则不论闭合面大小、形状如何(如 S_1、S_3),其电通量与通过规则球面 S_2 的一样,为定值 $\dfrac{q}{\varepsilon_0}$。若 q 为负电荷,电场线是由外向内穿入,则电通量为负值。所以在点电荷形成的电场中,电通量与包围点电荷 q 的闭合曲面的大小、形状都无关。

如果闭合面 S 未包围 q,如图 6-4(B),则由电场线的连续性可得出,由某一侧进入闭合面 S 的电场线条数一定等于从另一侧穿出闭合面 S 电场线条数,所以净穿出闭合面 S 的电场线的条数为零,亦即通过 S 的电通量的代数和为零。

(2)点电荷系和任意带电体的电场:在点电荷系形成的电场中,若任意闭合面 S 包围 $q_1,q_2,\cdots,q_n$ 等场源电荷,以 Φ_i 表示场源电荷 q_i 单独存在时通过 S 面的电通量,则利用式(6-14),可得

$$\Phi_E = \oiint\limits_S \boldsymbol{E} \cdot \mathrm{d}\boldsymbol{S} = \oiint\limits_S (\boldsymbol{E}_1 + \boldsymbol{E}_2 + \cdots + \boldsymbol{E}_n) \cdot \mathrm{d}\boldsymbol{S}$$

$$= \oiint\limits_S \boldsymbol{E}_1 \cdot \mathrm{d}\boldsymbol{S} + \oiint\limits_S \boldsymbol{E}_2 \cdot \mathrm{d}\boldsymbol{S} + \cdots + \oiint\limits_S \boldsymbol{E}_n \cdot \mathrm{d}\boldsymbol{S}$$

$$= \frac{q_1}{\varepsilon_0} + \frac{q_2}{\varepsilon_0} + \cdots + \frac{q_n}{\varepsilon_0} = \frac{1}{\varepsilon_0} \sum_{i=1}^{n} q_i \tag{6-15}$$

即对于任意带电体形成的电场,式(6-13)也成立。

对高斯定理的理解应注意以下几点:

(1)高斯定理表达式中的场强 $\boldsymbol{E}$ 是曲面上 $\mathrm{d}S$ 处的总场强,它是由全部电荷(包括闭合曲面内和闭合曲面外的电荷)在 $\mathrm{d}S$ 共同产生的合场强,并非只由闭合曲面内的电荷所产生。

(2)通过闭合曲面的总电通量只决定于它所包围的电荷,即只有闭合曲面内部的电荷才对这一总电通量有贡献,闭合曲面外部电荷对这一总电通量无贡献。

2. 高斯定理的应用　高斯定理是静电场的两个基本定理之一,它表明了静电场中场强分布与电荷的关系。高斯定理的应用是多方面的,例如可以用来求场强、分析导体上的电荷分布及电场线的某些性质等等,下面将讨论利用高斯定理求静电场的分布。

当电荷分布具有某种对称性时,可以应用高斯定理求场强分布。首先,根据电荷分布的对称性分析电场分布的对称性;然后,再应用高斯定理计算场强。这一方法的决定性技巧是

场强 E 能以标量形式从积分号内提出来。下面举例说明。

例 6-2 设真空中有一半径为 R,带电量为 $+Q$ 的均匀带电球壳,求该球壳内、外的场强分布。

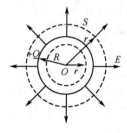

图 6-5 均匀带电球
壳的场强

解: 由于场源电荷均匀分布于球面上,具有球对称性,可以证明电场的分布也具有球对称性,即在任何与带电球壳同心的球面上各点场强的大小相同,方向沿半径方向。

若求离球心 O 为 r 的某点处的场强,则以 O 为球心、r 为半径作球形高斯面,如图 6-5 所示。这样,高斯面上各点场强大小相等,方向均沿半径向外,与面的法线方向一致,即 $\theta = 0$。

设球形高斯面上场强的大小为 E,则通过 S 面的电通量为

$$\Phi_E = \oiint_S \boldsymbol{E} \cdot \mathrm{d}\boldsymbol{S} = \oiint_S E\cos\theta \mathrm{d}S = E\oiint_S \mathrm{d}S = E4\pi r^2$$

(1)对于球壳外任意点($r>R$),高斯面包围了所有电荷 Q,根据高斯定理,有

$$\Phi_E = E4\pi r^2 = \frac{Q}{\varepsilon_0}$$

$$E = \frac{Q}{4\pi\varepsilon_0 r^2}$$

这表明:均匀带电球面在外部空间产生的电场,与其电荷全部集中在球心时产生的电场一样。

(2)对于球壳内任意点($r<R$),高斯面内包围的电荷 $q=0$,根据高斯定理,

$$\Phi_E = E4\pi r^2 = \frac{0}{\varepsilon_0}$$

$$E = 0$$

即均匀带电球面内部空间的场强处处为 0。

例 6-3 设真空中有一无限大均匀带电平面,其电荷面密度为 σ ($\sigma>0$),求该平面周围的电场分布。

解: 由于电荷均匀分布在无限大的平面上,所以电场的分布具有平面对称性,即与平面距离相等的各点处场强的大小相等,方向垂直于平面。作底面为 S 的圆柱形闭合曲面,如图 6-6 所示,其中两底面 S_1、S_2 与平面等距平行,面上各点 E 的大小相等,方向与面的外法线方向一致($\theta=0$);侧面 S_3 与平面垂直,面上各点 E 的方向与外法线垂直($\theta = \frac{\pi}{2}$)。

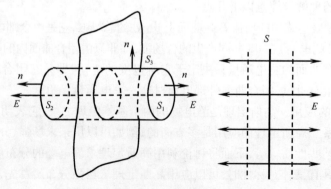

图 6-6 无限大均匀带电平面的场强

$$\Phi_E = \oiint_S \boldsymbol{E} \cdot \mathrm{d}\boldsymbol{S} = \iint_{S_1} \boldsymbol{E} \cdot \mathrm{d}\boldsymbol{S} + \iint_{S_2} \boldsymbol{E} \cdot \mathrm{d}\boldsymbol{S} + \iint_{S_3} \boldsymbol{E} \cdot \mathrm{d}\boldsymbol{S}$$

$$= \iint_{S_1} E \mathrm{d}S + \iint_{S_2} E \mathrm{d}S + \iint_{S_3} E \cos\frac{\pi}{2} \mathrm{d}S$$

$$= ES + ES + 0 = 2ES$$

$$\Phi_E = \frac{1}{\varepsilon_0} \sum q = \frac{\sigma S}{\varepsilon_0}$$

$$\Phi_E = 2ES = \frac{\sigma S}{\varepsilon_0}$$

$$E = \frac{\sigma}{2\varepsilon_0} \tag{6-16}$$

这一结果表明,无限大均匀带电平面周围是匀强电场,场强的方向垂直于带电平面。当 $\sigma > 0$ 时,场强指向平面两侧;当 $\sigma < 0$ 时,场强由两侧指向平面。

利用式(6-16)并根据场强叠加原理,可以进一步得到真空中两块分别带等量异号电荷的无限大平行板之间的场强为 $E = \dfrac{\sigma}{\varepsilon_0}$,而两平行板外侧的场强为零。

第三节 电 势

一、静电场力做功

1. 静电场力做功 电荷在电场中必然会受到电场力的作用,在电场力的作用下电荷发生移动,电场力做功。为了研究电场力做功的特点,将一试探电荷 q_0 引入到点电荷 q 的电场中,如图6-7所示,q_0 在电场力的作用下由 a 点沿任意路径 l 运动到 b 点,现求在此过程中电场力对 q_0 所做的功。由于在整个路径上各点的场强 $\boldsymbol{E}$ 大小和方向不同,q_0 受到的电场力 $\boldsymbol{F} = q_0 \boldsymbol{E}$ 为变力。故把整个路径分成许多个位移元 $\mathrm{d}\boldsymbol{l}$,同一位移元 $\mathrm{d}\boldsymbol{l}$ 上的场强 $\boldsymbol{E}$、电场力 $\boldsymbol{F}$ 可以看作不变,则在位移元 $\mathrm{d}\boldsymbol{l}$ 上电场力 $\boldsymbol{F}$ 做功 $\mathrm{d}A$ 为

$$\mathrm{d}A = \boldsymbol{F} \cdot \mathrm{d}\boldsymbol{l} = q_0 \boldsymbol{E} \cdot \mathrm{d}\boldsymbol{l} = q_0 E \cos\theta \mathrm{d}l$$

式中 θ 为 $\mathrm{d}\boldsymbol{l}$ 处场强 $\boldsymbol{E}$ 与位移元 $\mathrm{d}\boldsymbol{l}$ 方向的夹角。

那么由 a 到 b 的过程中电场力对 q_0 所做的总功为

$$A_{ab} = \int_a^b \mathrm{d}A = \int_a^b q_0 \boldsymbol{E} \cdot \mathrm{d}\boldsymbol{l} = \int_a^b q_0 E \cos\theta \mathrm{d}l \tag{6-17}$$

由图6-7可知,$\cos\theta \mathrm{d}l = \mathrm{d}r$,而 $E = \dfrac{q}{4\pi\varepsilon_0 r^2}$,代入式(6-17)得

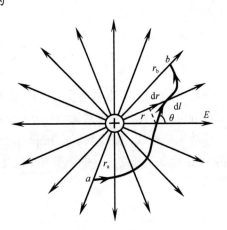

图6-7 电场力做功

$$A_{ab} = \int_a^b q_0 \frac{q}{4\pi\varepsilon_0 r^2} \mathrm{d}r = \frac{q_0 q}{4\pi\varepsilon_0} \int_{r_a}^{r_b} \frac{1}{r^2} \mathrm{d}r = \frac{q_0 q}{4\pi\varepsilon_0}\left(\frac{1}{r_a} - \frac{1}{r_b}\right) \tag{6-18}$$

式中 r_a、r_b 分别表示起点 a 和终点 b 到场源电荷 q 的距离。

式(6-18)说明在点电荷的电场中,电场力移动试探电荷所做的功与试探电荷经过的路径无关,只与试探电荷发生移动的起点和终点的位置及其电量有关。

对于任意带电体系的静电场,场源电荷不一定是点电荷,但可以将带电体看成是由无数个点电荷 $q_1, q_2, \cdots, q_n$ 组成的带电系统。据(6-18)式可知,上式各积分项均与路径无关,所以电场力所做总功 A_{ab} 为

$$A_{ab} = \sum_{i=1}^n \frac{q_i q_0}{4\pi\varepsilon_0}\left(\frac{1}{r_{ai}} - \frac{1}{r_{bi}}\right) \tag{6-19}$$

上式说明:带电体系的电场移动试探电荷 q_0 所做的功等于各点电荷单独存在时,电场力对 q_0 做功的代数和,由于每个场源点电荷单独存在时静电场力所做的功与路径无关,所以它们的代数和也必然与路径无关。

结论:在任何静电场中移动试探电荷,电场力对试探电荷所做的功均与路径无关,只与试探电荷的始、末位置及电量有关。

2. 静电场的环路定理 若试探电荷的移动路径为闭合路径 L,即起始和终止位置在同一点,则电场力做的功为(图6-8)

$$A = \oint_L q_0 \boldsymbol{E} \cdot \mathrm{d}\boldsymbol{l} = \oint_L q_0 E\cos\theta \mathrm{d}l = \int_a^b q_0 E\cos\theta \mathrm{d}l + \int_b^a q_0 E\cos\theta \mathrm{d}l = 0$$

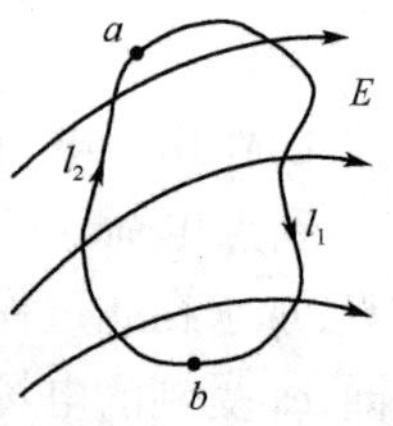

因为 $q_0 \neq 0$,所以

$$\oint_L \boldsymbol{E} \cdot \mathrm{d}\boldsymbol{l} = 0 \tag{6-20}$$

图6-8 静电场的环路

上式说明,在静电场中,场强沿任意闭合路径的线积分等于零,这一结论称为**静电场的环路定理**(circuital theorem of electrostatic field),这是静电场的一个重要特性,这也正是保守力场的特点,即电场力是保守力,静电场是保守力场,所以在静电场中可引入势与势能的概念。

二、电势能 电势

1. 电势能 静电场与重力场同是保守力场。与物体在重力场中具有重力势能一样,电荷在静电场中也具有**电势能**(electric potential energy),以 W 表示。电势能的改变可由电场力做功来描述,设试探电荷 q_0 在静电场中由 a 点移动至 b 点,用 W_a 和 W_b 分别表示试探电荷 q_0 在起点 a 和终点 b 的电势能,在此过程中静电力对 q_0 所做的功 A_{ab} 等于电势能的减少,即

$$A_{ab} = W_a - W_b = \int_a^b q_0 \boldsymbol{E} \cdot \mathrm{d}\boldsymbol{l} \tag{6-21}$$

与重力势能相似,电势能也是一个相对量,为了确定电荷 q_0 在电场中某点电势能的大小,必须选定一个电势能为零的参考位置,对于分布在有限区域的场源电荷,通常规定 q_0 在

无限远处的电势能为零,即 $W_\infty = 0$,于是试探电荷 q_0 在电场中 a 点所具有的电势能就等于 q_0 从 a 点移至无穷远处时电场力所做的功。即

$$W_a = \int_a^\infty q_0 \boldsymbol{E} \cdot \mathrm{d}\boldsymbol{l} \tag{6-22}$$

W_a 为正表明在此过程中电场力做正功,反之表明电场力做负功。

2. 电势　电势能是试探电荷 q_0 与电场之间相互作用的能量,其值与该点的场强和 q_0 有关,因此它并不能直接用来描述电场中某一给定点 a 处的能量特性;而比值 $\dfrac{W}{q_0}$ 则与 q_0 无关,反映的是电场自身在该点的性质,为此我们引入**电势**(electric potential)这一物理量,电场中 a 点的电势用 U_a 表示

$$U_a = \frac{W_a}{q_0} = \int_a^\infty \boldsymbol{E} \cdot \mathrm{d}\boldsymbol{l} = \int_a^\infty E\cos\theta \mathrm{d}l \tag{6-23}$$

上式表明:静电场中某点的电势,在量值上等于单位正电荷在该点所具有的电势能。

对于分布在有限区域的场源电荷,无限远处电势能为零,因此还可表述为:静电场中某一点的电势在量值上等于把单位正电荷从该点沿任意路径移到无限远处时,电场力所做的功。

电势是表征电场性质的物理量,是由场源电荷决定的,与试探电荷的存在与否无关。与电势能一样,电势的量值与电势零点的选择有关,电势的零点即是电势能的零点。电势零点选定后,电场中各点的电势就唯一地确定了,因此,电势是空间位置的标量函数,即 $U = U(x, y, z)$。电势的单位是 V(伏特)。

说明:

(1) U_a 为标量,可以是正值,也可以是负值或者零。

(2) 电势的零点(电势能零点)可以任意选定。在理论上对有限带电体通常取无穷远处电势为零,在实用上通常取地球为电势零点。一方面因为地球是一个很大的导体,它本身的电势比较稳定,适宜于作为电势零点,另一方面任何其他位置的带电体都可以方便地与地球比较,以确定电势。

(3) 电势与电势能是两个不同概念,电势是电场具有的性质,而电势能是电场中电荷与电场组成的系统所共有的,若电场中不引进电荷也就无电势能,但是各点电势还是存在的。

(4) 场强的方向即为电势的降落方向。

3. 电势差　电场中两点间的电势之差称为**电势差**(electric potential difference)或**电压**(voltage)。

$$U_{ab} = U_a - U_b = \int_a^\infty \boldsymbol{E} \cdot \mathrm{d}\boldsymbol{l} - \int_b^\infty \boldsymbol{E} \cdot \mathrm{d}\boldsymbol{l} = \int_a^b \boldsymbol{E} \cdot \mathrm{d}\boldsymbol{l} \tag{6-24}$$

上式表明:a、b 两点间的电势差就是场强由 a 点到 b 点的线积分,在量值上等于将单位正电荷由 a 点移至 b 点时,电场力所做的功。电势差与电势不同,它是与参考点位置无关的绝对量。式(6-21)与式(6-24)比较,则有

$$A_{ab} = q_0(U_a - U_b) = q_0 U_{ab} \tag{6-25}$$

上式给出了静电场力做功与电势差之间的关系。

4. 电势的计算

(1) 点电荷电场的电势:在真空中静止点电荷 q 产生的电场中,在距其 r 远处任意一点

的场强为 $E = \dfrac{q}{4\pi\varepsilon_0 r^2}$ ，由于电势计算中积分结果与路径无关，我们可选择最简单的路径，即从 a 点沿矢径 r 方向到无穷远，在此路径上任意一点处场强的方向都与积分路径的方向相同，即 $\theta = 0$ ，$\mathrm{d}l = \mathrm{d}r$ 所以

$$U_a = \int_a^\infty \boldsymbol{E} \cdot \mathrm{d}\boldsymbol{l} = \int_r^\infty E\mathrm{d}r = \int_r^\infty \frac{q}{4\pi\varepsilon_0 r^2}\mathrm{d}r = \frac{q}{4\pi\varepsilon_0 r}$$

即

$$U_a = \frac{q}{4\pi\varepsilon_0 r} \tag{6-26}$$

上式为真空中静止点电荷产生的电场中各点电势的表达式，当场源电荷为正时，其周围电场的电势为正，离电荷越远，电势越低；当场源电荷为负时，其周围电场的电势为负，离电荷越远，电势越高。

（2）电荷系电场的电势：如果电场是由点电荷 $q_1, q_2, \cdots, q_n$ 组成的点电荷系产生，则由场强叠加原理可知总场强 $\boldsymbol{E} = \boldsymbol{E}_1 + \boldsymbol{E}_2 + \cdots + \boldsymbol{E}_n$ ，那么电场中某一点的电势为

$$U_a = \int_a^\infty \boldsymbol{E} \cdot \mathrm{d}\boldsymbol{l} = \int_r^\infty (\boldsymbol{E}_1 + \boldsymbol{E}_2 + \cdots + \boldsymbol{E}_n) \cdot \mathrm{d}\boldsymbol{r}$$

$$= \int_{r_1}^\infty \boldsymbol{E}_1 \cdot \mathrm{d}\boldsymbol{r} + \int_{r_2}^\infty \boldsymbol{E}_2 \cdot \mathrm{d}\boldsymbol{r} + \cdots + \int_{r_n}^\infty \boldsymbol{E}_n \cdot \mathrm{d}\boldsymbol{r}$$

$$= \sum_{i=1}^n U_i = \sum_{i=1}^n \frac{q_i}{4\pi\varepsilon_0 r_i} \tag{6-27}$$

即点电荷系的场强中某一点的电势是各点电荷单独存在时的电场在该点电势的代数和。

同理，如果电场是由多个带电体组成，则由场强叠加原理可知总场强 $\boldsymbol{E} = \boldsymbol{E}_1 + \boldsymbol{E}_2 + \cdots + \boldsymbol{E}_n$ ，电场中某一点的电势为

$$U_a = \int_a^\infty \boldsymbol{E} \cdot \mathrm{d}\boldsymbol{l} = \int_r^\infty (\boldsymbol{E}_1 + \boldsymbol{E}_2 + \cdots + \boldsymbol{E}_n) \cdot \mathrm{d}\boldsymbol{r}$$

$$= \sum_{i=1}^n U_i$$

式中 U_i 表示第 i 个带电体单独存在时在该点的电势，故由多个带电体组成的场强中某一点的电势为

$$U_a = \sum_{i=1}^n U_i \tag{6-28}$$

即电场中某一点的电势等于各带电体单独存在时的电场在该点电势的代数和，这就是**电势叠加原理**（superposition principle of electric potential）。

三、场强与电势的关系

1. 等势面　为了形象地描绘电场中电势的分布和变化规律，引入了等势面的概念。在静电场中由电势相等的点所构成的曲面称为**等势面**（equipotential surface）。在画等势面时，规定任意两个相邻等势面间的电势差都相等，这样等势面的疏密程度就表示了电场的强弱。

例如点电荷电场的等势面,是以点电荷为球心的一系列同心球面,且球面间的距离随半径的增加而增大,表明场强是逐渐减弱的。

图6-9画出了两种典型静电场的等势面,其中的虚线表示等势面,实线是电场线。从图中可以看出静电场的等势面有两个特点:

(1) 在静电场中沿等势面移动电荷,电场力不做功。因为在等势面上任意两点间的电势差为零,由式(6-25)可得移动电荷 q_0 静电场力所做的功为零。

(2) 等势面与电场线互相垂直。因在等势面上任意相距 dl 的两点间有 $dU = E\cos\theta dl = 0$,但 $E \neq 0, dl \neq 0$,则必有 $\cos\theta = 0, \theta = \dfrac{\pi}{2}$,即等势面必与电场线垂直。

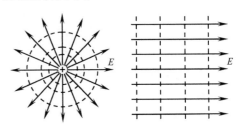

图6-9　点电荷及匀强电场的电场线和等势面

2. 电势梯度　电场强度和电势是从不同角度描述静电场性质的两个物理量,电势的定义式给出了电场强度与电势之间的积分关系,现在我们来研究两者之间的微分关系。

如图6-10所示,在电场中取两个相距很近的等势面 S_1 和 S_2,它们的电势分别为 U_1 和 U_2,且 $U_2 = U_1 + dU$, $dU > 0$。A 为等势面 S_1 上的一点,过 A 点作等势面的法线 $\boldsymbol{n}$,规定法线正方向指向电势升高的方向,以 dn 表示沿 A 点法线方向两等势面间的距离。在等势面 S_2 上任取一点 C,A 点至 C 点的路径为 dl,则电势沿 $\boldsymbol{n}$ 方向的变化率为 dU/dn,电势沿 dl 方向的变化率为 dU/dl,由图可得

$$dn = dl\cos\theta \leq dl$$

$$\frac{dU}{dn} \geq \frac{dU}{dl}, \frac{dU}{dl} = \frac{dU}{dn}\cos\theta \tag{6-29}$$

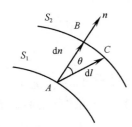

图6-10　场强和电势的关系

式中 θ 为 $\boldsymbol{n}$ 与 dl 之间的夹角,由式(6-30)可知 A 点处电势随距离的增加率最大的方向是 $\boldsymbol{n}$ 方向,我们把 dU/dn 定义为 A 点的电势梯度。即静电场中沿某一方向电势随距离的增加率最大,则此最大值称为该点的电势梯度(electric potential gradient),这一方向就是电势梯度矢量的方向,电势梯度的单位为 V·m^{-1}。

3. 场强与电势的关系　将点电荷 q_0 由等势面 S_1 移动到等势面 S_2,则电场力做功为

$$dA = q_0[U - (U + dU)] = -q_0 dU \tag{6-31}$$

由式(6-16),dA 也可表示为

$$dA = q_0 E\cos\theta dl \tag{6-32}$$

由式(6-31)和式(6-32)得

$$E\cos\theta = -\frac{dU}{dl} \tag{6-33}$$

即场强 E 沿任意方向 dl 的分量 $E\cos\theta$ 等于电势在该方向上的变化率的负值。由(6-30)与式(6-33)可得

$$E = -\frac{dU}{\cos\theta dl} = -\frac{dU}{dn} \tag{6-34}$$

上式表明,电场中某一点的电场强度在数值上等于该点电势梯度的负值,且场强的方向始终与电势梯度的方向相反,即指向电势降落的方向。显然,在场强数值较大的区域电势变化得快,同时也证明了等势面密集的地方电场较强,反之电场较弱。

场强与电势是从不同角度描述电场性质的两个重要物理量,场强 E 描述了电场力的特性,而电势 U 则描述了电场能的特性,它们之间必然有内在联系,式(6-23)表达了它们的积分关系,式(6-34)为微分关系。

第四节 电偶极子与电偶层

下面讨论对人体生物电有着重要基础意义的一种特殊电场-电偶极子的电场,并研究其电势的分布特点。

一、电偶极子及其电场中的电势

1. 电偶极子 两个相距很近的等量异号点电荷组成的带电系统叫做**电偶极子**(electric dipole),所谓"相距很近"是指这两个点电荷之间的距离 l 比要研究的场点到它们的距离 r 小很多($l \ll r$)。从电偶极子的负电荷到正电荷作一矢量 l,称为电偶极子的电轴,矢量 l 与电荷 q 的乘积称为**电偶极矩**(electric dipole moment),简称为电矩,用 p 表示

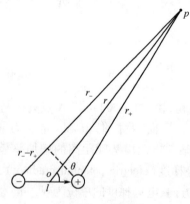

图 6-11 电偶极子

$$p = ql \tag{6-35}$$

电矩是一个矢量,方向由负电荷指向正电荷。

2. 电偶极子电场中的电势 下面我们根据图 6-11 讨论电偶极子电场中任意一点 P 的电势。设 $+q$ 和 $-q$ 到 P 点的距离分别为 r_+ 和 r_-,电偶极子中心到 P 点的距离为 r,r 与 P 之间的夹角为 θ,则两个点电荷在 P 点产生的电势为

$$U_p = U_+ + U_- = \frac{q}{4\pi\varepsilon_0} \cdot \left(\frac{1}{r_+} - \frac{1}{r_-} \right) = \frac{q}{4\pi\varepsilon_0} \cdot \frac{r_- - r_+}{r_+ r_-}$$

因为 r_+、r_- 和 r 都远大于两个点电荷之间的距离 l,因此可近似得到 $r_+ r_- \approx r^2$,$r_- - r_+ \approx l\cos\theta$,代入上式得

$$U_p = \frac{1}{4\pi\varepsilon_0} \cdot \frac{ql\cos\theta}{r^2} = \frac{1}{4\pi\varepsilon_0} \cdot \frac{p\cos\theta}{r^2} \tag{6-36}$$

式(6-36)说明:电偶极子电场中任意一点的电势与电矩 p 的大小成正比,与 r^2 的平方成反比,且与方位有关。根据余弦函数的性质可知,电偶极子形成的电场被 $+q$ 和 $-q$ 之间的中垂面分为两个对称的区域,中垂面上各点的电势为零,在中垂面靠正电荷一侧的电势为正,如图 6-12 所示。

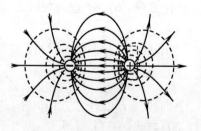

图 6-12 电偶极子的电势分布

二、电偶层及其电场中的电势

1. 电偶层　在生物体中,一种特别重要的电荷分布就是**电偶层**(electric double layer),它是由两个相距很近且互相平行的带等量异号电荷的曲面组成,设两带电曲面间的距离为δ,两带电面的面电荷密度分别为$+\sigma$和$-\sigma$,如图 6-13 所示。

2. 电偶层电场中的电势　在讨论电偶层电场中各点的电势时,可以把它看成是由许多平行排列的电偶极子(即电偶层元)组成,其电势就是所有电偶极子电势的叠加。

在电偶层上取面元(电偶层元)dS,该面元上的电量为σdS,由于 dS 很小,该电偶层元可视为电偶极子,其电矩大小为$\sigma ds \cdot \delta$,电矩方向与面元 dS 的法线方向 $\boldsymbol{n}$ 一致。该电偶极子产生的电场中 p 点的电势为

$$dU = \frac{1}{4\pi\varepsilon_0} \cdot \frac{\sigma dS \cdot \delta\cos\theta}{r^2} \tag{6-37}$$

式中 r 为面元 dS 到 P 点的距离,θ 为面元法线方向 $\boldsymbol{n}$ 与 r 的夹角。定义 $p_S = \sigma\delta$,表示单位面积电偶层的电偶极矩,称为电偶层的层矩,它表征电偶层的特性。$dS\cos\dfrac{\theta}{r^2}$ 就是面元 dS 对 P 点所张的立体角 $d\Omega$,故上式又可简写成

$$dU = \frac{1}{4\pi\varepsilon_0} \cdot p_S d\Omega \tag{6-38}$$

如果从 P 点看到的电偶层元带正电荷,则 $d\Omega$ 取正值;如果从 P 点看到的电偶层元带负电荷,则 $d\Omega$ 取负值。整个电偶层在 P 点的电势为

$$U_p = \int_S dU = \frac{1}{4\pi\varepsilon_0}\int p_S \, d\Omega \tag{6-39}$$

若电偶层各处的层矩 p_S 都相等,则整个电偶层在 P 点的电势为

$$U_p = \frac{1}{4\pi\varepsilon_0}p_S\int d\Omega = \frac{1}{4\pi\varepsilon_0}p_S\Omega \tag{6-40}$$

式中 Ω 为整个电偶层对 P 点所张的立体角。这表明,当电偶层各处的层矩 p_S 相同时,其周围任一点的电势只决定于电偶层对该点所张立体角的大小,而与电偶层的形状无关。

若电偶层为闭合曲面且各处的层矩 p_S 大小相同,则对于曲面外远处的任意一点 P,整个电偶层闭合曲面可以分为 ABC 和 ADC 两部分,如图 6-14 所示。这两部分对 P 点所张的立体角相等,均为 Ω,但它们的层矩 p_S 大小相等,符号相反,所以 ABC 和 ADC 两部分电偶层在 P 点处产生的电势大小相等,符号相反,叠加结果为零,即闭合曲面外远处任意点的电势为零。若闭合电偶层上的电荷分布不均匀,或其同一面的不同部分带有异号电荷,则该闭合电偶层外部空间各点的电势一般不为零。

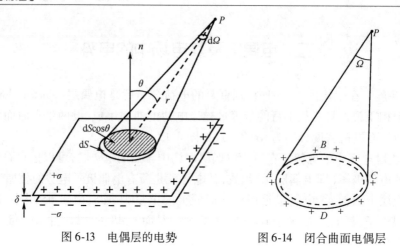

图 6-13　电偶层的电势　　　　　图 6-14　闭合曲面电偶层

第五节　静电场中的电介质

一、电介质的极化

1. 电介质及其结构　电介质(dielectric)在通常情况下是绝缘物质,例如玻璃、橡胶、塑料、石蜡以及绝大部分矿物质晶体都是电介质。这类物质的原子核与电子结合得很紧,电子处于束缚状态,因而在电介质中几乎没有可自由移动的电荷,一般不能导电。

电介质的分子是中性的,其电荷代数和为零。就整个分子对外的电效应而言,分子中全部正电荷可以等效为一个正的点电荷,全部负电荷等效为一个负的点电荷。这一对等效点电荷的位置分别叫做分子的正电荷"重心"和负电荷"重心"。

若分子的正、负电荷"重心"不重合,则分子相当于一个电偶极子,具有一定的固有电矩,叫分子固有电矩,这类分子叫做**有极分子**(polar molecule),如 HCl、H_2O、SO_2、NH_3 等,有极分子的固有电矩虽然不为零,但由于所有分子都处在无规则的热运动中,各分子电矩的方向是杂乱无章、排列无序的,整个电介质的电矩矢量和为零,对外不显电性。

若分子的正、负电荷"重心"重合,则分子固有电矩为零,这类分子叫做**无极分子**(nonpolar molecule),如 He、H_2、N_2、CO_2、CH_4 等。

2. 电介质的极化　当电介质处于外电场 E_0 中时,它的分子将受到电场的作用而发生变化,最后达到一个平衡状态,同时在电介质的表面上会出现不能自由移动的束缚电荷,这种现象叫做**电介质的极化**(polarization)。

(1)位移极化:如果电介质是由无极分子组成,则由于外电场的作用,无极分子正、负电荷的"重心"会分开一段微小距离,电荷"重心"不再重合,分子电矩也不再为零,其电矩方向与外电场方向一致,结果在垂直于外电场方向的介质端面上出现束缚电荷,如图 6-15 所示,这种极化称为**位移极化**(displacement polarization)。外电场越强,电矩越大。

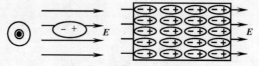

图 6-15　无极分子电介质的极化

（2）取向极化：如果电介质是由有极分子组成,在外电场的作用下,有极分子每个分子的固有电矩将在一定程度上转向外电场的方向,即趋向于外电场的方向,结果在电介质端面上出现束缚电荷,即产生极化现象,如图 6-16 所示,这种极化称为**取向极化**(orientation polarization)。由于分子无规则热运动的存在,这种趋向不可能完全整齐,即分子的热运动将阻碍有极分子的有序排列,因此温度对取向极化的强弱有影响。

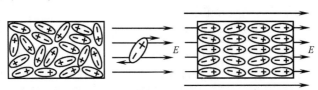

图 6-16　有极分子电介质的极化

（3）面束缚电荷：虽然两种电介质受外电场的影响所发生极化的微观机制不同,但其宏观效果是相同的,因此对电介质极化作宏观描述时,无需区别两类极化。在电介质内部宏观的微小区域内,正负电荷的电荷量仍相等因而仍表现为中性。但是,在电介质的表面上却出现了只有正电荷或只有负电荷的电荷层,因为这些电荷不能离开电介质,也不能在电介质内部自由移动,所以这种出现在电介质表面的电荷被称为**面束缚电荷**。

二、电介质中的静电场

1. 电介质中的静电场　电介质处于外电场 E_0 中时,受电场的作用而发生极化。电介质极化后两端面出现的束缚电荷将产生一个极化场强 E_p,因此电介质内部的总场强 E 应是外电场 E_0 与极化场强 E_p 的矢量和,即

$$E = E_0 + E_p \tag{6-41}$$

若外电场为匀强电场,则 E、E_0、E_p 三者相互平行。实验表明,在大多数各向同性的电介质中,极化场强 E_p 与总电场 E 成正比 ,即

$$E_p = -\chi_e E \tag{6-42}$$

其中 χ_e 为一个无量纲的比例常数,称为电极化率。将式(6-42)代入式(6-41)并整理得

$$E = \frac{1}{1+\chi_e}E_0 = \frac{1}{\varepsilon_r}E_0 \tag{6-43}$$

式中 $\varepsilon_r = 1+\chi_e$,称为电介质的相对介电常数,它是一个由电介质自身性质决定的物理量,是一个无量纲的纯数,其大小反映了电介质极化对原电场影响的程度。不同的电介质有不同的 ε_r,水、生物组织的介电常数都较大。表 6-1 列出了一些电介质的相对介电常数

表 6-1　一些电介质的相对介电常数

电介质	ε_r	电介质	ε_r
真空	1	二氧化钛	100
空气($1.013×10^5$ Pa ,20℃)	1.00059	脂肪	5~6
纯水(25℃)	78	骨	6~10
乙醇	25	皮肤	40~50
玻璃	5~10	血液	50~60
塑料(20℃)	3~20	肌肉	80~85

ε_r 的值越大，表明电介质极化越强，对原电场削弱越厉害。例如，点电荷 Q 在真空中形成的场强为 $E = \dfrac{Q}{4\pi\varepsilon_0 r^2}$，在电介质中形成的场强则为

$$E = \frac{1}{\varepsilon_r}E_0 = \frac{Q}{4\pi\varepsilon_r\varepsilon_0 r^2} = \frac{Q}{4\pi\varepsilon r^2}$$

其中 $\varepsilon = \varepsilon_r\varepsilon_0$ 为电介质的绝对介电常数。

电荷处于电介质中的常见例子就是离子化合物溶解于溶剂中时的情形。最常见的溶剂是水，水的相对介电常数 $\varepsilon_r \approx 78$，因而离子在水中形成的场强大约只是其在真空中形成的电场的 1/78，这说明在带电量、间距等条件相同的情况下，各离子之间的库仑力仅是它们在真空中时的 1/78。静电场力越小，正负离子就越容易解离，因此溶剂 ε_r 的大小对离子化合物的溶解度有重要的影响，如氯化钾在水中的溶解度远大于在乙醇（$\varepsilon_r \approx 25$）中的溶解度。

2. 高频电疗的物理机制　外电场使电介质极化需要消耗能量，这些能量是以热能的形式出现的，最终会导致电介质的温度升高，这种现象称为**介质损耗**（dielectric loss）。电介质的介电常数越大，它被极化的程度也越高，介质损耗也越大。若外电场为交变电场，则介质分子电矩的方向会随之发生变化，外电场的频率越高，介质分子电矩随之发生的变化越频繁，所产生的热量也会越多，介质损耗就越大。人体组织主要是由蛋白质、脂肪和糖组成，它们都属电介质，因此在高频电场作用下可使深部组织发热，这就是高频电疗的物理机制。

三、电　容　器

电容器是储存电荷的器件，也是储存电能的器件。通常将能够存储电荷，相互绝缘又相隔很近的两个导体系统，称为**电容器**（condenser），其中两个导体叫做电容器的极板。经过充电后，电容器两极板分别带有等量异号的电荷 $+Q$ 与 $-Q$，电容器任一极板所带电量的绝对值 Q 叫做电容器的带电量。电容器所带电量 Q 与两极板间电势差 U 的比值，定义为电容器的**电容**（capacitance），用 C 表示。即

$$C = \frac{Q}{U} \tag{6-44}$$

电容 C 是表征电容器储存电荷量或电能本领的物理量，C 的国际单位是法拉（F），但实际中法拉这一单位太大，而常用的单位是微法（μF）、皮法（pF）等单位，$1F = 10^6\,\mu F = 10^{12}\,pF$。

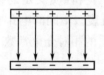

平行板电容器是最常见的，它的两板之间可以是空气，也可以是电介质。如图 6-17 所示，设平行板电容器每一板的面积为 S，所带电荷为 Q，板间距为 d，板间充满介电常数为 ε 的电介质。两板之间的场强可视为无限大两平行板间的场强，由式（6-16）得

图 6-17　平行板电容器

$$E = \frac{\sigma}{\varepsilon} = \frac{Q}{\varepsilon S} \tag{6-45}$$

这是匀强电场，故两板之间的电势差为

$$U = Ed = \frac{Qd}{\varepsilon S}$$

根据电容定义式(6-44)可得平行板电容器的电容为

$$C = \frac{Q}{U} = \frac{Q}{\dfrac{Qd}{\varepsilon S}} = \frac{\varepsilon S}{d} \tag{6-46}$$

上式表明:电容器的电容 C 与两极板的相对面积 S 成正比,而与两极板之间的距离 d 成反比。这正是设计可变电容器的原理。因此,电容器的电容值仅决定于电容器本身的结构(形状、大小)和两极板之间的电介质,而与电容器极板所带电荷量、两板间电压以及构成电容器极板的材料无关。当两极板均为单位面积,且相距单位距离时,其电容为 ε ,所以 ε 也称为电容率。

在生物细胞的细胞膜上,脂类物质是绝缘的,膜两侧则是电解质溶液,因此细胞膜具有电容性质,可视为一个电容器,可以用式(6-46)作近似估算。大部分细胞的单位面积上的电容约为 $0.5 \sim 1.3\mu F/cm^2$ 。

电容器中的电能　一个电容器储存的能量可以用其在整个放电过程中电场力所做的功来量度。当电容器放电时,电场力将正电荷经外电路从高电势的正极板移到低电势的负极板,在此过程中两极板间的电势差逐渐降低,同时电容器储存的能量 W 将逐渐释放。

在整个放电过程中,电容器释放的总能量就是其放电前所储存的能量,可由积分求得

$$W = \frac{1}{2}CU^2 = \frac{1}{2}QU \tag{6-47}$$

式中 Q 与 U 分别为放电开始前电容器任一极板所带的总电荷量及两极板间的电势差。从上式还可看出,当两个电容器极板间的电势差相等时,电容器储存的能量与电容成正比,这说明电容 C 是表征电容器储能本领的物理量。

由于在上述推导中没有涉及电容器的形状,因此无论电容器的结构如何,式(6-47)的结论都是正确的。

第六节　生物电现象

一切活组织的细胞都存在电活动,这种电活动称为**生物电**(bioelectricity)现象。生物电现象是一种普遍存在又十分重要的生命现象。如今,生物电现象已被广泛应用于医学实验和临床研究,例如,临床上常用的肌电图、心电图、脑电图就是用特殊仪器将骨骼肌细胞、心肌细胞、大脑皮层神经细胞产生的电位变化,进行检测和处理后得到的图形,它们对相关疾病的诊断有重要的价值。

一、细胞膜电位及神经传导的电学原理

由于可兴奋细胞膜内外带电离子的浓度有差异,因此在细胞膜内外形成一定的电势差,称为**跨膜电势差**,简称**细胞膜电位**。细胞膜电位的大小与机体组织结构的不对称性、通透性、离子浓度或功能等因素相关。细胞的许多功能都与细胞膜电位有关,可以说细胞膜电位是解释各种生物电、生物磁现象的基础。细胞膜电位分静息电位与动作电位。

1. 能斯特方程　为了说明膜电位的产生,先考虑一种简单的情况。在图6-18所示的容器内,有两种浓度不同的 KCl 溶液,左侧的浓度高于右侧的浓度;中间由一个半透膜隔开,假设半透膜只能通过 K^+ ,而不能通过 Cl^- 。由于浓度不同, K^+ 将从浓度高的左侧向浓度

低的右侧扩散,使得右侧的正电荷逐渐增加,同时左侧出现过剩的负电荷。这些电荷在膜的两侧积聚起来,就形成了一个阻碍 K^+ 继续扩散的电场 E,场强随着 K^+ 在膜右侧积累的增多而增强,当达到平衡时,膜两侧具有一定的电势差,称为平衡电位。

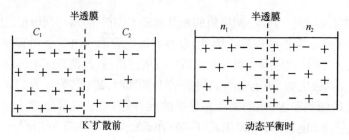

图 6-18　平衡电位的形成

对于稀溶液,平衡电位可由玻耳兹曼能量分布定律计算,即在温度相同的条件下,粒子的平均密度 n 与粒子的势能 E_p 有如下关系:

$$n = n_0 e^{-E_p/kT} \tag{6-48}$$

式中 n_0 是势能为零处的单位体积的粒子数,k 为玻耳兹曼常数,T 是热力学温度。设在平衡状态下,半透膜左右两侧的离子密度分别为 n_1 和 n_2,电势为 U_1 和 U_2,离子的价数均为 Z,电子的电量为 e,则两侧离子的电势能分别为 ZeU_1 和 ZeU_2,将它们代入式(6-51)可分别得

$$n_1 = n_0 e^{\frac{-ZeU_1}{kT}} \tag{6-49}$$

$$n_2 = n_0 e^{\frac{-ZeU_2}{kT}} \tag{6-50}$$

对上式两边取以 e 为底的自然对数得

$$\ln \frac{n_1}{n_2} = \frac{Ze}{kT}(U_2 - U_1)$$

因为离子的密度与浓度成正比,即 $\frac{n_1}{n_2} = \frac{c_1}{c_2}$,故上式可改写成

$$U_2 - U_1 = \frac{kT}{Ze}\ln \frac{c_1}{c_2} \tag{6-51}$$

其中电子的电量 $e = \frac{F}{N_A}$,波尔兹曼常数 $k = \frac{R}{N_A}$(F 为法拉第常数,N_A 为阿伏伽德罗常数,R 为气体摩尔常数),将这些关系代入上式得

$$U_2 - U_1 = \frac{RT}{ZF}\ln \frac{c_1}{c_2} \tag{6-52}$$

若改写为常用对数表示,则上式变为

$$U_2 - U_1 = 2.3\frac{RT}{ZF}\lg \frac{c_1}{c_2} \tag{6-53}$$

式(6-51)、式(6-52)和式(6-53)均称为**能斯特方程**,它给出了平衡电位与两侧离子浓度的关系,其中若通透的离子为正离子,则 Z 取正;若为负离子,则 Z 取负。

2. 静息电位　细胞未受外来刺激时,大多数细胞的膜电位在相当长时间内数值保持不变,处于这种安静状态下细胞的膜电位称为**静息电位**(resting potential)。若规定膜外电位为零,则膜内电位为负值。大多数细胞的静息电位在-10 ~ -100mV。

静息电位主要是钾离子外流所形成的电-化学平衡电位。这种安静时细胞膜内外保持比较稳定的外正内负的状态,称为**极化状态**。极化状态与静息电位都是细胞处于静息状态的标志。极化状态表达的是膜内外的电荷分布,而静息电位表达的是膜内外的电势差。

在生理学上通常将细胞膜外的电势规定为零,即式(6-53)中的 $U_1 = 0$,这样由能斯特方程计算得到的 U_2 就是以 $U_1 = 0$ 为参考电势的膜内电位 U_i。若以 c_i、c_0 分别表示膜内、外的离子浓度,则能斯特方程可表示为

$$U_i = 2.3 \frac{RT}{ZF} \lg \frac{c_0}{c_i} \tag{6-54}$$

将人体体温 $T = (273 + 37)\text{K} = 310\text{K}$,气体摩尔常数 $R = 8.314\text{J} \cdot \text{mol}^{-1} \cdot \text{k}^{-1}$,法拉第常数 $F = 9.65 \times 10^4 \text{C} \cdot \text{mol}^{-1}$,以及 K^+ 的膜内、膜外浓度代入式(6-54),即可得到 K^+ 膜内相对于膜外的平衡电位。静息电位的实际测量值总是比计算值略低,这是因为静息时细胞膜对 Na^+ 有少许的通透性,且 Na^+ 的流向与 K^+ 相反。

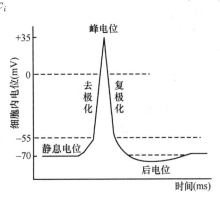

图 6-19 神经纤维动作电位模式图

3. 动作电位 当细胞受到足够强的刺激时,在静息电位的基础上可发生电位变化,这种电位变化称为**动作电位**(action potential)。以静息电位为准,若膜内电位向负值增大的方向变化,称为**超极化**;若膜内电位向负值减小的方向变化,称为**去或除极化**;细胞发生去极化后向原先的极化方向恢复,称为**复极化**。

当刺激促使细胞兴奋时,细胞膜的选择性离子通透作用改变,膜上的 Na^+ 通道突然开放,由于细胞外液中的 Na^+ 浓度比细胞内液高约 7 ~ 12 倍,故膜外的 Na^+ 迅速大量地顺浓度梯度流入膜内,使膜内电位由负变正,膜外则由正变负,即产生去极化。也就形成了动作电位峰电位的上升支。高峰时的膜电位接近于 Na^+ 的平衡电位。随后,膜上的 Na^+ 通道关闭,同时 K^+ 通道打开,使 K^+ 外流,膜再度极化,即产生复极化,由此构成动作电位峰电位下降支。由于动作电位发生时细胞内 Na^+ 增加和 K^+ 减少,激活膜上进行物质代谢的 Na^+-K^+ 泵,在排出内流 Na^+ 的同时汲入外流的 K^+,逐渐恢复到静息电位,这一过程称为后电位。如图 6-19 所示,动作电位即由其峰电位的上升支、下降支及后电位所组成。动作电位是实现神经传导和肌肉收缩的生理基础。

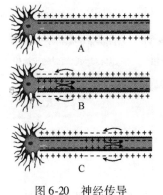

图 6-20 神经传导

4. 神经传导的电学原理 动作电位沿神经纤维的传播称为**神经传导**。如图 6-20 所示,当神经纤维的某一段受到刺激而兴奋时,立即出现动作电位,即该处的膜电位暂时倒转而去极化(内正外负),如图 6-20(A),因此在兴奋部位与邻近未兴奋部位之间产生了电位差,并发生电荷移动,称为局部电流,如图 6-20(B),这个局部电流刺激邻近的安静部位,使之兴奋,这个新的兴奋部位又通过局部电流再刺激其邻近的部位,如图 6-20(C),依次推进,使膜的峰电位沿整个神经纤维传导。

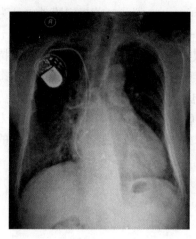

图 6-21　全埋藏式人工心脏起搏器

5. 人工心脏起搏器　心脏能不停地、有规律地跳动是因为心肌细胞中有特殊的自律性细胞,在没有外界条件刺激的情况下,自律性细胞能自动地发生节律性的兴奋,兴奋按传导组织的顺序传送到心脏的各部位,从而使心脏进行有节律的周而复始的收缩和舒张活动。自律性最高的窦房结起搏细胞称为心脏的正常起搏点,窦房结的频率为每分钟 60 ～ 100 次,这也决定着整个心脏的跳动频率。

当窦房结自律性过低,不能满足机体的需要时,或起搏点发出的兴奋不能有效地传至整个心脏,这时就需要借助人工心脏起搏器。如图 6-21 所示,**心脏起搏器**(artificial cardiac pacemaker)是一个小巧的可以植入体内的医疗设备,它可以发出的一定形式的微弱脉冲电流,代替窦房结刺激心脏,使之激动和收缩,并通过感知自身心率做出相应的反应。临床主要表现为改善因心动过缓性心律失常所致的循环功能障碍,提高病人的心率,增加供血,从而满足机体的需要。

二、肌肉的电信号

将骨骼肌兴奋时发生的电位变化通过电极引导,生物放大器放大,计算机处理所得到的图形,称为**肌电图**(electromyogram,EMG)。

当肌肉在完全松弛状态时无动作电位出现,在肌电图上呈一直线,即为静息电位。正常肌电图在插入导针时,因刺激引起短暂的电活动,称为插入电位,针极移动停止电位迅速消失。当肌肉作小力收缩时可出现单相、双相、三相动作单位。如图 6-22,各电位在描记图上互相分离,称为**单纯相**。加大肌肉收缩力,各电位在描记图上互相重叠,基线不完全清晰,但仍可以辨认,称为**混合相**。继续加大肌肉收缩力,各电位互相重叠干扰,基线不能分辨,称为**干扰相**。

利用肌电图检查可判断神经肌肉所处的功能状态,帮助区别病变系肌源性或是神经源性,尤其对于神经根压迫的诊断,肌电图更有独特的价值。

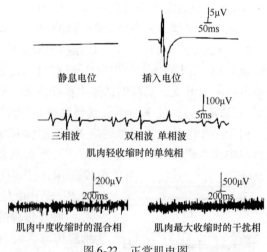

图 6-22　正常肌电图

三、心电知识

1. 心电偶和心电场的产生　心脏的规律收缩是电信号沿心肌纤维传播的结果,而心肌纤维是由大量心肌细胞组成的,因此,讨论心脏的电学性质就必然要从心肌细胞入手。与其他可激细胞一样,心肌细胞在静息状态下,细胞膜外带正电荷,膜内带同等数量的负电荷,即细胞处于极化状态,对外不显电性,外部空间各点的电势为零,如图6-23(A)。当一个心肌细胞的甲端受刺激,甲端首先发生除级,即膜内变为正电位,膜外变为负电位,而乙端仍保持膜外为正电位、膜内负电位的状态,这样甲乙两端就出现了电位差,此时膜外的两端的正、负离子可等效为两个位置不重合的点电荷,而整个心肌细胞就类似一个电偶极子,形成一个电偶极矩,对外显示出电性,如图6-23(B)。随着除极的扩展,这个电偶极矩也在变化,当整个心肌细胞全部除极,细胞膜内外分别均匀地聚集正、负电荷,细胞膜外的电位差消失,对外不显示电性,如图6-23(C)。当心肌细胞复极时,复极的顺序与除极顺序相同,即先除极的甲端先复极。因此,这一过程将形成一个与除极时方向相反的变化电矩,心肌细胞对外显示出电性,如图6-23(D)。当复极结束,整个细胞将恢复到极化状态,为接受下一次刺激做好准备。

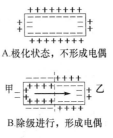

A.极化状态,不形成电偶

B.除级进行,形成电偶

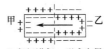

C.除级结束,不形成电偶

甲　　　　　　　乙

D.复级进行,形成电偶

图6-23　心肌细胞除极与复极时电偶的形成

　　当一个心肌细胞会出现除极和复极时,对于大量心肌细胞组成的心肌、乃至整个心脏也会出现除极和复极。在研究心脏的电性质时,可将其等效为一个电偶极子,称为**心电偶**(cardio-electricdipole)。如图6-24,人体具有导电性,因此人体亦可看作是容积导体,这样在人体内及体表均有电流自心电偶的正极流入负极,形成**心电场**(cardio-electric field)。通过心电偶的零电位面,可以把心电场分为正电位区和负电位区。心电场在人体表面分布的电位就是体表电位。

　　2. 心电向量和心电向量环　将心脏等效成一个心电偶,它在某一时刻的电偶极矩就是所有心肌细胞在该时刻的电偶极矩的矢量和,称为**瞬时综合心电向量**(twinkling electrocardiovector),用箭头表示,其箭尾表示电偶中心。瞬时综合心电向量的大小和方向,按心脏各部分心肌细胞除极和复极的顺序,随时间作周期性变化。将相继各瞬间的瞬时综合心电向量平移,使它们的箭尾收在一点,按时空顺序,连接所有瞬时综合心电向量的箭头,所形成的轨迹称为**空间心电向量环**

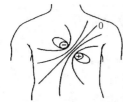

图6-24　心电场人体表面电位分布示意图

(spatial electrocardiovector loop),它是一条随时间和空间变化的三维闭合曲线。心脏在一个心动周期内有三个心电向量环,分别是心房除极向量环、心室除极向量环、心室复极向量环,简称为P环、QRS环、T环,它们分别对应心电图中的P波、QRS波、T波。平面心电向量图在各心电图导联轴上的投影便构成心电图,后者在临床广为应用。

　　3. 心电图和心电图导联　用心电图机将人体表面两点的电信号放大,并按心脏激动的时间顺序记录下来,即为**心电图**(electrocardiogram)。心电图可反映心脏兴奋的电活动过程,它对心脏基本功能及其病理的研究,具有重要的参考价值。

　　记录心电图的电极联接方式称为心电图导联(lead)。心电图导联可分为双极导联(也称标准导联)和单极导联。标准导联是直接取出体表两点,并显示两点间电压的导联。由于电压曲线取决于两点间的电压变化,并不能确定是哪个电极的电位变化。而临床医生常需观察体表某一点的电位变化,满足这一要求的导联称为单极导联。如图6-25,其方法是将

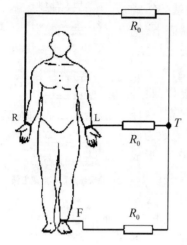

图 6-25 心电导联中的中心电端

人体左、右上肢和左下肢三处的电极各通过一个高电阻连接到一点,称为中心电端,以 T 表示,此点的电位接近于零,可以看作是一个无关电极。将无关电极与心电图机的负极相连,探查电极即可测得所探测处体表的电位变化。为了增大波幅而设计的加压单极导联,可以将心电波形的幅值增加 50%。

在临床工作中,为了达到统一和标准化,世界上选用的心电图导联都有统一的规定。目前常规使用的心电图导联方法有 12 种。即三种标准导联、三种加压单极肢导联和六种单极胸导联。

四、脑 电 知 识

脑皮层的神经细胞同样具有生物电活动,表现为大脑皮层经常具有持续的节律电位改变。**脑电图**(electroencephalography,EEG)是通过脑电图描记仪将脑微弱生物电放大约 100 万倍后描记于纸上的生物电曲线图。它记录的是头皮上两点之间的电位差,或者是头皮和无关电极或特殊电极之间的电位差。如果直接在大脑皮层表面记录皮层自发的电位活动,称为皮层脑电图。脑电图的波形很不规则,其频率变化范围每秒约在 1~30 次,通常将此频率变化分为 4 个波段:如图 6-26,α 波的频率为每秒 8~13 次,波幅为 20~100mV,α 波是正常成人脑电波的基本节律,在清醒并闭眼时出现;β 波的频率为每秒 14~30 次,波幅 5~20mV,安静闭目时只在额区出现,睁眼或进行思考时出现的范围较广,β 波的出现一般表示大脑皮层处于兴奋状态;θ 波的频率为 4~7 次/秒,波幅约为 100~150mV,成人在困倦时常可记录到此波;δ 波的频率为 0.5~3 次/秒,波幅为 20~200mV,正常成人只有在深睡时才可记录到这种波;θ 和 δ 波统称慢波,清醒的正常人身上一般记录不到 δ 波和 θ 波。几种脑电波的频率、波幅、波形、位相、调节与调幅以及出现的形式和分布等,是进行脑电图分析的主要依据。

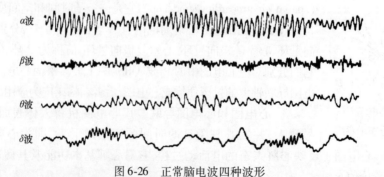

图 6-26 正常脑电波四种波形

脑电图对脑部疾病有一定的诊断价值,但受到多种条件的限制,多数情况下不能作为诊断的唯一依据,而需要结合患者的症状、体征、其他实验检查或辅助检查来综合分析。脑电图主要用于颅内器质性病变如癫痫、脑炎、脑血管疾病及颅内占位性病变等的检查。随着科学技术的发展,在常规脑电图的基础上,近年又发展了深部脑电图、定量脑电图、磁带记录脑电图监测、闭路电视脑电图和录像监测等,提高了脑电图的临床应用价值和范围。

习　题　六

6-1　下列说法是否正确?请举一例加以论述。

(1)场强相等的区域,电势也处处相等;

(2)场强为零处,电势一定为零;

(3)电势为零处,场强一定为零;

(4)场强大处,电势一定高。

6-2　试用环路定理证明静电场电场线永不闭合。

6-3　长为 l 的均匀带电直线,带电量为 q,求距它为 r 处 p 点的场强。$\left[E_y = \dfrac{\lambda}{4\pi\varepsilon_0 r}(\sin\theta_2 - \sin\theta_1) \right]$

6-4　真空中有一半径为 R 的均匀带电球体,带电量为 $+q$,试求球内外的电场分布。$\left(E_内 = \dfrac{q}{4\pi\varepsilon_0 R^3}r , E_外 = \dfrac{q}{4\pi\varepsilon_0 r^2} \right)$

6-5　真空中有一电荷线密度为 $+\lambda$ 的无限长均匀带电直线,试求直线外任一点的场强。$\left(E = \dfrac{\lambda}{2\pi\varepsilon_0 r} \right)$

6-6　半径为 R 的无限长均匀带电圆柱面,电荷面密度为 $\sigma>0$,求柱面内外任一点的场强。$\left(E_内 = 0, E_外 = \dfrac{\lambda}{2\pi\varepsilon_0 r_2} \right)$

6-7　有两相互平行的无限大均匀带电平板 A、B,电荷面密度分别为①$+\sigma$,$+\sigma$;②$+\sigma$,$-\sigma$。试分别求两板内、外的电场分布。$\left(E_内 = 0, E_外 = \dfrac{\sigma}{\varepsilon_0} ; E_内 = \dfrac{\sigma}{\varepsilon_0}, E_外 = 0 \right)$

6-8　半径为 R 的均匀带电圆环,带电荷为 q,求其轴线上任一点的电势。$\left(u_p = \dfrac{q}{4\pi\varepsilon_0 \sqrt{R^2 + x^2}} \right)$

6-9　在真空中有两个同心的均匀带电球面,半径分别为 R_1 和 $R_2(R_1<R_2)$,带电量分别为 q_1,q_2,试求空间各区域的电势分布。$\left[u_1 = \dfrac{1}{4\pi\varepsilon_0}\left(\dfrac{q_1}{R_1} + \dfrac{q_2}{R_2}\right) (r \leq R_1), \quad u_2 = \dfrac{1}{4\pi\varepsilon_0}\left(\dfrac{q_1}{r} + \dfrac{q_2}{R_2}\right) (R_1 \leq r \leq R_2), u_3 = \dfrac{1}{4\pi\varepsilon_0}\dfrac{q_1 + q_2}{r}(r \geq R_2) \right]$

6-10　有两个同心球面,半径为 R_1、R_2,带电量分别为 $+q$,$-q$,求两球面间的电势差。$\left[u_内 - u_外 = \dfrac{q}{4\pi\varepsilon_0}\left(\dfrac{1}{R_1} - \dfrac{1}{R_2}\right) \right]$

(李光仲　魏冠英)

第七章　直流电与电的生物效应

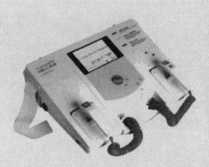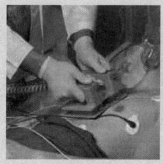

　　心脏除颤器是实施电复律术的主体设备，其工作原理是将几千伏的高压存储在大电容中，然后通过放电控制器控制在几秒钟内通过电极板向胸壁或直接向心脏放电，使颤动的心脏全部除极。由于窦房结产生的信号最强，因此将重新支配心脏的收缩，从而将各种室上性或室性快速性心律失常（VT/VF）转复为正常窦性心律。除颤器是疾病急救中心、各类各级医院急诊科、ICU、CCU、手术室等医疗机构及以外事故抢救现场必不可少的急救设备之一。

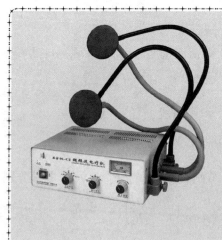

　　超短波电疗机是利用超短波的高频电能作用于人的肌体进行治疗的仪器。它是利用电容式的电极输出能量，将患处置于电极之间，在高频电场的作用下，肌体患部的分子和离子在各自的平衡位置震动，并且相互摩擦而产生热效应，这种热效应使患处的表面和深层组织均匀受热，从而起到较好的止痛、解痉、消炎、增强血液循环，促进组织生长和渗出液的吸收等治疗效果，主要适用于急性疼痛也常用于亚急性、慢性疾病。如鼻旁窦炎、中耳炎、胃肠道痉挛、胸膜炎、损伤后遗症及各种神经炎等。

▓▓▓ **学习要求**

（1）掌握直流电、交流电有关性质。

（2）掌握基尔霍夫定律及其应用。

（3）了解电容充、放电过程的特点。

（4）了解直流电和交流电在医学方面的应用。

1780 年,意大利解剖学家伽伐尼在解剖青蛙的实验中发现,电流通过时能使蛙的腿部发生痉挛。1800 年,伏特用铜片、锌片及浸透盐水的布面叠置组成伏特电堆,第一次获得了持续而稳定的电流,提供了产生恒定电流的电源,使电学的研究开始由"静电"发展到"动电",从而开辟了一个新的研究领域。

电荷在电场作用下的定向移动形成**电流**(electric current)。电流不但可以传输能量,还可以传递信息。电在工农业生产及日常生活中具有广泛应用,而且在生命活动过程中具有重要意义。本章将讲解直流电,交流电等,并介绍其在医学方面的应用。

第一节　直　流　电

一、电流强度和电流密度

导体(conductor)中含有大量可自由移动的带电粒子(电荷),称为**载流子**(carrier)。例如:金属中的自由电子;电解质溶液中的正、负离子;导电气体中的正、负离子和电子;半导体中的自由电子和带正电的空穴。一般情况下,导体内部的载流子在无外电场作用时,都做无规则的热运动,不能形成电流。如果导体两端存在一定的电势差,导体内部载流子将在电场作用下,做定向移动而形成电流。因此,产生电流要有两个条件:①存在可以自由运动的载流子;②有迫使电荷作定向运动的电场。

习惯上,规定正电荷运动的方向为电流的方向。如果形成电流的电荷是负电荷,则电流的方向与电荷运动的方向相反,即导体中电流的方向总是沿着电场方向,从电势高处指向电势低处。

电流的强弱用电流强度 I 来描述。单位时间内通过导体某一横截面的电量称为**电流强度**(electric current intensity)。如果 Δt 时间内通过导体某一横截面的电量为 Δq,则通过该截面的电流强度为

$$I = \frac{\Delta q}{\Delta t} \tag{7-1}$$

取 $\Delta t \rightarrow 0$ 的极限,则有

$$I = \lim_{\Delta t \to 0} \frac{\Delta q}{\Delta t} = \frac{\mathrm{d}q}{\mathrm{d}t} \tag{7-2}$$

在国际单位制中,规定电流强度为基本量之一,单位为安培,用符号 A 表示

$$1A = 1C \cdot s^{-1}$$

实际应用中,还常用毫安(mA)和微安(μA)作为电流强度的单位,它们与安培的换算

关系是

$$1\text{mA} = 10^{-3}\text{A}\ ,1\mu\text{A} = 10^{-6}\text{A}$$

　　电流强度是标量,因为它只决定于单位时间内通过指定截面的电量。如果导体中电流的大小和方向不随时间改变,这种电流称为**稳恒电流**(steady current)。

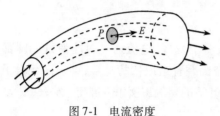

图 7-1　电流密度

　　电流强度只能反映导体中电流通过某一截面的整体特征,而不能反映空间各处电流的分布情况。当电流通过截面不均匀的一段导体或者大块导体时,导体内不同处的电流的大小和方向不一定相同。为了细致地描述载流导体中各点的电流分布情况,引入**电流密度**(electric current density)概念。电流密度是矢量,用 $\boldsymbol{J}$ 表示。我们规定:在载流导体中任一点 P 处电流密度矢量 $\boldsymbol{J}$ 的方向与该点的场强的方向或正电荷运动的方向一致,如图 7-1 所示。电流密度的大小是这样确定的:过 P 点垂直正电荷运动方向取面元 ΔS,若通过它的电流强度为 ΔI,则 $\dfrac{\Delta I}{\Delta S}$ 的极限值即为该点电流密度的大小,即

$$J = \lim_{\Delta s \to 0} \frac{\Delta I}{\Delta S} = \frac{\mathrm{d}I}{\mathrm{d}S} \tag{7-3}$$

　　在国际单位制中,电流密度的单位是安培·米$^{-2}$,用符号表示为 A·m^{-2}。

二、金属与电解质的导电微观机制

　　金属中的价电子不是束缚在原子内,而是可以在点阵之间自由运动的,因而称之为自由电子。当导体内没有电场时,金属中的自由电子犹如装在容器中的气体分子一样做无规运动,在任何方向运动的概率都一样,不会沿某一方向作定向运动,因此不形成电流。

　　当在导体两端加上一定的电压后,导体中产生稳恒电场。这时,自由电子除了无规则热运动之外,还将逆着电场方向做加速运动。自由电子运动的速度可以看作两部分组成:一是热运动速度;一是由于外电场存在而产生的定向速度。前者对有限长时间平均,其矢量和等于零,对自由电子的宏观定向运动无贡献,只有后者才使自由电子做定向运动,这种定向运动比热运动要缓慢得多,称之为"漂移"。

　　电流是由电子定向漂移而形成的。因此,导体中的电流密度 $\boldsymbol{J}$ 必定与电子的**漂移速度**(drift velocity)u 以及单位体积内电子的数目 n 有关。在导体中某点取一个垂直于电流线的面元 ΔS,从宏观平均效果来看,可以认为自由电子以同样定向速度 u 通过 ΔS。在 Δt 时间内,电子平均运动距离为 $u\Delta t$。因此,Δt 时间内有电量 $\Delta q = enu\Delta S\Delta t$ 通过 ΔS,即通过该截面的电流强度为

$$\Delta I = \frac{\Delta q}{\Delta t} = enu\Delta S$$

　　则,该处电流密度 $\boldsymbol{J}$ 的大小为

$$J = \lim_{\Delta S \to 0} \frac{\Delta I}{\Delta S} = enu = \rho_e u \tag{7-4}$$

J 的方向与电子定向运动方向相反。

下面讨论电解质的导电特性。人体的导电能力主要决定于体内的电解质溶液,电解质溶液中的载流子是正、负离子。无外电场时,离子做无规则热运动;当加上外电场后,正、负离子在外电场作用下将分别沿电场的方向和逆电场方向运动,于是形成电流。

离子的定向运动,除受到电场力作用,还要受到周围媒质的阻力作用。当离子速度不大时,阻力与离子定向运动速度成正比。由于正、负离子存在质量差异,因此正离子的漂移速度 u_+ 和负离子的漂移速度 u_- 并不相等。若用 Z 表示离子的价数,K_+ 和 K_- 分别代表正、负离子的摩擦系数,μ_+ 和 μ_- 分别为正、负离子的**迁移率**(ionic mobility)。当正、负离子所受到的阻力增加到与电场力平衡时,有下列等式

$$ZeE - K_+ u_+ = 0 \text{ 和 } -ZeE - K_- u_- = 0$$

由上述两个等式,可求得正、负离子的漂移速度分别为

$$u_+ = \frac{ZeE}{K_+} = \mu_+ E \text{ 和 } u_- = \frac{-ZeE}{K_-} = -\mu_- E$$

由上式可见,离子漂移速度的大小与场强成正比。后一式等式右边负号表示负离子的漂移速度方向与场强方向相反。

设单位体积电解质溶液中,正、负离子数均为 n,则总的电流密度 J 为

$$J = J_+ + J_- = \rho_+ u_+ + \rho_- u_- = Zenu_+ - Zenu_-$$
$$= Zen\mu_+ E + Zen\mu_- E = Zen(\mu_+ + \mu_-)E$$

即
$$J = Zen(\mu_+ + \mu_-)E \tag{7-5}$$

在一定温度下,对于确定的电解质溶液,Z、n、e、μ_+、μ_- 都是确定的,此时 J 与 E 成正比,且方向一致。

三、欧姆定律的微分形式

欧姆定律(Ohm's law)是德国物理学家欧姆,1826 年从实验中总结出来的,其一般形式为

$$I = \frac{U}{R} \tag{7-6}$$

式中 R 为导体的电阻,与导体的材料和几何形状有关。

实验表明:对于粗细均匀的导体,导体的电阻与它的长度 L 成正比,与它的横截面积 S 成反比,即

$$R = \rho \frac{L}{S} \tag{7-7}$$

式中比例系数 ρ 称为**电阻率**(resistivity),它与导体的性质有关,单位是欧姆·米($\Omega \cdot m$)。电阻率的倒数 $\gamma = \frac{1}{\rho}$,称为**电导率**(conductivity),单位是西门子·米$^{-1}$(S·m^{-1})。

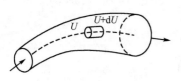
图 7-2　欧姆定律微分形式

下面研究不均匀导体内部某点的导电情况。如图 7-2 所示,取长度为 dl,底面积为 dS

的圆柱体元,体元两端的电势分别为 U 和 $U+dU$,则通过圆柱体的电流强度为

$$dI = \frac{U - (U + dU)}{R} = -\frac{dU}{R}$$

根据式(7-7),圆柱体的电阻可表示为 $R = \rho \cdot \dfrac{dL}{dS}$,代入上式有

$$dI = -\frac{1}{\rho} \cdot \frac{dU}{dl} dS$$

或

$$\frac{dI}{dS} = -\frac{1}{\rho} \cdot \frac{dU}{dl}$$

又因为 $J = \dfrac{dI}{dS}, E = -\dfrac{dU}{dl}$,则

$$J = \frac{E}{\rho} = \gamma E \tag{7-8}$$

由于电流密度 J 和电场强度 E 都是矢量,且方向一致,因此式(7-8)可写成矢量形式

$$\boldsymbol{J} = \frac{\boldsymbol{E}}{\rho} = \gamma \boldsymbol{E} \tag{7-9}$$

式(7-8)、式(7-9)都是欧姆定律的微分形式,它表明导体中任一点的电流密度与该处电场强度成正比。由于电流密度与导体的性质有关,而与导体的形状大小无关。因此,它揭示了大块导体中的电流密度与电场强度之间的关系,它比式(7-6)欧姆定律的积分形式适用范围更广泛。

第二节 基尔霍夫定律

欧姆定律和基尔霍夫定律(Kirchoff's law)是计算直流电路的基本定律。一般简单电路利用欧姆定律就可以计算,但是实际中遇到的电路往往比单纯的电阻串、并联电路或单回路电路要复杂得多,计算复杂电路仅仅利用欧姆定律是不够的,此时可以利用基尔霍夫定律来对复杂电路进行计算。基尔霍夫定律由基尔霍夫第一定律和基尔霍夫第二定律组成。处理复杂电路的典型问题,是在给定电源电动势、内阻和电阻的条件下,计算支路电流;有时已知某些支路中的电流,要求计算出某些电阻或电动势。

一个复杂电路往往是多个电源和多个电阻的复杂连接。我们把一个或多个元件串联而成的通路称为**支路**(branch),在支路中电流强度处处相等。三条或三条以上支路的连接点称为**节点**(nodal point)。如图 7-3 所示,电路由 ab、ac、ad、cd、cb 和 db 六条支路构成。a、c、d 和 b 都是节点。几条支路构成的闭合通路称为**回路**(loop)。如图 7-4 所示,acdba、abfea 和 acdbfea 都是回路。

一、基尔霍夫第一定律

基尔霍夫第一定律也称为节点电流定律。它阐明的是电路中任一节点处各支路电流之间的关系。根据恒定电流的连续性方程,即根据电荷守恒定律,在电路中任一点既没有电荷

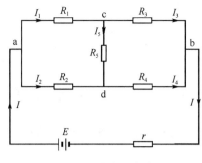
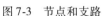
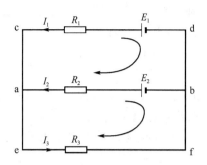

图 7-3　节点和支路　　　　　图 7-4　选闭合回路及其绕行方向

积累,也没有电荷耗散。因此,**流入节点的电流强度之和应等于流出该节点的电流强度之和。若规定:流入节点的电流强度为正,流出节点的电流强度为负,则任意节点处电流强度的代数和为零**。其数学表达式为

$$\sum I_i = 0 \qquad (7\text{-}10)$$

这就是基尔霍夫第一定律。如图 7-3 所示,对于节点 a,可列出电流方程

$$I - I_1 - I_2 = 0$$

一般来说,如果电路中有 n 个节点,则只有 $n-1$ 个节点电流方程是独立的。

计算电路问题时,常常是先假设每一支路电流的方向,按照上述规定列出节点电流方程。若最后得到的支路电流强度为正,表示假设方向与真实方向一致,否则相反。

二、基尔霍夫第二定律

基尔霍夫第二定律也称为回路电压定律。它阐明的是回路中各段电势降之间的关系。我们知道,从电路中任一点出发,绕回路一周回到该点时电势变化为零。即**沿闭合回路一周,电势降的代数和等于零**。这就是基尔霍夫第二定律。

$$\sum E_i + \sum I_i R_i = 0 \qquad (7\text{-}11)$$

在使用基尔霍夫定律求解时,电流方向和回路绕行方向可以任意选定,并规定电势升高者为“+”,电势降低者为“−”,具体按以下规则确定电势增量的正、负号:当电阻 R 中的电流方向与选定的回路绕行方向相反时,电势增量写为 $+IR$,相同时,电势增量写为 $-IR$;如果电动势 E 从负极到正极的方向与选定的绕行方向相同,则电势增量写为 $+E$,相反时,电势增量写为 $-E$。

例如在图 7-3 电路中,据式(7-11)可列出电压方程为

回路 acdba:$I_1 R_1 - E_1 + E_2 - I_2 R_2 = 0$

回路 abfea:$I_2 R_2 - E_2 + I_3 R_3 = 0$

回路 acdbfea:$I_1 R_1 - E_1 + I_3 R_3 = 0$

利用式(7-11)对电路中的每一个回路,都可以列出一个相应的回路电压方程,但并非每个方程都是独立的。如果选择一系列回路,对这些回路列出的电压方程是独立的,就称这些回路为独立回路。所谓的独立回路是指:所选择的回路中至少有一条支路不曾包括在已选择的回路中。

应用基尔霍夫定律计算复杂电路问题的一般步骤如下：

1）假设各支路电流的方向；

2）找出所有的节点，如果有 n 个，则任选 $n-1$ 个节点，根据第一定律列出节点电流方程；

3）如果有 m 条支路，找出 $m-(n-1)$ 个独立回路，任意选定每个回路的绕行方向，根据第二定律列出回路电压方程；

4）联立求解方程式组，并对结果进行讨论。如根据所得电流、电动势的正负判断各量的实际方向。

例 7-1 在图 7-4 中，选定的支路电流方向和回路绕行方向如图中所示。已知 $E_1 = 4.0V$，$E_2 = 6.0V$，$R_1 = 1.0\Omega$，$R_2 = 1.5\Omega$，$R_3 = 10\Omega$。试计算 I_1、I_2、I_3 的值。

解：该电路有两个节点，只能列出一个节点电流方程，选节点 a，有

$$I_1 + I_2 - I_3 = 0$$

该电路有两个独立回路，不妨选取下列两个回路列方程，即

回路 acdba：$I_1 R_1 - E_1 + E_2 - I_2 R_2 = 0$

回路 abfea：$I_2 R_2 - E_2 + I_3 R_3 = 0$

联立上述三个方程，即可解得三个支路电流分别为

$$I_1 = -0.53A \ , \ I_2 = 0.98A \ , \ I_3 = 0.45A$$

电流 I_1 为负，说明假定方向与实际方向相反。

第三节　电容器的充电和放电

电容器具有储存电荷的本领，而电容器的充、放电过程正是利用了电容器这一特性。下面将研究电容器充、放电过程中，电路中的电流和电容器两端电压的变化规律。

一、RC 电路的充电过程

RC 充、放电电路，如图 7-5 所示。当开关 K 未接通"1"之前电容器 C 不带电，两极板之间的电压 u_C 为零。当开关 K 合向"1"时，电源 E 通过电阻 R 向电容器 C 充电，充电电流 i 和电容器两端电压 u_C 都随时间变化。据基尔霍夫定律可知，在充电过程中，电容器两端电压 u_C 和电阻上的电压降 iR 之和等于电源的电动势 E，即

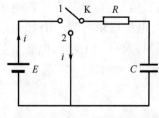

图 7-5　RC 充放电电路

$$E - iR - u_C = 0$$

由于 $i = \dfrac{dq}{dt} = C \cdot \dfrac{du_C}{dt}$，代入上式整理得

$$\frac{du_C}{dt} + \frac{1}{RC}u_C - \frac{E}{RC} = 0$$

上式即为充电过程中电容器两端电压所满足的微分方程。根据初始条件 $t = 0$ 时，$u_C = 0$，解方程可得电容器充电时两端的电压为

$$u_C = E(1 - e^{-\frac{t}{RC}}) \tag{7-12}$$

根据 $i = \dfrac{(E - u_C)}{R}$，可得充电电流表达式

$$i = \dfrac{E}{R}\mathrm{e}^{-\frac{t}{RC}} \tag{7-13}$$

从式(7-12)和式(7-13)可见，在充电过程中，电容器两极板之间的电压 u_C 和充电电流 i 都随时间按指数规律变化，如图7-6所示。

（1）当 $t=0$ 时，$u_C=0$，$i=\dfrac{E}{R}$，即刚开始充电时，电容器两端的电压为零，电源电动势全部加在电阻上，此时充电电流最大；

（2）当 $t=RC$ 时，$u_C=0.63E$，$i=0.37\dfrac{E}{R}$，即电容器两端电压增大到最大值 E 的63%，而充电电流降为最大值 $\dfrac{E}{R}$ 的37%；

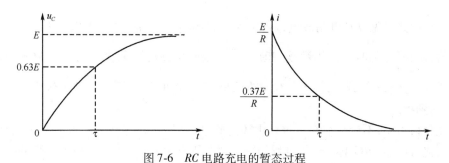

图7-6 RC 电路充电的暂态过程

（3）当 $t=\infty$ 时，$u_C=E$，$i=0$，即当充电时间足够长时，电容器两端电压趋于最大值 E，而充电电流则趋于零，此时电路达到了稳定状态。

从充电电压和电流的表达式可见，电容器充电的快慢与 R 和 C 的大小有关，通常将 $\tau=RC$ 称为电路的**时间常数**（time constant），它决定暂态过程中 u_C 和 i 的变化快慢，即 τ 值越大，电流和电压的变化越慢；τ 值越小，则变化越快。图7-7所示是大小不同两种时间常数充电曲线的比较。从理论上讲，只有 $t=\infty$ 时，电压才能达到稳态值。但实际上，当 $t=5\tau$ 时，已经达到稳态值的99.3%。一般认为 $t=5\tau$ 时，电压和电流都基本达到了它们的稳态值。

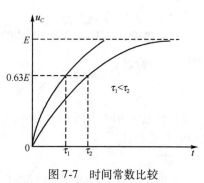

图7-7 时间常数比较

电容器充电过程结束后，充电电流 $i=0$，相当于开路，即电容器处于隔直流状态，通常所说的电容器具有隔直流作用就是指该状态。

二、RC 电路的放电过程

在图7-5电路中，当电容器充电达到稳定状态时，将开关 K 合向"2"的位置，电容器 C 将通过电阻 R 放电，RC 电路进入放电暂态过程，电阻上的电压降 iR 等于电容器两端的电压

u_C，即

$$u_C - iR = 0$$

由于在放电过程中，电容器上电荷逐渐减少，电荷变化率为负，故电流表达式为 $i = -\dfrac{dq}{dt}$ $= -C \cdot \dfrac{du_C}{dt}$，代入上式整理得

$$\frac{du_C}{dt} + \frac{u_C}{RC} = 0$$

上式为放电过程中电容器两端电压所满足的微分方程。根据初始条件 $t = 0$ 时，$u_C = E$，解方程得出电容器放电时两端的电压和放电电流分别为

$$u_C = Ee^{-\frac{t}{RC}} \tag{7-14}$$

$$i = \frac{E}{R}e^{-\frac{t}{RC}} \tag{7-15}$$

从上述两式可见，RC 电路放电过程中，电容器两端电压 u_C 和放电电流 i 都从它们各自的最大值（E 和 $\dfrac{E}{R}$）随时间按指数规律衰减。衰减的快慢也是取决于时间常数 τ 的大小，τ 值越大，放电越慢，τ 值越小，放电越快。在实际中，放电时间 $t = 5\tau$ 后，便可认为暂态过程结束，电路达到稳态。

上述分析可见，不论是在充电过程中还是放电过程中，电容器上的电压都不能突变，只能逐渐变化，这就是 RC 电路暂态过程的特点。在研究生命现象时，例如细胞膜的电特性以及神经传导经常用 RC 电路模拟。

例 7-2　在图 7-5 电路中，若 $R = 2k\Omega$，$C = 100\mu F$，$E = 100V$，试求：1）充电开始时的电流；2）充电完毕后电容器两端的电压；3）当 $t = 0.1s$ 时，电容器两端的电压和电路中的电流。

解：

1）充电刚开始时，电容器两端的电压为零，电源的电动势 E 全部加在电阻上，所以电路中的电流最大，即

$$i = \frac{E}{R} = \frac{100V}{2000\Omega} = 0.05A$$

2）充电结束时，因电路中没有电流，电阻上的电压降为零，所以电容器两端的电压等于电源的电动势，即

$$u_C = E = 100V$$

3）据式（7-12）和式（7-13）可得

$$u_C = 39.3V；\quad i = 0.0303A$$

心脏除颤器的原理及用途： 心脏除颤器（defibrillator）又名电复律机，它是一种应用电击来抢救和治疗心律失常的一种医疗电子设备。具有疗效高、作用快、操作简便以及与药物相比较为安全等优点。除颤器分类：按是否与 R 波同步来分，可分为非同步型除颤器和同步型除颤器；按电极板放置的位置来分，可分为体内除颤器和体外除颤器。

除颤器的基本电原理图，如图 7-8 所示。用较强的脉冲电流通过心脏来消除心律失常、使之恢复窦性心律的方法，称为电击除颤或电复律术。原始的除颤器是利用工业交流电直

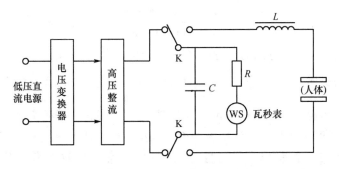

图 7-8　心脏除颤器基本原理图

接进行除颤的,这种除颤器常会因触电而伤亡。因此,目前除心脏手术过程中还有用交流电进行体内除颤(室颤)外,一般都用直流电除颤,并且多数采用 *RLC* 阻尼放电的方法。

　　电压变换器是将直流低压变换成脉冲高压,经高压整流后向储能电容器 *C* 充电,使电容器获得一定的储能。除颤治疗时,控制高压继电器 *K* 动作,使充电电路被切断,由储能电容器 *C*、电感 *L* 及人体(负荷)串联接通,使之构成 *RLC*(*R* 为人体电阻、导线本身电阻、人体与电极的接触电阻三者之和)串联谐振衰减振荡电路,即为阻尼振荡放电电路,通过人体心脏的电流波形,如图 7-9 所示。

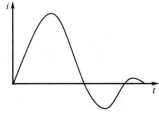

图 7-9　阻尼放电波形

　　实验和临床都证明这种 *RLC* 放电的双向尖峰电流除颤效果较好,并且对人体组织损伤小。如前所述,放电时间一般为 4~10ms,可以适当选取 *L*、*C* 实现。电感 *L* 应采用开路铁芯线圈,以防止放电时因大电流引起铁芯饱和造成电感值下降,而使输出波形改变。另外,除颤中存在高电压,对操作者和病人都有意外电击危险,因此必须防止错误操作和采取各种防护电路。

　　心脏除颤器除了应有上述充电电路和放电电路以外,还应有自动监视装置以及具有急救功能的体外自动除颤仪(AED)。

第四节　交　流　电

　　在日常生活和实际工作中,经常会遇到一种大小和方向都作周期性变化的电流,称为**交流电**(alternate current)。在交流电作用下的电路称为交流电路。交流电的电压和电流的大小和方向随时间而变化的形式多种多样,其应用范围各不相同。例如:工业用电是正弦交流电;广播电台发出的讯号是调频或调幅的正弦波;在示波器中用来扫描的是锯齿波;在电子计算机、数字电路中使用的主要是矩形脉冲。本节所讲的交流电是指电流的大小和方向均随时间按正弦规律做周期性的变化,称为正弦交流电。

一、正弦交流电

　　正弦交流电的电压和电流可用时间的正弦函数表示,即

$$u = U_m \sin(\omega t + \varphi_u) \tag{7-16}$$

$$i = I_m \sin(\omega t + \varphi_i) \tag{7-17}$$

式中 u、i 分别为电压、电流的瞬时值；U_m、I_m 分别为电压、电流的最大值或幅值；φ_u 和 φ_i 为初相位；ω 为角频率，与周期和频率的关系为 $\omega = \dfrac{2\pi}{T} = 2\pi f$。如果幅值、角频率和初相位已知，那么正弦交流电的特征也就确定了，因此将这三个量称为正弦交流电的三要素。

通常用有效值来表示交流电的电流和电压大小。如果某一交流电和直流电电流过同一电阻时，在交流电的一个周期内，它们所产生的热量相等，那么这个直流电的量值就称为交流电的有效值。分别用 I、U 表示电流和电压的**有效值**（effective value），它们与幅值的关系为

$$I = \frac{I_m}{\sqrt{2}} \approx 0.707 I_m \tag{7-18}$$

$$U = \frac{U_m}{\sqrt{2}} \approx 0.707 U_m \tag{7-19}$$

在实际应用中如无特别说明，一般说的电压和电流值都是指有效值。交流电仪表上电压和电流的刻度，交流电器设备上的铭牌所标示的电压和电流值均为有效值。例如民用单相交流电 220V，就是指有效值，其幅值为 $U_m = 220 \times \sqrt{2} = 310V$。

二、纯电阻电路

设有一交流电 $i = I_m \sin\omega t$，通过阻值为 R 的纯电阻电路，如图 7-10（A）所示。则在电阻两端产生的瞬时电压为

$$u = iR = I_m R\sin\omega t = U_m \sin\omega t \tag{7-20}$$

上式表明，当正弦交流电通过纯电阻时，电阻两端的电压也随时间按正弦规律变化，且电压 u 与电流 i 相位一致，波形如图 7-10（B）所示。因此，电压与电流的瞬时值服从欧姆定律，即

$$i = \frac{u}{R} \tag{7-21}$$

显然，最大值、有效值也服从欧姆定律，即

$$I_m = \frac{U_m}{R} \quad \text{和} \quad I = \frac{U}{R} \tag{7-22}$$

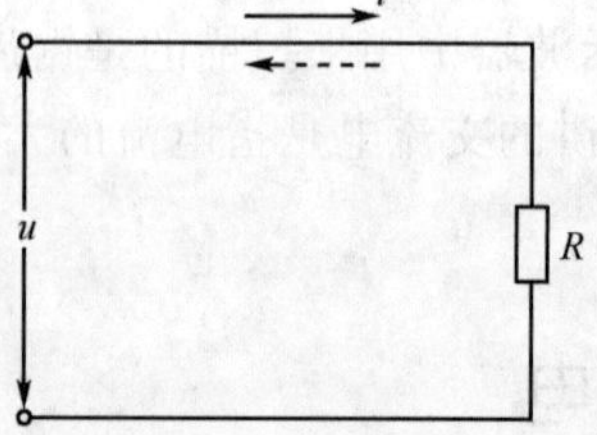

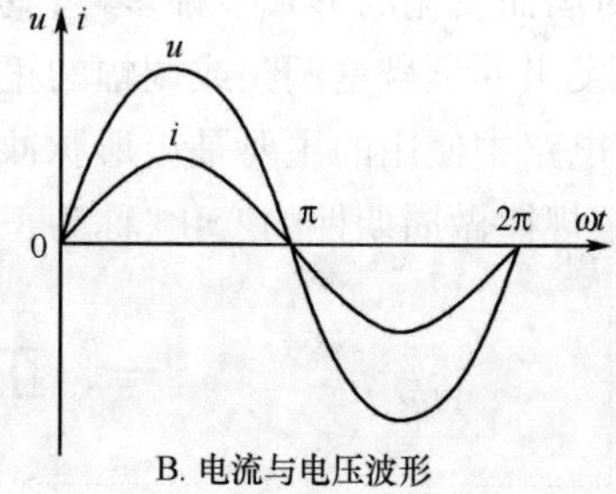

图 7-10 纯电阻电路

三、纯电容电路

当电路中只有电容器时,如图7-11(A)所示,电容器两极板之间的电压就是电源电压,设其瞬时值为 $u = U_m\sin\omega t$,则回路中的电流瞬时值为

$$i = \frac{dq}{dt} = C\frac{du}{dt} = U_m\omega C\sin(\omega t + \frac{\pi}{2}) = I_m\sin(\omega t + \frac{\pi}{2}) \tag{7-23}$$

式中 $I_m = \omega C U_m$ 为回路中电流的幅值。上式表明,在纯电容电路中,电流和电压以相同的频率变化,但电流的相位超前电压 $\frac{\pi}{2}$,如图7-11(B)所示。可见,在纯电容电路中,电压与电流的瞬时值不服从欧姆定律,但它们的最大值和有效值仍旧服从欧姆定律,即

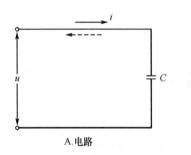
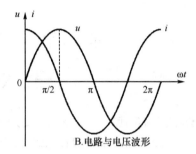

A.电路　　　　　　　　　　　　B.电路与电压波形

图7-11　纯电容电路

$$I_m = \frac{U_m}{X_C} \quad 和 \quad I = \frac{U}{X_C} \tag{7-24}$$

式中, $X_C = \frac{1}{\omega C}$ 称为**容抗**(capacitive reactance)。其中,C 的单位为法拉(F)时,X_C 的单位为欧姆(Ω)。

四、纯电感电路

当电路中只有电感元件时,如图7-12(A)所示,通过电感的电流就是电路上的电流,设其瞬时值为 $i = I_m\sin\omega t$ 。如果这种变化的电流通过电感线圈 L ,将引起感生电动势 $\varepsilon = -L \cdot \frac{di}{dt}$,而线圈两端的电压 u 等于 $-\varepsilon$,即

$$u = -\varepsilon = L\frac{di}{dt} = \omega L I_m\sin(\omega t + \frac{\pi}{2}) = U_m\sin(\omega t + \frac{\pi}{2}) \tag{7-25}$$

式中, $U_m = \omega L I_m$ 为回路中电压的幅值。上式表明,在纯电感电路中,电流和电压以相同的频率变化,但电感上的电压相位超前电流 $\frac{\pi}{2}$,如图7-12(B)所示。可见,在纯电感电路中,电压与电流的瞬时值不服从欧姆定律,但它们的最大值和有效值仍旧服从欧姆定律,即

$$I_m = \frac{U_m}{X_L} \quad 和 \quad I = \frac{U}{X_L} \tag{7-26}$$

式中,$X_L=\omega L$ 为线圈的**感抗**(inductive reactance)。其中,L 的单位为亨利(H)时,X_L 的单位为欧姆(Ω)。

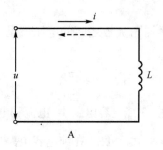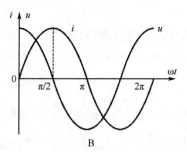

图 7-12 纯电感电路

第五节 电的生物效应

一、人体的阻抗

1. 人体的直流电阻 人体是一个复杂的导电体。人体由各种器官组织构成,组织中所有细胞都浸没在淋巴液、血液和其他组织液中。组织液是含有水、蛋白、纤维蛋白质和盐的溶液,其中有大量的离子和其他类型的电荷,如带负电的蛋白质分子等。这些带电粒子就是人体内的载流子,使人体大多数组织成为导电性较好的导体。

所有组织的导电性能均决定于含水量和相对密度。含水量和离子多的为良导体,含水量和离子少及相对密度大的为不良导体。例如,肌肉含水量达 72% ~ 75% ,脑的含水量达 68% ,是良导体,而含水量少,密度大的腱鞘、脂肪和骨骼等是不良导体。表 7-1 列出一些组织在直流情况下的电阻率。

表 7-1 人体一些组织的电阻率 (单位:$\Omega \cdot m$)

组织	电阻率	组织	电阻率
脑脊液	0.555	肌肉	90.0
血清	0.714	脑	107
血	1.85	脂肪	10.8×10^2
神经	25.0	湿的皮肤	38.0×10^2
萎缩肺	54.0	干的皮肤	40.0×10^3
肝	80.0	无骨膜的骨	20.0×10^5

2. 人体的交流阻抗 实验证明:交流电作用于人体时,产生电流的大小及相位,随电流的频率及通电时间长短不同而异。这说明人体的交流阻抗是一个复杂的非线性时变网络。

(1) 皮肤的电阻抗:皮肤包围着人体全身,不论把电流通入体内,还是从体内引出电信号,电流都要通过皮肤,所以皮肤阻抗在电疗和医学测量中十分重要。

皮肤是由表皮、真皮和皮下层组成。表皮的外表面是绝缘的角质层。真皮层和皮下层,不仅有汗腺、汗管和毛囊,而且有神经和大量血管,这两层类似体内其他一些组织。皮肤阻抗大小主要取决于角质层。电极与表皮接触,其阻抗特性与 RC 并联电路类似。真皮和皮下层的导电性相当于电阻,其等效电路如图 7-13 所示。据测定,当接触面为 $100cm^2$ 时,皮肤电容 C 为 $1\mu F$,皮肤导电呈电容性,阻抗随电流频率升高而减小。常用中频 $1 \sim 10kHz$ 电流进行治疗,其原因就是中频电流可顺利地通过皮肤进入体内。

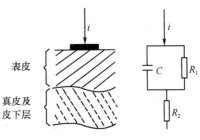

图 7-13 皮肤等效电路

(2) 细胞的电阻抗:物细胞的直径多在 $10\mu m$ 范围,细胞膜是脂蛋白复合物构成的一层极薄(约 $7 \sim 15nm$)的生物膜。细胞膜内、外充满含有各种离子的电解质溶液。细胞膜本身是几乎完全绝缘的电介质,如神经细胞膜的电阻率达 $16M\Omega \cdot m$。膜具有微孔,对离子有选择性通透作用。

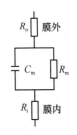

图 7-14 细胞膜等效电路

细胞膜的导电性从电学的观点看,相当于一个漏电电容器。细胞外液和内液相当于电容器的两极板,细胞膜则是电容器的绝缘介质。膜对离子的通透性,相当于电容器绝缘介质具有一定漏电阻。因此,细胞膜的导电特性可以用电容器和电阻的并联电路模拟,其等效电路如图 7-14 所示。R_m 是膜电阻,C_m 是膜电容,R_i 为细胞质电阻,R_0 为细胞外液电阻。

细胞膜不同于一般的电容、电阻器件,因为细胞是"活"的,故其电容、电阻特性不断发生变化。例如,细胞兴奋时,其电导性随时间发生急剧改变。

(3) 组织的电阻抗:人体是由无数细胞和细胞间质组成的,这些物质对电流传导的阻碍作用相当于不同的电阻、电容和电介质。

根据细胞阻抗分析可知,人体相当于由许许多多电阻、电容串并联组成的复杂空间网络。当直流电流入人体时,细胞膜的容抗接近无穷大,电阻亦很大,电流几乎不通过细胞,而在细胞间空隙流过,这时主要靠细胞外液带电粒子导电。当交流电流入人体时,膜的容抗会变小,容抗的大小与电流的频率高低有关,这时电流不仅从细胞间空隙流过,也可以穿过细胞。表 7-2 列出不同频率条件下一些组织的电阻率。由表可见,组织对直流电的电阻率最大,随着频率的增加,电阻率逐渐下降。这表明,一般组织的导电性呈电容性。

表 7-2 组织的电阻率 (单位:$\Omega \cdot m$)

组织	0	100Hz	10kHz	10MHz	10GHz
肌肉	90	9.1	7.7	2.0	0.8
肝	80	8.3	6.7	2.5	1.0
脂肪	10×10^2	100	33.0	20.0	10.0

二、电疗中使用的电流

1. 电流的种类 将电流通入人体,以治疗疾病的方法称为**电疗**(electrotherapy)。目前各种直流、交流电流均用于治疗。通常使用的直流电有稳恒直流电、脉动直流电,其波形如

图 7-15（A、B）所示。电疗中使用的交流电,按频率分为:①低频交流电,主要是频率 1000 Hz 以下的脉冲电流,波形如图 7-15C、D、E、F 所示;②中频电流,频率为 1000 ~ 100 000 Hz 的正弦波和调制波,常用频率在 2000 ~ 5000 Hz 范围;③高频电流,频率在 100 kHz 以上,一般为正弦电流。

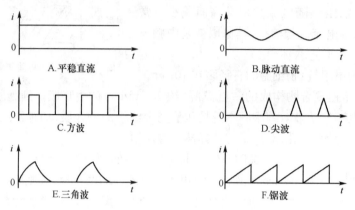

图 7-15 几种电流波形

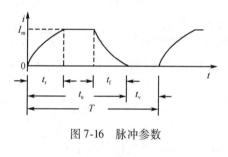

图 7-16 脉冲参数

2. 低频脉冲电流的参数 电疗中脉冲电流的特征常用以下六个参数描述,如图 7-16 所示。①脉冲幅度 I_m:即脉冲电流的幅值;②脉冲周期 T:即两个相邻脉冲重复出现所间隔的时间;③上升时间 t_r:脉冲由起始值上升到最大值所需的时间;④下降时间 t_f:脉冲由最大值下降到起始值所需的时间;⑤脉冲宽度 t_u:一个脉冲持续的时间;⑥脉冲间歇时间 t_v:两相邻脉冲间隔的时间。

3. 兴奋的阈值电流与频率的关系 刺激电流通过细胞时,在细胞膜两侧产生一定电压降,由此引起细胞兴奋的最小电流称为**兴奋阈值电流**(excitation threshold current)。由于细胞膜的电特性类似于电容与电阻的并联电路,所以细胞膜阻抗的大小要受到膜容抗的影响。当刺激电流的强度一定时,刺激电流频率越高,在细胞上产生的压降就越小,因此细胞的刺激强度和细胞的兴奋度随着降低。为此必须提高刺激电流,即频率越高,阈值电流越大。

实验表明:电流频率在几 kHz 以内时,引起肌肉兴奋的电流强度 I 与电流频率 f 的平方根成正比。即

$$I = K\sqrt{f} \tag{7-27}$$

式中 K 为各种肌肉的兴奋常量。当电流频率上升到几百 kHz 以上时,阈值电流强度 I 与电流频率 f 的关系为

$$I = Kf \tag{7-28}$$

三、电流对人体的作用

1. 直流电对人体的作用 人体内存在大量离子,在直流电场作用下离子将产生定向移

动称为**离子迁移**(ion migration),不同离子有不同的迁移速度。因此,在电场作用下经过一定时间后,某一区域内的离子浓度和分布将会发生变化。例如:Na^+、K^+ 的迁移速度比 Ca^{2+}、Mg^{2+} 快,由于它们迁移速度的差别,经过一段时间后,在阴极处 Na^+、K^+ 的浓度比 Ca^{2+}、Mg^{2+} 的浓度要高。实验证明:在 K^+ 较多的阴极处,会出现兴奋性提高。但当通电时间继续延长,阴极处 K^+ 离子浓度随之剧增以致丧失兴奋性,表现出阴极抑制。另一方面,在 Ca^{2+}、Mg^{2+} 相对较多的阳极处会出现兴奋性降低的现象,当通电时间增长时,阳极下的 Ca^{2+}、Mg^{2+} 离子因受阳极的排斥,使近阳极的兴奋性逐渐恢复正常。

直流电在人体中还会产生电解作用。例如:H_2O 经离解后成 H^+ 和 OH^-,NaCl 离解成 Na^+ 和 Cl^-,极性不同分别移向阴极和阳极。结果在阴极附近形成强碱 NaOH,阳极附近生成强酸 HCl。因此改变了体液和组织在正常情况下处于中性偏碱的环境,即改变了组织的酸碱度。

人体组织内存在许多生物膜,这些膜对离子有选择性通透作用。在直流电场作用下有些来不及通过膜和被膜拒斥的离子就堆积在膜的附近,并产生和外电场相反的极化电场,使得电流随着通电时间的延长而逐渐减弱。所以一般直流电疗中很少超过 30 分钟。

由于人体电阻的存在,直流电通过时会产生焦耳热,但直流电疗对人体的升温作用比高频电和微波小得多。细胞膜直流电阻大,流入细胞的直流电流很小,所以它对细胞的刺激作用很小。如果把药液置于电极下,可以使药物离子经皮肤或黏膜进入体内治疗疾病,这种方法称为**直流电离子透入疗法**(iontophoresis therapy)。离子透入疗法因导入的药量少,深度浅,主要适用十较浅组织的治疗,如皮肤、黏膜、眼、耳、鼻等部位。由于直流电可引起体内离子迁移、电极化、电泳、电渗等,从而产生一系列生理、生化作用,所以临床上可用直流电治疗疾病。

2. 低频电流对人体的效应　在医学上通常把 1000Hz 以下的电流称为**低频电流**(low frequency current),利用低频电流治疗疾病称为**低频电疗法**(low frequency therapy)。实际应用的多是低频脉冲电流,常用波形如图 7-15 所示。

把低频正弦电压或脉冲电压加在人体上,体内便形成周期性变化的电场,使正、负离子做定向移动。由于频率较低,周期或波宽较大,离子可以移动较大距离,使正、负离子浓度发生显著变化而对神经和肌肉产生刺激作用,导致肌肉收缩。每一个脉冲可使肌肉产生一次同步收缩,脉冲间歇时间,肌肉松弛。连续刺激可以治疗某些疾病。低频电流不像直流电流那样产生明显的电解、电泳、电渗现象。使用不同波形、不同脉冲参数的脉冲电流,其刺激作用和疗效不同,应根据治疗需要适当选择。例如选用不同脉冲上升时间的三角波脉冲,可以避免刺激正常的运动神经和肌肉而只刺激病肌。又如为保证病肌体收缩后有足够的时间休息,脉冲间歇时间应是脉冲宽度的 $3 \sim 5$ 倍。脉冲频率对肌肉刺激作用影响更大,$1 \sim 10Hz$ 可以引起肌肉单个收缩,$20 \sim 30Hz$ 可引起肌肉的不完全强直收缩,50Hz 可以引起明显的震颤感。低频电流的主要治疗作用,除了刺激神经、肌肉和组织外,还有促进局部血液循环、镇痛和镇静中枢神经系统的作用。

3. 中频电流对人体的作用　理疗上把频率在 $1 \sim 100kHz$ 的电流称为**中频电流**(medium frequency current)。中频电流对人体仍有刺激作用。但由于周期短或波宽窄,单个刺激不足以引起兴奋,需要综合连续多个刺激才能引起一次可以传播的兴奋。当频率超过 100kHz 时,虽然电流对组织还有一定的刺激作用,但已不能引起可传播的兴奋。

用中频电流治疗疾病,称为**中频电疗法**(medium frequency therapy),可采用正弦电流或其他波形的电流,也可采用低频调制的中频电流。由于皮肤和组织的阻抗呈电容性,中频电流频率比低频电流又高得多,故皮肤及组织对中频电流的阻抗明显降低,中频电流易以较大的电流进入人体较深部位。由于中频电流具有综合刺激特点,可用相当强的电流作用,产生强烈的肌肉收缩,而引起的主观感觉比低频电流舒服得多。中频电流能改善局部血液循环,有扩张血管、加速血流的作用。中频电流没有电解作用,无皮肤刺激和灼伤的危险。

4. 高频电流对人体的作用　医学上把频率高于 100kHz 的电流称为**高频电流**(high frequency current)。利用高频电流治疗疾病,称为**高频电疗**(high frequency therapy)。

实验证明:高频电流对肌肉的刺激作用,从频率为 100kHz 开始显著减弱,当频率增至 500 ~ 1000kHz 时,甚至几个安培的电流都不会引起刺激。因为这种电流频率高周期短,很难使离子有足够的迁移而引起刺激作用。高频电流对人体的主要作用是热效应。高频电的热效应有两个方面:

1)机体内各种离子,如 K^+、Na^+、Ca^{2+}、Mg^{2+}、Cl^-、Fe^{2+} 等在高频电场作用下发生来回振动,并不断与周围的粒子碰撞而产生热,这称为**焦耳热**或**电阻损耗**。对于高频电流,因频率很高,组织容抗很小,可把人体组织看成是纯电阻性。相同电压作用于人体,频率愈高,人体容抗愈小,通过人体电流愈大,因而热效应愈明显。

2)机体内的电介质,如 H_2O、NH_3、H_2、N_2 等在高频电场作用下被往复极化,分子等效电偶极子将周期性地改变其取向。在不断改变取向的过程中,克服周围微粒的阻碍作用做功,使电介质生热,这称为**介质损耗**。对深部组织加热是高频电流作用的主要特点。高频电流对人体的治疗作用,主要使神经兴奋性降低,血管扩张,血液及淋巴液循环加强,血管通透性增高和解除横纹肌痉挛等。

四、电泳、电渗原理

1. 电泳　1809 年,俄国物理学家 Penco 首次发现电泳现象。1937 年瑞典科学家 Tiselius 将电泳应用于分离技术,研究出了 Tiselius 电泳仪,并分离了 5 种蛋白,1948 年获得诺贝尔化学奖。

悬浮或者溶解在电解质溶液中的带电微粒,在外电场作用下发生迁移的现象称为**电泳**(electrophoresis)。带电微粒可以是细胞、病毒、球蛋白分子,也可以是合成的粒子。由于不同粒子的分子量、体积以及所带电量一般不同,因此在外电场作用下它们的迁移速度一般也不相同。据此,可以利用不同粒子迁移速度不同的特点,把样本中的不同粒子进行分离,这已成为生物化学研究、制药以及临床检验的常用手段。例如,利用电泳技术可以将血浆中的血清蛋白、球蛋白、纤维蛋白原等进行分离,从而可以对它们的结构及内容分别进行研究。

电泳技术发展较快,方法和种类很多,其中纸电泳是一种应用较广且分离效果较好的电泳方法。所谓的纸电泳是指用纸作为支持介质的电泳方法,普通的层析纸就可用于电泳。水平式纸电泳仪的结构示意图,如图 7-17 所示。主要由直流电源和电泳槽两部分组成。直流电源提供稳定电压、电流和功率;电泳槽一般包括电极(由碳棒或铂片组成)、缓冲液槽、电泳介质支架和透明的绝缘密封盖等组成。将两个电极和滤纸的两个端,分别置于盛有缓冲液的两个槽内,待滤纸完全润湿后,将适量的标本滴在滤纸上,然后接通电源。在外电场的作用下,标本中的带电微粒开始迁移,经过一段时间后,不同带电微粒逐渐被分离开。将滤纸烘干、染色,根据染色的深浅就可以确定样本中各种成分的浓度和所占的比例。图7-18是人血浆的电泳曲线。

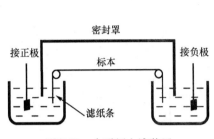

图7-17 水平纸电泳装置

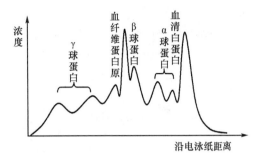

图7-18 血浆的电泳曲线

2. 电渗 电渗(electroosmosis)现象,可用图7-19实验装置观察。在U形管底部置于多孔物质(相当毛细管),两臂注入液面高度相等的水柱,将直流电源的正、负极分别接在两臂中并通以直流电。

若毛细管带负电,则水带正电。在外加电场作用下,右臂中带正电的水将通过多孔物质形成的毛细管流向左臂。达到平衡时,两管液面会出现一个与所加直流电压大小有关的高度差。火棉胶膜、组织膜及羊皮纸等都因含大量微孔结构而可作为电渗现象中的半透膜。

若膜带正电而水带负电,则电渗将按相反方向进行。酸(H^+)可使带负电的微孔壁的负电性减弱,而使带正电的微孔壁的正电性增强,碱则具有与酸相反的效应。盐类也能改变微孔壁与流体之间的相对电荷,这是因为微孔壁对盐离子有选择吸收作用。当微孔壁与流动液体之间的相对电荷改变时,电渗效应的方向也随之改变。

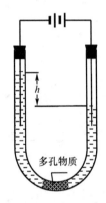

图7-19 电渗现象

习 题 七

7-1 对于恒定电流,导体内各处的电流密度是否一定相同? 电流密度是否随时间变化?

7-2 两根截面积不同的铜棒串接在一起,两端加上电压U。试问:1)通过两棒的电流是否相同? 2)两棒的电流密度是否相同? 3)两棒内的电场强度是否相同? 4)如果两棒的长度相同,两棒的电压是否相等?

7-3 神经纤维组织可近似地看作是细长的圆柱导线。设它的直径为10^{-5}m,电阻率为2Ωm。试求长为3m的一段神经,其电阻为多少? ($7.64 \times 10^{10}\Omega$)

7-4 在图7-20所示电路中,已知$E_2 = 12V$,$E_3 = 4V$,安培计的读数为0.5A,其内阻忽略不计,电流方向如图中所示。试求电源E_1的电动势大小。(6.6V)

7-5 如图7-21所示。$E_1 = 10V$,$E_2 = 16V$,$E_3 = 20V$,$R_1 = 20k\Omega$,$R_2 = 60k\Omega$,$R_3 = 60k\Omega$。试

求各支路的电流。(−0.1mA,0.1mA,−0.2mA)

7-6 在图 7-22 所示 RC 电路中,试求:1)电路的充电和放电时间常数;2)在充电过程中,当 $t=0.5\tau$、$t=\tau$、$t=2\tau$、$t=5\tau$ 时,电容器两端的电压分别是多少?(50ms、5ms;3.93V、6.32V、8.65V、9.93V)

7-7 低频、中频和高频电疗的特点是什么?

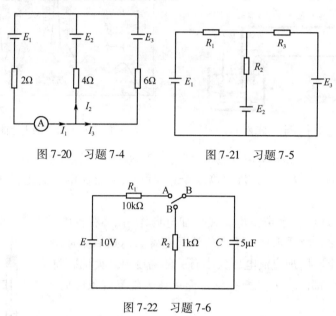

图 7-20 习题 7-4   图 7-21 习题 7-5

图 7-22 习题 7-6

7-8 电泳是根据什么原理,把样品中的不同成分进行分离的?

(王云创)

第八章　电磁现象及其生物效应

某些生物体内存在强磁性物质。如果把信鸽放飞到数百公里以外，它们还会自动归巢，候鸟作季节性往返迁徙而不迷途，原来，在其头颅内存在磁性细粒，起罗盘定向作用，它们可以利用地磁找到自己的家。

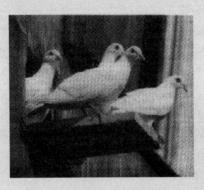

利用脑磁图仪对脑内产生的极其微弱的生物磁场信号进行探测，从而可以对脑部病灶进行定位，可为疾病的诊断提供重要的检测依据。

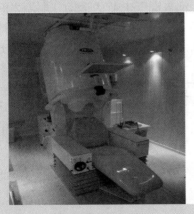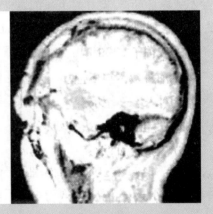

（1）掌握磁感应强度、磁的比奥-萨伐尔定律及其应用，理解磁场的高斯定理和安培环路定理。

（2）理解霍尔效应、磁介质、超导的电磁学性质及磁场的生物效应。

（3）了解磁场诊断技术和磁场疗法。

磁场（magnetic field）是电流、运动电荷、磁体或变化电场周围空间存在的一种特殊形态的物质，它具有波粒的辐射特性。磁体周围存在磁场，磁体间的相互作用就是以磁场作为媒介的。由于磁体的磁性来源于电流，电流是电荷的运动，因而概括地说，磁场是由运动电荷或电场的变化而产生的。从本质上讲，磁现象和电现象是紧密联系在一起的，1820 年丹麦物理学家奥斯特发现电流的磁效应，使电磁学进入一个迅速发展的阶段。

细菌、蜜蜂、鸽子、海豚体内有微量的 Fe_3O_4 或 Fe，人体鼻窦中也有铁的沉积物，这些磁性物质会产生磁场。如果将一定方式和强度的磁场作用于生物和人体则能产生一定的效应，这就是**磁场的生物效应**。

由于人体内存在电磁场，可为疾病的诊断提供重要的检测依据。故脑电图、心电图早已用于脑部疾病、心脏疾病的诊断，与之相对应的脑磁图、心磁图在医学诊断上更为准确有效。脑磁图的检测过程中测量系统不会发出任何射线、能量或机器噪声，而只是对脑内产生的极其微弱的生物磁场信号进行探测。

第一节　磁场　磁感应强度

磁性物质的分子中存在着回路电流——分子电流（molecular current），这是一切磁现象的来源，不论是永磁体的磁性，还是电流的磁性，都来源于电荷的运动。电流之间的相互作用也是通过磁场来传递的。磁场同电场一样，也是一种不同于原子和分子的"特殊形态的物质"，既具有能量，又有力的作用。磁场对运动电荷有力的作用，这个力称为**磁场力**。

一、磁感应强度

实验发现，当一个正的试探电荷 q_0 以速度 v 通过磁场中某定点 P 时，其受力情况有以下规律：

（1）电荷 q_0 受到的磁场力大小与运动方向有关，存在某特定方向，当 q_0 沿此方向或其相反方向运动时，所受磁场力为零；而当垂直于该特定方向运动时，所受磁场力达到最大，用 $\boldsymbol{F}_m$ 表示。

（2）$\boldsymbol{F}_m$ 正比于运动电荷的电量 q_0 和它的速率 v，但比值 F_m/q_0v 在 P 点有一确定值，由 P 点位置决定而与 q_0v 无关。

（3）磁场力方向始终与运动方向垂直。

由此我们引入物理量——**磁感应强度**来描述磁场的强弱和方向，它是一个矢量，用 $\boldsymbol{B}$ 表示。

1. 磁场中某点磁感应强度 $\boldsymbol{B}$ 的大小

$$B=\frac{F_m}{q_0v}$$

$$(8\text{-}1)$$

2. 磁场中某点磁感应强度 *B* 的方向 磁场中某点磁感应强度 *B* 的方向为正电荷所受磁场力为零时的速度方向,即小磁针置于此处时的 N 极指向。也可以用右手螺旋法则确定 *B* 的方向,如图 8-1 所示,右手四指由正电荷所受力 F_m 的方向,经小于 180° 的角弯曲转向运动速度 *v* 的方向,则拇指伸直所指的方向即为该点磁感应强度 *B* 的方向。

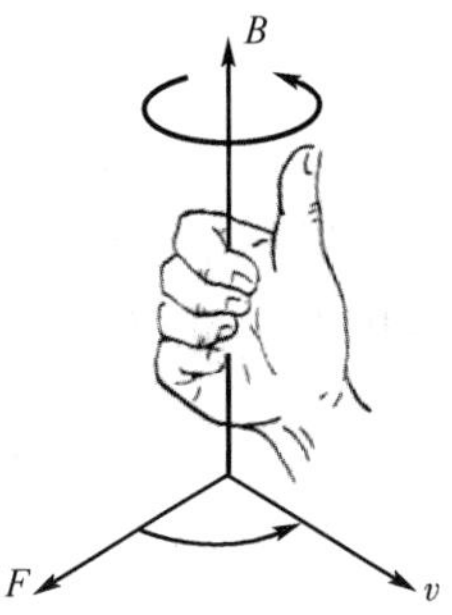

3. 磁感应强度 *B* 的单位 在国际单位制中,磁感应强度的单位是特斯拉(Tesla),用 T 表示。

$$1T = 1N \cdot s \cdot C^{-1} \cdot m^{-1} = 1N \cdot A^{-1} \cdot m^{-1}$$

图 8-1 右手螺旋法则

一般永久磁铁两极附近的 *B* 值为 0.4 ~ 0.7T;变压器铁芯中 *B* 值为 0.8 ~ 1.4T;医学核磁共振成像设备的 *B* 值为 0.2 ~ 2.0T;磁疗用的磁片 *B* 值为 0.15 ~ 0.18T。

在实际应用中常使用较小的单位高斯(G),$1G = 10^{-4}T$。如地磁场约为 0.5G;人体的生物磁场约为 $10^{-8} \sim 10^{-6}G$,可见人体的生物磁场与地磁场相比非常微弱。

二、磁通量 磁场中的高斯定理

1. 磁感应线 为了形象地描述磁场的分布状况,在磁场中作一系列的曲线,使曲线上每一点的切线方向都与该点的磁感应强度方向一致,称这些曲线为**磁感应线**。规定:通过磁场中某一点且与 *B* 垂直的单位面积上磁感应线的条数等于该点磁感应强度 *B* 的大小。磁感应强度是无头无尾的闭合曲线,因此磁场又称为**涡旋场**。

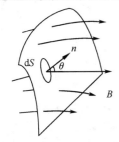

2. 磁通量 通过某一给定面积的磁感应线的总条数称为通过该面积的**磁通量**,用 Φ_m 表示。图 8-2 表示磁场中任意曲面 *S*,在 *S* 上任取一面元 d*S*,其法线 *n* 的方向与该点 *B* 的方向夹角为 θ,则通过 d*S* 的磁通量为

$$d\Phi_m = \boldsymbol{B} \cdot d\boldsymbol{S} = B\cos\theta dS$$

通过整个 *S* 面的磁通量为

图 8-2 通过曲面 *S* 的磁通量

$$\Phi_m = \oiint_S \boldsymbol{B} \cdot d\boldsymbol{S} = \oiint_S B\cos\theta dS \tag{8-2}$$

3. 磁场中的高斯定理 由于磁感应线是闭合曲线,如果在磁场中做一闭合曲面,则由闭合曲面的一侧穿入的磁感应线必从曲面的另一侧穿出,设穿入的磁通量为负,穿出的为正,则通过磁场中任意闭合曲面的磁通量为零,即

$$\oiint_S \boldsymbol{B} \cdot d\boldsymbol{S} = \oiint_S B\cos\theta dS = 0 \tag{8-3}$$

第二节 电流的磁场

恒定电流所激发的磁场,称为静磁场或稳恒磁场。本节介绍反映稳恒磁场的两个基本定律。

一、毕奥-萨伐尔定律

法国科学家毕奥(Biot)和萨伐尔(Savart)由实验总结出电流元在周围空间产生的磁感应强度的定量规律,即**毕奥-萨伐尔定律**(Biot-Savart law)。

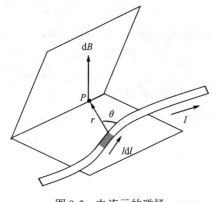

图 8-3　电流元的磁场

如图 8-3 所示,为求任意电流 I 产生的磁场,可先将其分成许多小的**电流元**(current element)Idl,它是矢量,其方向为电流强度 I 的方向。毕奥-萨伐尔定律指出,电流元 Idl 在空间某点处产生的磁感应强度 dB 的大小与电流元 Idl 的大小成正比,与电流元到 P 点的距离 r 的平方成反比,与 Idl 和 r 之间小于 π 的夹角 θ 的正弦成正比。其数学表达式为

$$dB = \frac{\mu_0}{4\pi} \frac{Idl\sin\theta}{r^2} \tag{8-4}$$

式(8-4)中,$\mu_0 = 4\pi \times 10^{-7} T \cdot m \cdot A^{-1}$ 称为**真空中的磁导率**(permeability of vacuum)。

dB 的方向垂直于 Idl 和 r 所组成的平面,其指向可由右手螺旋法则来确定:伸开右手,拇指和四指在同一平面内,四指沿 Idl 的方向经小于 π 的 θ 角转向 r 时,大拇指的指向就是 dB 的方向。

由毕奥-萨伐尔定律可知,任意形状的电流所产生的磁场等于各段电流元产生磁场的矢量和,即 $B = \sum_I B_i$,据此可计算电流的磁场。

二、毕奥-萨伐尔定律的应用

1. 真空中载流长直导线的磁场　如图 8-4 所示的载流长直导线中,电流 I 由下向上流动,求此电流周围磁场的分布规律。

在长直导线上任取一电流元 Idl,由式(8-4)得,该电流元在 P 点产生的磁感应强度的大小为

$$dB = \frac{\mu_0}{4\pi} \frac{Idl\sin\theta}{r^2}$$

dB 的方向垂直于 Idl 和 r 所组成的平面,垂直纸面向里,长直导线上各电流元在 P 点所产生的磁感应强度的方向都相同,所以,P 点磁感应强度的大小就等于各电流元在该点产生的磁感应强度的代数和。对上式积分得

$$B = \int_L dB = \frac{\mu_0}{4\pi} \int_L \frac{Idl\sin\theta}{r^2}$$

统一变量 Idl、r 和 θ。由关系:$l = r_0 \text{ctg}(\pi-\theta) = -r_0\text{ctg}\theta$,

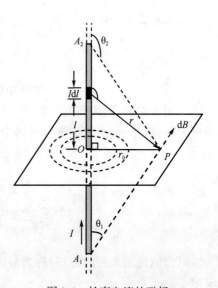

图 8-4　长直电流的磁场

$dl = r_0 d\theta / \sin^2\theta$；$r = r_0 / \sin(\pi - \theta) = r_0 / \sin\theta$；$\theta_1$、$\theta_2$ 分别是 A_1、A_2 端对 P 点的张角。由此得

$$B = \frac{\mu_0}{4\pi} \int_{\theta_1}^{\theta_2} \frac{I\sin\theta d\theta}{r_0} = \frac{\mu_0 I}{4\pi r_0}(\cos\theta_1 - \cos\theta_2) \tag{8-5}$$

讨论：

（1）若导线为无限长，则 $\theta_1 = 0$、$\theta_2 = \pi$，由式（8-5）得

$$B = \frac{\mu_0 I}{2\pi r_0}$$

（2）若导线只有一端为无限长，则 $\theta_1 = \dfrac{\pi}{2}$、$\theta_2 = \pi$，由式（8-5）得

$$B = \frac{\mu_0 I}{4\pi r_0}$$

可见，长直电流周围的磁感应强度的大小与导线中的电流成正比，与距离成反比，方向可用右手螺旋法则确定。

2. 圆电流轴线上的磁场　如图8-5所示的圆电流其半径为 R，电流强度为 I，求圆电流轴线上任一点 P 处的磁感应强度。设 $OP = r_0$，圆电流上任一点处的电流元 Idl 在 P 点产生的磁感应强度为 dB。由于 dl 与 r 互相垂直，根据毕奥-萨伐尔定律得

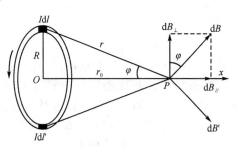

图8-5　圆电流的磁场

$$B = \frac{\mu_0}{4\pi}\ \frac{Idl}{r^2}$$

由于对称性，P 点的磁感应强度在垂直于轴线方向的分量互相抵消，因此，总的磁感应强度沿轴线方向，其大小为

$$B = \oint dB_{//} = \oint dB\sin\varphi = \oint \frac{\mu_0}{4\pi} \cdot \frac{Idl}{r^2}\sin\varphi = \frac{\mu_0 I}{4\pi r^2}\sin\varphi \oint dl$$

由于 $\sin\varphi = \dfrac{R}{r}$，$\oint dl = 2\pi R$，所以可得

$$B = \frac{\mu_0 R^2 I}{2r^3} \tag{8-6}$$

B 的方向沿 Ox 轴正向。讨论：

（1）在圆心处，则 $r = 0$，磁感应强度大小为

$$B = \frac{\mu_0 I}{2R} \tag{8-7}$$

（2）当 $r \gg R$，$r_0 \approx r$，即远离圆电流的轴线上任意一点的磁感应强度大小为

$$B = \frac{\mu_0 I R^2}{2r^3} \tag{8-8}$$

圆电流轴线上的磁感应强度方向也可以用右手螺旋法则来判断，即用右手弯曲的四指代表原线圈中的电流方向，拇指的指向就是轴线上 B 的方向。

三、安培环路定理

1. 安培环路定理 由毕奥-萨伐尔定律,可以导出另一个反映电流和磁场内在联系的重要规律–安培环路定理。它也是电磁场理论的基本方程之一。安培环路定理的表述如下:在稳恒电流的磁场中,磁感应强度 B 沿任意闭合曲线的线积分,等于该闭合曲线所围绕的所有电流的代数和的 μ_0 倍,数学表述为

$$\oint \boldsymbol{B} \cdot \mathrm{d}\boldsymbol{l} = \oint B\cos\theta\mathrm{d}l = \mu_0 \sum I \tag{8-9}$$

式中的 B 是所有电流产生的磁感应强度的矢量和,而 $\sum I$ 只是包围在回路内的电流的代数和。电流符号规定:当穿过回路的电流方向与回路绕行方向符合右手螺旋法则时,I 取正;反之,I 取负。如图8-6中三条载流导线在空间中激发磁场,磁感应强度沿闭合回路 L 的线积分为

$$\oint_L \boldsymbol{B} \cdot \mathrm{d}\boldsymbol{l} = \oint_L B\cos\theta\mathrm{d}l = \mu_0(I_1 - I_2) \tag{8-10}$$

电流 I_3 对磁感应强度也有贡献,但它不包含在闭合回路 L 之内。

2. 安培环路定理的应用举例 下面利用安培环路定理计算长直螺线管电流的磁场。图8-7为一密绕的长直螺线管,通过的电流为 I。由于螺线管很长,故管内中间部分的磁场可以视为均匀磁场,根据右手螺旋法则可以判定磁感应强度方向与管轴平行,而管外磁场很弱,可忽略不计。在螺线管内任取一点 P,过 P 点作一矩形闭合回路 $abcda$,如图8-7所示,对回路应用安培环路定理,有

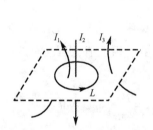

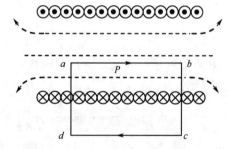

图 8-6　安培环路定理举例　　　　图 8-7　长直螺线管内的磁场

$$\oint \boldsymbol{B} \cdot \mathrm{d}\boldsymbol{l} = \int_{ab} \boldsymbol{B} \cdot \mathrm{d}\boldsymbol{l} + \int_{bc} \boldsymbol{B} \cdot \mathrm{d}\boldsymbol{l} + \int_{cd} \boldsymbol{B} \cdot \mathrm{d}\boldsymbol{l} + \int_{da} \boldsymbol{B} \cdot \mathrm{d}\boldsymbol{l} = \mu_0 \sum I$$

在线段 cd 上,$B=0$,所以 $\int_{cd} \boldsymbol{B} \cdot \mathrm{d}\boldsymbol{l} = 0$。在 bc 和 da 段各对应点上 B 相同,而积分路径相反,所以 $\int_{bc} \boldsymbol{B} \cdot \mathrm{d}\boldsymbol{l} + \int_{da} \boldsymbol{B} \cdot \mathrm{d}\boldsymbol{l} = 0$。$ab$ 在螺线管内,管内 B 为均匀磁场,且 B 的方向由 a 指向 b,故

$$\oint \boldsymbol{B} \cdot \mathrm{d}\boldsymbol{l} = \int_{ab} \boldsymbol{B} \cdot \mathrm{d}\boldsymbol{l} = B\,\overline{ab} = \mu_0 \sum I = \mu_0\,\overline{ab}\,nI$$

$$B = \mu_0 nI \tag{8-11}$$

第三节　磁场对电流的作用

电流可以形成磁场,磁场对置于其中的电流有力的作用。这一节我们就讨论运动电荷、

载流导线和载流线圈在磁场中的受力情况。

一、磁场对运动电荷的作用

电荷在磁场中运动会受到磁场力的作用,这个力称为**洛伦兹力**(Lorentz force)。电荷的运动速度与磁场方向平行时洛伦兹力为零,与磁场方向垂直时洛伦兹力最大。当电荷的运动速度 v 与磁感应强度 B 之间成任意角度 θ 时,可将速度分解成与磁感应强度方向平行的分量 $v_{//}=v\cos\theta$ 和垂直分量 $v_\perp=v\sin\theta$ 两部分。因为平行方向上电荷受力为零,所以运动电荷 q 在磁场中受到的洛伦兹力的大小为

$$F=qv_\perp B=qvB\sin\theta \tag{8-12}$$

如图 8-8 所示,洛伦兹力的方向符合右手螺旋法则,即右手四指由 v 的方向沿着小于 π 的角度转向 B,则拇指的指向就是力 F 的方向。如果是负电荷,洛伦兹力的方向与此相反。

从上述可知,当带电粒子运动的速度 v 垂直于磁感应强度 B 时,洛伦兹力的方向与粒子速度方向垂直,所以它只能改变粒子的运动方向,而不会改变电荷运动速度的大小,带电粒子将在一个固定的平面内做匀速圆周运动,如图 8-9 所示(磁场方向垂直纸面向里),其圆周半径 R 和回旋周期 T 分别为

$$R=\frac{mv}{qB},\ T=\frac{2\pi m}{qB} \tag{8-13}$$

式中 m 为带电粒子的质量。

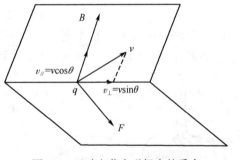

图 8-8 运动电荷在磁场中的受力

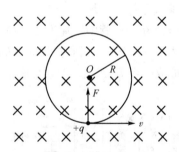

图 8-9 圆周运动

1. 质谱仪(mass spectrograph) 质谱仪是利用磁场对运动电荷的作用力,把电量相等而质量不同的带电粒子分离的一种仪器。用它来测量质量的精确度可以达到千万分之一,是研究同位素的重要仪器。

如图 8-10 所示,设一束离子经电场加速后进入磁场 B_1 和与它垂直的电场 E 所组成的速度选择器,离子在通过时受到洛伦兹力 qvB_1 和电场力 qE 的作用,当两力相等且方向相反时,则有

$$qvB_1=qE \qquad\qquad v=\frac{E}{B_1}$$

此时离子所受合力为零,只有满足 $v=E/B_1$ 的离子才能沿直线通过狭缝,其余的则向两侧偏移,不能通过狭缝。因此,通过狭缝的离子带有同一种电荷且速度相同,垂直进入另一个磁

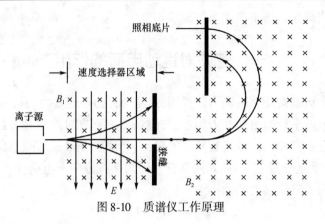

图 8-10　质谱仪工作原理

场 B_2，在洛伦兹力的作用下做圆周运动，其半径为 $r = \dfrac{mv}{qB_2}$。式中的 v 和 B_2 都是不变的量，因此 r 与离子的质荷比 m/q 成比例。在离子的电荷相等时，r 与 m 成正比，即不同质量的离子做圆周运动的半径不同，从而将电荷相等而质量不同的离子分离，这些离子在磁场中运动半周后落在照相底片上，使其感光，形成质谱。根据谱线的感光位置和浓度可以测出不同离子的质量数和丰度。

2. 电磁流速计（electromagnetic flow meter，EMF）　在心脏和动脉手术中，用于测量血管中血液流速的电磁流速计是一种侵入式的流速计，它的灵敏度较高，配以 ID1 ~ 16mm 的流量探头，LED 数字仪器可显示平均流量、每分流量、每搏量，还可与生理记录仪连机，记录 ECG、PCG、CPT 等波形。

　　EMF 的原理是基于磁场对运动电荷（血液中的带电粒子）的作用。如图 8-11（A）所示，血液沿着直径为 D 的血管中以速度 v 运动，它的流向与外加磁场 B 互相垂直。血液中的正粒子 $+q$ 和负粒子 $-q$ 分别受到向左和向右的洛伦兹力的作用，聚集于血管两侧的管壁上，于是在血液中形成电场 E，如图 8-11（B）所示。

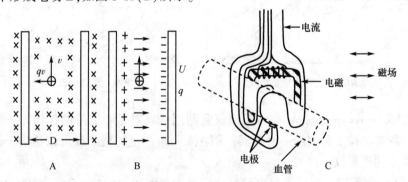

图 8-11　电磁流量计原理示意图

　　粒子在电场中同时受到电场力和洛伦兹力的作用，当两力平衡时，有

$$qvB = qE \qquad\qquad E = \frac{U}{D}$$

故得

$$v = \frac{U}{DB}$$

例如,测得某人动脉血管直径是2.0mm,磁场为0.08T,测出的电压为0.1mV,代入上式可求出血管内的血流速度是$0.63 \mathrm{m \cdot s^{-1}}$。临床上根据现实的结果,可获悉血液的流动状况。EMF的结构如图8-11(C)所示,使用时将带有电极与磁场线圈的框架固定在血管上即可。

二、磁场对载流导线的作用

导线中的电流是由大量电子做定向运动形成的,这样的导线称为载流导线。当载流导线处于磁场中时,它所受的磁场力就是导线中所有电子所受的洛伦兹力的总和。

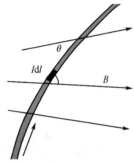

如图8-12所示,在载流导线上任取一电流元$I \mathrm{d}l$,电流元所在处的磁感应强度为B,两者夹角为θ,导线的横截面积为S,单位体积内的电荷数为n,则电流元中电荷的总数为$nS\mathrm{d}l$。通过导线的电流强度$I = nqvS$。因为每个电荷所受的洛伦兹力$f = qvB\sin\theta$,故电流元受到的合力大小为

$$\mathrm{d}F = nS\mathrm{d}l \cdot qvB\sin\theta = IB\sin\theta\mathrm{d}S \tag{8-14}$$

上式称为安培公式,就是电流元在磁场中受到的安培力。安培力的方向也可用右手螺旋法则确定,即右手的四指由电流强度的方向沿着小于π的一侧向磁感应强度B的方向弯曲,这时拇指的指向就是安培力$\mathrm{d}F$的方向。

图 8-12　载流导线在磁场中的受力

在均匀磁场中,长度为l载有电流I的导线所受的安培力等于各电流元安培力的叠加,即

$$F = \int_l \mathrm{d}F = \int_l IB\sin\theta\mathrm{d}S = BIl\sin\theta \tag{8-15}$$

洛伦兹力和安培力两者的本质是相同的,洛伦兹力的宏观表现就是作用在载流导线上的安培力,安培力的微观本质就是洛伦兹力。

三、霍 尔 效 应

在均匀磁场B中放入通有电流I的导体或半导体薄片,使薄片平面垂直于磁场方向,这时在薄片的两侧产生一个电势差,这种现象称为**霍尔效应**(Hall effect),产生的电势差称为霍尔电势差。

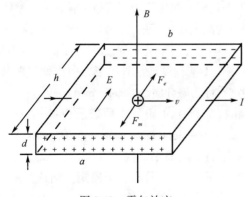

图 8-13　霍尔效应

下面来讨论霍尔电势差的大小。在图8-13中,设薄片中载流子的电量为$+q$,以与电流方向一致的速度v漂移,磁场B由下向上与薄片垂直。电荷$+q$受到$F_m = qvB$的洛伦兹力,因此正电荷向前表面a聚集,负电荷向后表面b聚集,形成一个方向由前向后的电场E,则$+q$又受到电场力$F_e = qE$的作用。

随着两侧电荷的积累,电场逐渐加强,当电场力和洛伦兹力相等达到平衡时,则有

$$qE = qvB$$

即薄片中形成稳定电场的场强为

$$E = vB$$

设薄片的宽度为 h，薄片内的电场可视为均匀电场，由电势梯度与电场强度的关系可得

$$E = \frac{U_a - U_b}{h} = vB$$

$$U_{ab} = U_a - U_b = vBh$$

由于电流强度为 $I = JS = nqvhd$，式中 J 为电流密度，n 为单位体积内的载流子数，d 表示薄片的厚度，所以 $v = I/nqhd$，则

$$U_{ab} = \frac{1}{nq} \cdot \frac{IB}{d}$$

令 $K = \frac{1}{nq}$，上式变为

$$U_{ab} = K \cdot \frac{IB}{d} \tag{8-16}$$

式(8-16)为霍尔电势差的计算公式，式中 K 称为霍尔系数，它与薄片的材料有关，材料的载流子密度 n 越大，K 就越小。

高斯计(毫特斯拉计)是根据霍尔效应制成的测量磁感应强度的仪器，它由霍尔探头和测量仪表构成。霍尔探头在磁场中因霍尔效应而产生霍尔电压，测出霍尔电压后根据霍尔电压公式和已知的霍尔系数可确定磁感应强度的大小。

第四节　磁介质与超导体

前面讨论了电流在真空中激发的磁场的性质和规律，但在实际情形中，电流的周围会有各种各样的物质，这些物质与磁场会相互影响。当这些物质处在磁场中，会产生附加磁场，使原有磁场发生变化。

一、介质中的磁场

1. 磁介质的磁化　从微观上看，组成物质的分子或原子中的任何一个电子，都同时参与环绕原子核的轨道运动及自身的自旋，两种运动都产生磁效应。如果把分子或原子看成一个整体，内部各电子对外界产生磁效应的总和就可用一个等效的圆电流来表示，称为分子电流，相应的磁矩称为分子磁矩。在没有外磁场时，物质中各个分子磁矩的方向杂乱无章，大量分子的磁矩相互抵消，所以宏观上不显磁性。当外磁场存在时，分子磁矩不同程度地沿外磁场方向排列起来，显示出磁性，即物质被**磁化**(magnetization)。被磁化的物质称为**磁介质**(magnetic medium)。

2. 磁介质的分类　按照磁介质的磁性强弱和特征将磁介质分成**顺磁质**(paramagnetic substance)、**抗磁质**(diamagnetic substance)和**铁磁质**(ferromagnetic substance)三类。用 μ_r 来描述物质的磁性，其大小决定了磁介质在磁场中磁化的不同效果。

(1) 顺磁质：在顺磁质分子内部各电子的磁矩不完全抵消，具有分子磁矩。当这类磁介质处在外磁场 B_0 中时，各分子磁矩受到磁力矩的作用而转向外磁场方向，形成一个与外磁

场方向相同的附加磁场 B',结果使 $B>B_0$,$\mu_r>1$。绝大多数物质属于这一类,如氧、锰、铂等。顺磁质所具有的磁性称为**顺磁性**。此外,在生物体内的一些生化反应中,会产生短寿命的具有未配对电子的自由基,因而也呈现出顺磁性。

(2) **抗磁质**:抗磁质的分子内部各电子的磁矩都互相抵消,分子磁矩为零。当这类磁介质处在外磁场 B_0 中时,每个电子除绕轨道运动和自旋外,还要附加以外磁场方向为轴线的进动。电子的进动也相当一个等效的圆电流,其磁矩的方向与外磁场的方向相反,产生的附加磁场 B' 也与外磁场的方向相反,结果使 $B<B_0$,$\mu_r<1$。常见的抗磁质有铋、铜、汞及惰性气体等。组成生物体的分子中大部分表现为抗磁性,例如水分子,DNA 分子由杂环多聚核苷酸链组成的碱基对,是各向异性的抗磁性物质。抗磁质的一个重要特点是磁化率不随温度变化,抗磁质具有的磁性称为**抗磁性**。

物质抗磁性的应用主要有:由物质的磁化率研究相关的物质结构是磁化学的一个重要研究内容;一些物质如半导体中的载流子在恒定磁场和高频磁场同时作用下会发生抗磁共振,由此可测定半导体中载流子的符号和有效质量;由生物抗磁阻织的磁化率异常可推测该组织的病变。

(3) **铁磁质**:铁磁质内部存在许多自发的饱和磁化的小区域称为**"磁畴"**(magnetic domain)。铁磁质在外磁场 B_0 的作用下磁畴都转向外磁场的方向,磁化达到饱和,从而产生很强的与外磁场方向一致的附加磁场 B',因此 $B\gg B_0$,$\mu_r\gg 1$。常见的铁磁质有铁、镍、钴及某些合金。铁磁质所具有的磁性称为**铁磁性**(ferromagnetism)。铁磁质对磁场影响很大,当外磁场减小时,各磁畴的界壁很难恢复到原有的形状,使得介质内部保留一定数量的**剩磁**(remanent magnetization),如果消除这些剩磁,必须加以适当的反向磁场,即**矫顽力**(coercive force),这就是铁磁质所特有的磁滞现象。对于任何铁磁质,都存在一个特定的温度,当铁磁质的温度高于该值时,铁磁性完全消失,变为普通的顺磁性,这一温度称为**居里点**(Curie point)。例如铁的居里点为 770℃,镍的居里点为 360℃。

3. 磁介质对磁场的影响　磁介质对磁场的影响体现在磁化电流的形成,因为磁化电流可以产生磁介质的附加磁场 B',由于附加磁场的存在,介质中的磁感应强度 B 应为附加磁场 B' 与真空中磁场 B_0 的矢量和,即

$$B = B_0 + B' \tag{8-17}$$

不同介质在磁场中的磁化程度也不同,用 B/B_0 可表征介质的磁化程度,即

$$\mu_r = \frac{B}{B_0} \tag{8-18}$$

(8-18)式中,μ_r 称为介质的**相对磁导率**(relative permeability),是一个无量纲的纯数。

表 8-1 给出了一些物质的相对磁导率。

表 8-1 一些物质的相对磁导率

顺磁质($\mu_r>1$)		抗磁质($\mu_r<1$)		铁磁质($\mu_r\gg 1$)	
空气(标准状况)	$1+3.6\times10^{-7}$	氢(标准状况)	$1-0.21\times10^{-6}$	铸钢	$500\sim2200$
氧(标准状况)	$1+17.9\times10^{-7}$	水	$1-0.88\times10^{-5}$	硅钢	7000(最大值)
铝	$1+0.21\times10^{-4}$	锑	$1-7.0\times10^{-5}$	纯铁	1800(最大值)
铂	$1+2.9\times10^{-4}$	铜	$1-0.94\times10^{-5}$	坡莫合金	100 000(最大值)

定义 $\mu=\mu_r\mu_0$ 称为介质的绝对磁导率,简称**磁导率**(permeability),其单位 μ_0 相同。

令 $H=\dfrac{B}{\mu}$,称其为**磁场强度**(magnetic field intensity)。它也是矢量,其 SI 制中的单位是安培每米($A\cdot m^{-1}$)。当起磁电流 I 给定后,介质中各处的磁场就确定了。H 与介质的种类无关,在各向同性的介质中,H 与 B 的方向相同。用 H 来处理有介质存在时的磁场,会使问题变得简单。

二、超导体及其电磁学特征

1. 超导体的发现 1911 年,荷兰科学家昂尼斯和他的助手在测量汞的低温电阻时发现,当温度降到 4.2K 时,汞的电阻突然消失,也就是电阻变为零,以后还发现某些材料,当降到某一温度时,电阻也会变为零,这种现象称为**超导现象**(superconductivity)。1913 年 9 月在华盛顿召开的第三届国际制冷会议上,昂尼斯正式提出了"超导态"概念。1973 年,发现超导合金——铌锗合金,其临界超导温度为 23.2K(-249.95℃)。从 1986~1987 年短短一年多的时间里,临界超导温度竟然提高了 100 K 以上,使超导的应用和发展迈上了一个新台阶。1987 年 3 月,中国科技大学获得 215K 的超导材料。

2. 超导体的电磁学特性 凡是具有超导电性的物质称为超导体。当超导体显示出超导电性时,我们就说它处于超导态。超导体开始失去电阻的温度称为超导转变温度或者**临界温度**,用符号 T_C 表示。通常我们把样品电阻下降到正常态电阻值一半时所处的温度定义为 T_C。

由于超导金属电阻为零,当恒定直流电流通过超导金属时,金属两端不产生电势差,导体内电场为零,因而不产生功耗。把超导金属制成圆环,用电磁感应在圆环中激起电流,这种电流持续时间可达数年之久。但是,在常温下超导体的导电性比普通金属差。

不管超导体内原来有无磁场,一旦进入超导态,超导体内的磁场一定等于零,即具有完全抗磁性。这一现象称为**迈斯纳效应**(Meissner effect)。磁性超导体的完全抗磁性会产生磁悬浮现象,利用超导体产生的强磁场研制的磁悬浮列车,不受轨道阻力的影响,运行速度可达 $500km\cdot h^{-1}$ 以上。

第五节　生物磁场的生物效应及其医学应用

生物磁场研究与物理学、生物学、医学等有密切关系,并在医学诊断和治疗、环境保护、生物工程等方面有广阔应用前景。本节主要探讨生物磁场的产生与测量,磁场的生物效应、磁诊断技术和磁场疗法。

一、生物磁场及其测量

1. 生物磁场 在生命活动中,各种生命活动会产生微弱的生物磁场,主要来源有:①生物体内的电活动。在物质输运、能量转换和信息传递过程中,会发生电荷的传递或离子的迁移。例如心脏搏动、骨骼肌运动、神经系统感知和调控过程中,这些组织的细胞膜对各种离子的通透性会发生瞬时变化,出现脉冲式的离子电流,导致细胞膜电位的改变,形成动作电位。动作电位的传播在生物组织中形成生物电流,同时产生相应的生物磁场。例如,人的心磁场为 10^{-10}T,脑磁场为 10^{-12}T。②强磁性物质(如 Fe_3O_4)的侵入。由于环境污染等原因,吸入人体的铁磁性物质的粉尘,会沉积于肺部或进入胃肠系统,经外加磁场磁化后,在体内产生一定的生物磁场。③在外界因素的刺激下,生物机体的某些部位可产生一定的诱发电位,同时产生一定的诱发电场,如 $10\mu V$ 的诱发脑电位可引起的 10^{-13}T 诱发脑磁场,这种诱发的磁信号也是生物磁场。生物磁场都很微弱,表 8-2 给出了人体几种器官和组织的磁感应强度。

这些微弱的生物磁场及其变化与生物的生命活动、生理和病理状态密切相关。因此,生物磁场的测量具有一定的价值。

2. 生物磁场的测量 人体磁信号相对于地磁场和城市环境磁噪声非常微弱。因此,在测量人体磁场时,需要使用性能良好的磁屏蔽阻挡地磁场和环境磁场的影响,也可应用高灵敏度的磁场梯度计以消除局部范围内外磁场干扰。

表 8-2 人体一些组织和器官的磁场

磁场来源	磁感应强度(T)	磁场频率(Hz)
正常心脏	$\leq 10^{-10}$	$0.4 \sim 40$
受伤心脏	$\leq 5\times 10^{-11}$	
正常脑(α 节律)	$\leq 5\times 10^{-15}$	交变
正常脑(睡眠时)	$\leq 5\times 10^{-17}$	交变
骨骼肌	$\leq 10^{-12}$	$1 \sim 100$
石棉矿工肺部	$\leq 5\times 10^{-8}$	

(1)约瑟夫森效应:1962 年,约瑟夫森(B. D. Josephson)从理论上证明,如果在两块超导体(S)之间夹一薄绝缘层(I),构成超导体-绝缘体-超导体(S-I-S),超导电子能流过薄绝缘层,这就是**约瑟夫森效应**(Josephson effect),S-I-S 结构被称为**约瑟夫森结**(Josephson junction)。若用 I 表示通过约瑟夫森结的直流偏置电流,I_C 为约瑟夫森结的临界电流,则 $I<I_C$ 时结上的电压为零,约瑟夫森结处于超导状态;$I>I_C$ 时结上出现电阻,电压不为零,约瑟夫森结处于非超导状态。另外,I_C 不是外磁场 H 的单调函数,而是随外磁场的增大出现周期性变化。没有外磁场 H 时,I_C 最大;随着外磁场 H 的增大 I_C 逐渐变小,甚至为零;当外磁场 H 继续增大时,I_C 又恢复到较小的最大值。I_C 随外磁场 H 如此反复周期性的变化,即可被用来测量磁场。

(2)超导量子干涉仪:超导量子干涉仪(superconducting quantum interference device,SQUID)也称 SQUID 磁强计,是一种测量微弱磁场的精密仪器,灵敏度可达 10^{-15}T。SQUID磁强计是将磁通量转化为电通量的磁电传感器,其工作原理是基于约瑟夫森效应和磁通量子化现象。SQUID 磁强计的核心部件是超导环,它由约瑟夫森结组成。以低频直流型 dc-SQUID 磁强计为例,它的超导环为环形结构,有两个约瑟夫森结,如图 8-14 所示。当有一定的直流偏置电流通过时,产生量子干涉效应,约瑟夫森结处于非超导状态,即可利用 I_C 随外磁场 H 周期性的变化来测量。其他部件包括用来探测磁场的检测线圈与杜瓦瓶。为提高抗干扰性将检测线圈制作成梯度仪;杜瓦瓶中装有液氦,密封超导环的超导屏蔽盒和梯度仪被置于其中,以保证所需的超导温度 4K($-273 \sim -269$℃)。SQUID 磁强计的结构如图 8-15(A)所示;图 8-15(B)和图 8-15(C)分别表示一阶微分梯度仪和二阶微分梯度仪;图 8-15(D)表示一个倾斜 45°的梯度仪,当其沿长轴转动时可连续测出磁场在坐标上的两个分量值。

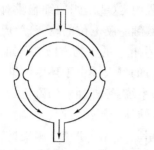
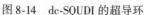
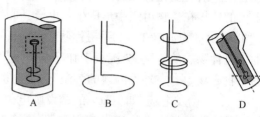

图 8-14　dc-SQUDI 的超导环　　　　图 8-15　超导量子干涉仪结构示意图

SQUID 磁强计在使用时不需与被测量部位直接接触,可间隔 3～5cm,最好是在磁屏蔽室中测量,这样可避免磁噪的干扰,得出更真实准确的结果。

生物磁测量与生物电测量比较,具有明显的优点:磁探测器不与人体直接接触,可避免电极与体表接触产生的干扰;磁测量可得到人体恒定和交变的磁场成分,电测量只能得到交流成分;磁场探测器可在空间改变探测部位,能得到三维的磁场分布图,并能对源电流产生部位进行准确定位。因此,生物磁的测量已经成为当今生命科学研究的重要组成部分。

二、磁场的生物效应

生物都是具有一定的磁性的,因此外加磁场、环境磁场和生物体内的磁场都会对生物体的组织和生命活动产生影响,我们把这种影响称为**磁场生物效应**(biomagnetic effect of external magnetic field)。

1. 与磁场生物效应相关的物理因素

(1) 磁场强度:研究发现,旋转磁场可以增加血清超氧化物歧化酶与铜锌超氧化物歧化酶的活性。结果显示,使超氧化物歧化酶活性增加的最佳旋转磁感应强度为 30mT,最佳作用时间为 30 分钟,超过这一强度数值,表现出效应减弱。这与磁场作用于生物体后,引起生物效应的磁感应强度阈值有关。

(2) 磁场的均匀性:均匀磁场与非均匀磁场对生物体的作用不同,0.15Gs 以下恒定的均匀磁场产生的生物效应很少;1Gs 左右非均匀的恒定磁场则对组织生长及白细胞形成有影响。

(3) 磁场类型:恒定磁场对组织的再生和愈合有抑制作用;而脉冲磁场对骨质的愈合有良好的治疗效果。

(4) 磁场的方向及作用时间

(5) 磁场的频率:交变磁场的频率对机体有影响,对血液作用时,发现频率为 50Hz～20kHz 的脉冲磁场中,只有频率为 1～2kHz 的磁场会促进血液的纤溶性质,其他频率的磁场对纤溶性有抑制作用。

上面所讨论的物理因素对于不同的生物、不同的个体以及从活体到生物大分子的不同层次,即便是在完全相同的条件下,所产生的生物效应也是有所差异甚至完全不同。

2. 磁场生物效应的形成机制　　磁场作用于生物体后,在生物体内引起一系列的生物效应,其作用机制主要有下面几方面:

(1) 电子的传递:生物体中的氧化还原反应、神经冲动的传递都与生物材料中的电子传递有关,磁场对运动电子产生洛伦兹力的作用,因此与之相关的生命过程也受影响。

(2)自由基、蛋白质和酶的活性:生物体内含有电子未配对的自由基和含有磁性原子的蛋白质和酶,它们都具有顺磁性,在磁场作用下活性改变。

(3)生物膜通透性的变化:生物膜有渗透性,膜内外的带电粒子可选择性的渗透,以此交换物质、能量和信息。在渗透过程中若离子受磁场作用,膜内外离子的分布状态将会改变,影响代谢的进行。

(4)遗传物质的变化:磁场可以引起生物高分子氢键的变化,改变碱基的构型,影响 H^+ 的隧道效应,导致遗传分子的变化。

总之,对于生物体组织、器官、细胞、分子的磁性研究,使人们从另一个角度去认识生物体的结构及其功能,对疾病的发生和生命活动过程的微观机制有了新的了解。使我们可以利用各种类型的磁场来控制、调节生命活动的过程,治疗某些疾病等等,使其更好地为人类健康服务。

三、磁诊断技术

生物磁场在不同的生理和病理状态下会发生变化,利用这些变化可检查和诊断疾病,这种诊断方法称为磁场诊断技术。磁场诊断技术以定位准确、灵敏度高、无创等优点在临床上受到高度重视,这一节我们就介绍这方面的相关情况。

1. 脑磁图 脑磁图(magnetoencephalogram,MEG)是从头部多点检测脑磁场变化并可判断脑功能的检查技术,是无创伤的探测大脑电磁生理信号的一种脑功能检测技术,在进行脑成骨检查时探测器不需要固定于患者头部,检测设备对人体无任何副作用。

(1)基本原理:人的颅脑周围也存在着磁场,这种磁场称为**脑磁场**。但这种磁场强度很微弱,要用特殊的设备才能测知并记录下来。需建立一个严密的电磁场屏蔽室,在这个屏蔽室中,将受检者的头部置于特别敏感的超冷电磁测定器中,通过特殊的仪器可测出颅脑的极微弱的脑磁波,再用记录装置把这种脑磁波记录下来,形成图形,这种图形便称作**脑磁图**。它反映脑的磁场变化,与脑电图反映脑的电场变化不同。脑磁图对脑部损伤的定位诊断比脑电图更为准确,加之脑磁图不受颅骨的影响,图像清晰易辨,故对脑部疾病是一种崭新的手段,为诊断发挥其特有的作用,可与脑电图结合起来,互补不足。

(2)脑磁图的检测方法:脑磁图仪器的核心部件是多通道的 SQUID 磁强计,目前已有 306 通道的专用头盔,其传感器的阵列分布如图 8-16 所示。

脑磁图探测仪不需要固定,患者只需将头部伸进头罩即可。受检者没有进入磁屏蔽室前,为了使 MEG 信号源与 MRI 影像的坐标系重叠,并在检查过程中对头颅定位,需在受检者头上安置定位线圈,并在鼻根处做上标记。受检者进入磁屏蔽室后要用头型数字化仪记录所有定位线圈,EEG 线圈和鼻根标记。医生可在磁屏蔽室外通过计算机可视系统观察采集到的 MEG、EEG 信号并控制检测过程。

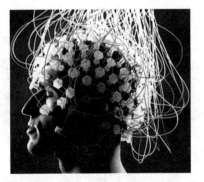

图 8-16 多通道 MEG 的传感器阵列分布

（3）脑磁图的临床应用：脑磁图在临床上最为成熟的应用是癫痫灶的精确定位，除此还用于脑肿瘤、脑血管畸形、帕金森氏病等手术前的脑功能性诊断，进行功能区定位，其空间定位精度可在 2mm 范围内，时间分辨率可达 1ms。功能区定位是指把 MEG 信号与 MRI 所获得的解剖结构图像叠加，即**磁源性成像**（magnetic source imaging，MSI），目前，利用脑磁图对大脑皮质功能的局限定位与生理学、解剖学已达到非常一致的结果。此外，把脑磁图的检测结果投影到**功能性磁共振成像**（functional MRI，fMRI）上，还可反映信号源处血流量。

脑磁图是一种无创性检测，但由于技术含量高，所需检测时间长，约 2 小时左右，所以其应用还受到一定程度制约。另外，由于仪器昂贵，国内仅有为数不多的几家医院开展此项工作，临床上的普遍应用还有待时日。

2. 肺磁图　用探测器在人的胸部和背部表面扫描，或者按规定的网格分别定点测量磁化后的剩磁场，而得到肺部各部位的磁场分布，称为**肺磁图**（magnetopneumogram，MPG）。

（1）肺磁图的测量方法：肺磁场的测量装置主要有：①磁化器，用 5×10^{-3}T 的磁场对全肺进行磁化；②磁通门式磁强计，用来测量肺产生的微弱磁场；③检查床，可前后、左右移动；④计算机系统，在肺表面设定若干个测定点，根据测量数据计算出积蓄的粉尘量和分布。

肺磁图的体表测定点是以胸骨剑突上窝为上界的中点，向下每隔 4cm 作一横线，共七条，再以 4cm 为间隔，在这些横线上水平移动，共得到 49 个测定点。测量时，病人脱去外衣，除去金属物品，经 5×10^{-3}T 的磁场磁化 10s，然后仰卧于检查床，上下左右移动 5 分钟完成第一次检测。初次检测后在同一场合，对相同的测定点让病人俯卧，以同样的方法进行第二次检测。将第二次检测数据与第一次检测数据相减，即可得到肺磁图。

（2）肺磁图的应用

1）肺磁图主要用于尘肺的检查，特别是 X 线片不能诊断的早期尘肺，肺磁图可快速正确的做出诊断。

2）用肺磁场的检测判断肺功能：利用缓和特性曲线的衰减快慢判断，一般来说，健康者衰减快，肺内粉尘积聚者衰减慢；通过二次磁化曲线的形状判断肺内的黏滞性；肺内粉尘排出量的测量，借助微量磁性物质载体把定量粉尘导入肺，然后用磁强计来测量其变化，进而推算粉尘的排出量。

3）对于肺部的其他疾病，如肺纤维化病，X 线片仅呈现点状阴影改变，在不能确定其性质的情况下，可用肺磁图进行鉴别诊断。

习 题 八

8-1　如何理解磁场中的高斯定理？

8-2　毕奥-萨伐尔定律的内容及物理意义是什么？讨论库仑定律与毕奥-萨伐尔定律的类似与不同。

8-3　一个半径为 0.2m，阻值 100Ω 的圆形电流回路连着 6V 的电压，回路中心的磁感应强度是多少？$(1.884 \times 10^{-7}$T$)$

8-4　一无限长直导线同游 $I = 15$A 的电流，把它放在 $B = 0.05$T 的外磁场中，并使导线与外磁场正交，试求合磁场为零的点至导线的距离。$(6.0 \times 10^{-5}$m$)$

8-5　求图 8-17 中所示的磁感应强度（图中导线均为无限长）：

（1）半圆 c 处的磁感应强度是多少？$\left(\dfrac{\mu_0 I}{4a}\right)$

（2）总电流分成两个相等的分电流时，圆心 c 处的磁感应强度是多少？（0）

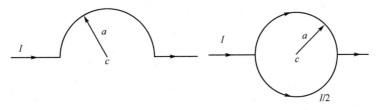

图 8-17 习题 8-5 图

8-6 如图 8-18 所示，一根载有电流 I 的导线由三部分组成，AB 部分为四分之一圆周，圆心为 O，半径为 a，导线其余部分伸向无限远，求 O 点的磁感应强度。$\left(\dfrac{\mu_0 I}{2\pi a}\left(1+\dfrac{\pi}{4}\right)\right)$

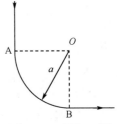

图 8-18 习题 8-6 图

8-7 磁介质可分为哪三种，它们都具有什么特点？构成生物体的各种生物大分子是否具有磁性，大多数生物大分子属于哪种磁介质？

8-8 脑磁图、肺磁图记录的都是什么信号？它们在医学诊断上有哪些应用，具有什么优点？

（秦 丹）

第九章 波动光学

偏振光显微镜常用来检测生物体内某些有序结构、镜体的存在及其折射光学性质,同时也可用来检测某些组织中的化学成分。

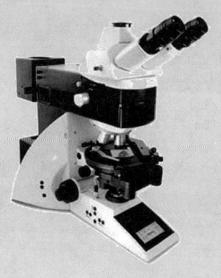

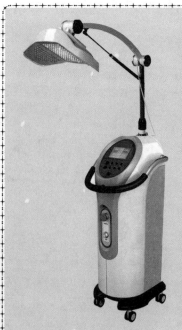

LED蓝光动力是治疗痤疮的理想方式。这种高强度高纯度的蓝光能够高效,无副作用地清除痤疮,还患者一张灿烂光洁的笑脸。

LED红光动力可以嫩肤美容。运用光照治疗,增强细胞活性,修复受损细胞,促进胶原蛋白的生成和弹性,使皮肤变得平滑。同时,结合不同浓度的光敏剂在祛除色素沉着,减少阳光损害方面,可以获得良好的疗效。

（1）掌握杨氏双缝干涉、薄膜干涉、弗朗和费单缝衍射以及光栅衍射的基本原理和公式。

（2）理解光程、光程差和半波损失等概念。

（3）掌握偏振的有关概念及马吕斯定律。

（4）理解物质的旋光性。

人们生存在光的世界里，从生活到工作、从国防到产业、从教育到科研、从文化到艺术，各行各业都离不了光，可以讲没有光就没有人类世界。关于光的本性问题，早在 17 世纪便形成了两种对立的学说，以牛顿为代表的光微粒说和以牛顿同时期的荷兰物理学家惠更斯为代表的光波动说。科学发展到 19 世纪，对一些光的干涉和衍射实验的成功解释才使人们逐渐认识到光是一种波动。英国物理学家麦克斯韦建立了电磁波理论，指出光波本质上是一种电磁波。

通常意义上的光是指可见光，即能引起人们视觉的电磁波，可见光只占整个电磁波中一个非常小的波段（400～760nm），而红外线和紫外线所占的区域则大得多，红外线的波长为 760～5×10⁵nm，紫外线的波长为 5～400nm。

可见光在医学上的一种应用是光动力疗法（photodynamic therapy，PDT），它是利用光动力效应进行疾病诊断和治疗的一种新技术，是一种有氧分子参与的伴随生物效应的光敏化反应。其过程是，特定波长的激光照射使组织吸收的光敏剂受到激发，而激发态的光敏剂又把能量传递给周围的氧，生成活性很强的单态氧，单态氧和相邻的生物大分子发生氧化反应，产生细胞毒性作用，进而导致有毒细胞受损乃至死亡。

研究光现象、光的本质、光与物质的相互作用等规律的学科称为光学。光学可分为几何光学（直线传播理论）与波动光学（电磁波传播理论），波动光学又分为线性波动光学（遵守波动叠加原理）与非线性波动光学（不遵守波动叠加原理）。本章主要是对线性波动理论进行阐述，涉及光的发光机制、光的干涉和光的衍射、光的偏振等内容及所遵循的基本规律。

第一节 光 的 干 涉

一、相 干 光 源

波动理论指出，只有相干波即频率相同、振动方向相同、初相位相同或相位差恒定的波源所发射的波才能发生干涉。对于机械波来说，相干波容易获得，例如击打两个完全相同的音叉，就可产生声的干涉。但对于光波来说，即使是两个完全相同的普通光源，相干条件仍然不能满足，因为在观察和测量的时段内，普通光源物质中存在大量的分子或原子，几乎每一瞬间都有相当数量的原子在发光，虽说每个原子一次发光的频率、初相位和振动方向都是确定的，但是各原子的发光相互独立，频率、振动方向等可以互不相同。因此从整体上说，两个普通光源或者同一个光源的不同部分发出的光并不满足干涉条件。

利用某些方法将从同一光源同一点发出的光分成两束，在空间经过两个不同的路径传播后再重叠起来，就可实现光的**干涉**（interference of light）。这是因为，光源中的任一原子或分子发出的任一光波所分成的两束光(相当于两个次级光源),来自同一个发光点,发光点可能发生的任何变化都在这两个次级光源中同时出现,由同一放光点派生出来的两个次级光源可认为是**相干光源**(coherent light source)。相干光源发出的两束光必然满足相干条件而成为**相干光**(coherent light)。利用同一光源获得相干光一般有两种方法:分割波阵面法,如杨氏双缝、菲涅耳双镜和劳埃镜等;分割振幅法,如薄膜的干涉等。下面介绍几种实现光波干涉的实验。

二、杨氏双缝实验

1801 年,英国的一位医生托马斯·杨(T. Young)创造性地在历史上首先设计出来双缝干涉实验装置,最早利用单一光源形成了两束相干光,从而观察到了光的干涉现象,并用光的波动性解释了这一现象。杨氏双缝实验具有重要的历史意义,对于 19 世纪初光的波动说得以复兴起到了关键性的作用。

杨氏双缝干涉实验装置如图 9-1 所示,用强烈的单色平行光照射不透明遮光板上单狭缝 S,由它发出的光波到达另外两个与其平行的狭缝 S_1 和 S_2,根据惠更斯原理,S 作为新波源向各个方向发射子波。子波分别通过两个与其平行的狭缝 S_1 和 S_2 射向前方,由于 S_1 与 S_2 相距很近,且 S 到 S_1 与 S_2 距离相等,故这两个光源是同相的相干光源。当光从 S_1 与 S_2 射出并在空间相遇,可在屏上形成稳定的明暗相间**干涉条纹**(interference fringe)。

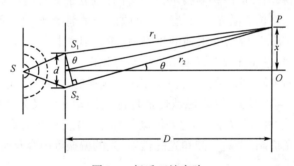

图 9-1 杨氏双缝实验

下面,我们根据波的干涉条件,对这一实验进行定量分析,讨论相干光源 S_1 与 S_2 在屏上产生干涉条纹的分布情况。在图 9-1 中,设 S_1 与 S_2 的距离为 d,S_1 与 S_2 到屏的距离为 D。在实验装置中,从两缝到屏的距离 D 远大于两缝间的距离 d。令 P 为屏上的任一点,$OP=x$,r_1 和 r_2 分别是从 S_1 与 S_2 到 P 点的距离,则由 S_1 和 S_2 发出的光到 P 点的波程差为

$$\Delta r = r_2 - r_1 \approx d\sin\theta$$

根据图 9-1 中各个物理量之间的几何关系,考虑到 $D \gg d$,$D \gg x$,$r_2 + r_1 \approx 2D$,可计算出 S_1 和 S_2 发出的光到 P 点的波程差为

$$\Delta r = \frac{d}{D}x$$

当

$$\Delta r = \frac{d}{D}x = \pm k\lambda \quad (k=0,1,2\cdots) \tag{9-1}$$

即当从 S_1 和 S_2 发出的光波到屏幕上 P 点的波程差 δ 为入射光波波长 λ 的整数倍(或

半波长的偶数倍)时,或当

$$x = \pm k \frac{D}{d}\lambda \qquad (k = 0,1,2\cdots) \qquad (9\text{-}2)$$

时,两列波在 P 点干涉加强,光强为极大,形成明条纹,P 点为明条纹中心。当 $k=0$ 时 $x=0$,即在 O 点出现明条纹,称为中央明条纹。其他与 $k=1,2,\cdots$ 相对应的明条纹分别称为第一级、第二级、……明条纹。式中的正负号表示条纹在 O 点两侧对称分布。

当

$$\Delta r = \frac{d}{D}x = \pm(2k-1)\lambda \qquad (k = 0,1,2\cdots) \qquad (9\text{-}3)$$

即当从 S_1 和 S_2 发出的光波到屏幕上 P 点的波程差 δ 为半波长 λ 奇数倍时,或当

$$x = \pm(2k-1)\frac{D}{2d}\lambda \qquad (k = 1,2\cdots) \qquad (9\text{-}4)$$

时,两列波在 P 点干涉减弱,光强为极小,形成暗条纹,P 点为暗条纹中心。与 $k=1,2,\cdots$ 相对应的暗条纹分别称为第一级、第二级、……暗条纹。

相邻两明条纹间或相邻两暗条纹间的距离称为**条纹间距**,从式(9-2)和(9-4)可以求得条纹间距为

$$\Delta x = \frac{D}{d}\lambda \qquad (9\text{-}5)$$

从上面的分析中可知:双缝干涉条纹是在中央明纹两侧对称分布、明暗相间、等间距排列的平行直条纹。

三、光　　程

在对杨氏双缝实验的讨论中我们发现,光干涉的结果取决于两束光在空气中($n \approx 1$)中所经过的几何路程之差即**波程差**。但是,许多实际的光干涉问题并不那么简单,会涉及两束相干光通过不同介质传播产生干涉现象,那我们如何来解决这些问题呢?为此,需要引入光程和光程差的概念。

设单色光在真空和介质中的传播速度分别为 c 和 u,则介质的折射率 n 为

$$n = \frac{c}{u} \qquad (9\text{-}6)$$

由波长、频率和波速之间的关系,我们知道,光在不同介质中传播时,光波的频率不变,但传播的速度会发生变化,因此光在不同介质中的波长不同,该单色光在此介质中的波长为

$$\lambda' = \frac{u}{\nu} = \frac{c}{n\nu} = \frac{\lambda}{n} \qquad (9\text{-}7)$$

式中,ν 为该单色光的频率,λ 为光在真空中的波长。

光在介质的传播过程中,沿传播方向光振动的相位逐点落后。当光在介质中传播距离 r 时,光振动相位落后的数值为

$$\Delta\varphi = \frac{2\pi}{\lambda'}r = \frac{2\pi}{\lambda}nr$$

这一公式表明:同一频率的光,在折射率为 n 的介质中通过 r 的距离所发生的相位变

化,与其在真空中通过 nr 的距离时所发生的相位变化相同。依据这一点,我们定义乘积 nr 叫做与几何路程 r 相当的**光程**(optical path),写为

$$\delta = nr$$

光程就是光与介质中几何路程相当的真空路程。

在讨论相干光通过不同介质的干涉条件时,必须先将它们各自经过的几何路程换算成光程,即把不同介质的复杂情况都变换为真空中的情形。因此,干涉条件就可以用光程差和光在真空中的波长来表示,

$$\delta = \pm k\lambda \quad (k=0,1,2,\cdots) \quad \text{干涉加强} \tag{9-8}$$

$$\delta = \pm(2k-1)\frac{\lambda}{2} \quad (k=1,2,\cdots) \quad \text{干涉减弱} \tag{9-9}$$

即当两束相干光相遇时,光程差为半波长的偶数倍时,干涉加强;光程差为半波长的奇数倍时,干涉减弱。至此可以明确,处理光干涉问题的关键就是确定光程差。

在光学实验装置中经常要用到透镜,透镜的插入,薄透镜只改变光的传播方向,但不引起附加的光程差。通过薄透镜的近轴光线具有等光程性。

四、薄 膜 干 涉

雨天,当我们走在马路上,偶尔会发现马路积水的表面出现彩色的花纹,仔细一看,原来是在水的表面上有一层薄薄的油污。为什么在油层表面会出现彩色条纹呢?这又是一种干涉现象,称为**薄膜干涉**(thin film interference)。其实只要稍加留意,类似的现象在生活中随处可见,如肥皂泡在阳光下五光十色、昆虫(蝴蝶、蜻蜓等)的翅膀在阳光下形成绚丽的色彩等等。杨氏双缝实验和劳埃镜实验是利用分割波阵面的方法获得相干光的,而薄膜的干涉则是通过分割振幅法来观察光的干涉现象。

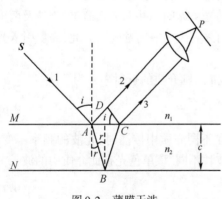

图9-2　薄膜干涉

如图9-2所示,在折射率为 n_1 的均匀介质中有一折射率为 n_2 厚度为 e 的均匀薄膜,并设 $n_2>n_1$。M 和 N 为介质的上、下两界面。单色面光源 S 发出的光以入射角 i 斜入射在薄膜上表面,在入射点 A 点被分成反射光线2和折射光线,折射光线在薄膜下表面 B 处反射至上表面的 C 点,再折射为光线3从上表面射出。根据反射和折射定律可知,光线2和光线3是两条平行光并且是从同一条入射光线的两部分,因经历了不同路径而有恒定的相位差,故它们是利用分割振幅的方法得到的相干光。所以,将光线2和光线3经透镜 L 会聚到焦平面上的 P 点时,会产生干涉现象。

可以证明,光线2和光线3经透镜 L 会聚到焦平面上的 P 点时的光程差 δ 为

$$\delta = 2e\sqrt{n_2^2 - n_1^2\sin^2 i} + \frac{\lambda}{2} \tag{9-10}$$

于是,薄膜干涉的明、暗条纹的产生的条件为

$$\delta = 2e\sqrt{n_2^2 - n_1^2\sin^2 i} + \frac{\lambda}{2} = k\lambda \qquad k = 1,2,\cdots \quad 明条纹 \tag{9-11}$$

$$\delta = 2e\sqrt{n_2^2 - n_1^2\sin^2 i} + \frac{\lambda}{2} = k\lambda = (2k-1)\frac{\lambda}{2} \qquad k = 1,2,\cdots \quad 暗条纹 \tag{9-12}$$

由式(9-10)可见,对于厚度均匀的平面薄膜(e 为恒量)来说,光程差是随光线的倾角(即入射角 i)而变换的。这样,不同的干涉明条纹和暗条纹,相当于不同的入射角,而同一干涉条纹上的各点都具有相同的倾角,因此,这种干涉条纹称为**等倾干涉条纹**。

对于透射光来说,也可以观察到干涉现象。由于不存在半波损失,因此,这两条透射的相干光的光程差为

$$\delta' = 2e\sqrt{n_2^2 - n_1^2\sin^2 i} \tag{9-13}$$

与式(9-11)、式(9-12)相比可见,对某一个入射角而言,当反射光干涉加强时,透射光干涉减弱;而对另一个入射角而言,当反射光干涉减弱时,透射光干涉加强;这正是能量守恒定律所要求的。

利用薄膜干涉,不仅可以测定光的波长或薄膜的厚度,而且还可以提高或降低光学器件的透射率。

根据能量守恒定律,反射光减少,所以透射光加强了。这种能减少反射光强度而增加透射光强度的薄膜,称为增透膜。显微镜、摄像机镜头和高级照相机的镜头都镀有增透膜。

与增透膜的作用相反,有些光学器件需要减少其透射率,以增加反射光的强度,可以在玻璃表面镀一层适当厚度的透明介质薄膜,称这种膜为增反膜,如宇航员头盔镀有对红外线具有高反射率的多层膜,以屏蔽宇宙空间中极强的红外线照射。

例 9-1 如图 9-3 所示,光学仪器的镜头上常镀有一层氟化镁增透膜,使白光中人眼最敏感的黄绿光尽可能通过,也就是使黄绿光在薄膜表面反射最少。已知氟化镁的折射率 $n = 1.38$,玻璃的折射率为 1.50,黄绿光的波长为 $\lambda = 550$nm,问薄膜的厚度至少是多少时黄绿光反射最少?

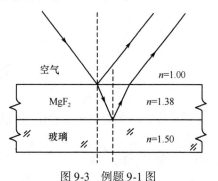

图 9-3 例题 9-1 图

解:因为氟化镁的折射率大于空气的折射率,而小于玻璃的折射率,所以,当光线垂直入射时,在氟化镁薄膜的上、下表面的反射都有半波损失,故上、下表面的两条反射线的光程差 $\delta = 2ne$。这两条反射线相消干涉的条件为

$$2ne = (2k-1)\frac{\lambda}{2} \qquad k = 1,2,\cdots$$

取 $k = 1$,可得氟化镁薄膜的最小厚度为

$$e = \frac{\lambda}{4n} = \frac{550}{4 \times 1.38} = 99.6\text{nm}$$

光学相干断层成像(optical coherence tomography,OCT),最早应用于眼科相关检查,是一种非损伤性、非接触性、在活体上对视网膜的细微结构进行横截面扫描的检查方法,它的

工作原理类似超声波,是用光波代替声波,利用相干光对生物组织进行断层扫描,并将获取的信息转化为数字,经计算机处理,再以图形或数字形式显示,提供量化诊断指标。OCT可以提供视网膜包括黄斑、视盘的断层图像,能清晰显示视网膜及脉络膜不同层次的结构并能对其细微结构进行客观、定量的测量和分析,能实时在活体上动态观察疾病的发展过程。特别是可清晰显示组织交界面的结构改变,如视网膜与玻璃体、脉络膜与视网膜色素上皮层间等细微病理改变。可对青光眼、黄斑裂孔、中心浆液性脉络膜视网膜病变、糖尿病视网膜病变、老年黄斑变性等疾病的早期诊断提供更可靠、有效的依据。(图9-4为黄斑囊样水肿影像)

光学干涉断层成像系统(OCT)2001年开始应用于冠状动脉成像。因为它具有超高的图像分辨率,可以达到$10 \sim 15 \mu m$,比血管内超声要高10倍,所以被称为是"体内的组织学显微镜"。已有研究资料表明,OCT可精确地对易损斑块进行鉴别,在评价药物或介入治疗对斑块及血管形态的影响,评价支架扩张、贴壁情况及内膜增生程度等方面也具有重要价值。(图9-5为血管支架置入术后内膜增生OCT影像)

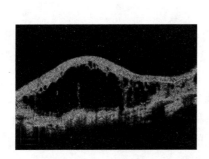

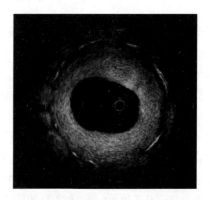

图9-4　黄斑囊样水肿　　　　　图9-5　血管支架置入术后内膜增生

第二节　光　的　衍　射

通常光在均匀介质中都是沿直线传播的,但是光在传播过程中,若遇到尺寸与光的波长差不多的障碍物时,光就不再遵循直线传播的规律,而会绕过障碍物的边缘传播,并在阴影区内形成明暗相间的条纹,我们称这种现象为**光的衍射**(diffraction of light)。

生活中我们可以看到水波的衍射,也可以感觉到声波的衍射,但是却很难看到光的衍射现象。这是因为只有当障碍物的大小和波动的波长可以相比拟的时候才会产生较明显的衍射现象,然而可见光的波长数量级仅为$10^{-7}m$,远比一般障碍物小得多。当然在实验室中,我们还是能够看到光的衍射现象的。

根据光源、障碍物和屏幕相对位置的距离,光的衍射现通常可以分为两类。一类为菲涅耳衍射:所用狭缝(或圆孔等)与光源和屏幕的距离为有限远(或有一个为有限远)时的衍射;另一类为弗朗和费衍射:所用狭缝(或圆孔等)与光源和屏幕的距离均为无限远时的衍射。

一、单 缝 衍 射

弗朗和费单缝衍射的装置如图 9-6 所示,凸透镜 L_1 的焦点上放置一个单色点光源 S,遮光板沿垂直于纸面的方向上有一**单缝**(single slit)AB,凸透镜 L_2 的焦平面上放置屏幕 E。由 S 经过 L_1 得到的平行光垂直投射到单缝上,在屏幕上将看到明暗相间的衍射图样。

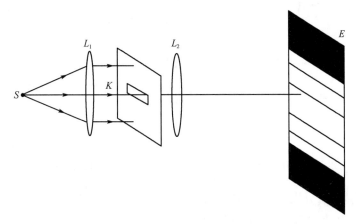

图 9-6 弗朗和费单缝衍射

如图 9-7 所示,波长为 λ 的单色平行光垂直入射到遮光屏上,缝宽为 a 的单缝 AB 处波阵面上各点都有相同的相位。根据惠更斯原理,它们作为子波波源而发射球面波,并向各个方向传播。θ 是子波射线与单缝平面法线的夹角,称为**衍射角**(diffraction angle)。我们分两部分来分析形成条纹的规律。

首先,考虑沿单缝平面法线方向传播的射线叠加的情况。很明显它们的衍射角 $\theta=0°$,在单缝 AB 出发处的相位相同,由于平行光经透镜并不产生附加的光程差,这些射线会聚到屏幕上 P_0 点时的相位仍然相同,所以正对狭缝中心处的 P_0 点是一个完全亮带。

再考虑与单缝平面法线成任意角 θ 方向,此时 $\theta \neq 0°$ 传播的子波射线,经过透镜后会聚于 P 点,在 P 点呈现明纹还是暗纹将由它们到达 P 点的光程差决定。若过 A 点作平面 AC 垂直于子波射线,根据透镜会聚光波的性质,这些射线从 AC 面上各点到会聚点的光程都相等,到达 P 点的光程差只出现在波面 AB 和 AC 面之间。由图 9-7(A)可以看出,衍射角为 θ 的这些子波射线间的最大光程差 $BC=a\sin\theta$。

如果在某个衍射角 θ 方向,如图 9-7(A)所示,当 $BC=\lambda$ 时,则从 A 点和狭缝中心点发出的光,光程差就是半个波长,它们在 P 点有 π 的相位差,产生相消干涉。我们是将波面 AB 看成由两个半波带组成。如图 9-7(B)所示,波前 AB 可分割成 4 个半波带。同理,如果两个相邻的半波带对应点所发出的光波到达 P 点时具有 $\lambda/2$ 的光程差,这些光波会聚到 P 点时也将产生相消干涉。总之,对应于衍射角 θ,如果单缝可以分成偶数个半波带时,则在屏上 P 处得到暗纹;如果单缝可以分成奇数个半波带时,虽其中偶数个半波带相互抵消,但仍有一个半波带的光波到达 P 处,在 P 处得到明纹,只是条纹的光强度很小。显然,衍射角 θ 越大,半波带的数目越多,明纹的强度越小,如果对应于某些衍射角,单缝处波前不能分成整数个半波带,屏上的光强度则介于明纹和暗纹之间。利用这样的半波带来分析衍射图样的方法称为**半波带法**。

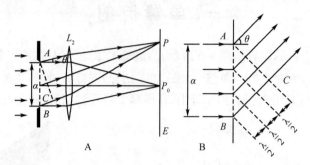

图 9-7　单缝衍射条纹的形成和半波带法

根据上述讨论，弗朗和费单缝衍射的明暗条纹条件为

$$a\sin\theta = \pm 2k\frac{\lambda}{2} = \pm k\lambda \qquad k=1,2,\cdots \text{ 暗纹中心} \tag{9-14}$$

$$a\sin\theta - \pm(2k+1)\frac{\lambda}{2} \qquad k-1,2,\cdots \text{ 明纹中心} \tag{9-15}$$

式中 k 为衍射级，分别对应一级暗纹（明纹）、二级暗纹（明纹）……

在式（9-14）中，$k=1$ 的暗纹，是在中央最亮条纹两旁首先出现的暗纹，在它们之间就是中央亮区。

分析式（9-14）和式（9-15），还可以得出以下结论：

（1）对一定波长的光，如果已知单缝的宽度，并能测定第 k 级暗纹或明纹相对应的角度 θ，就可以计算出入射光的波长（图9-8）；

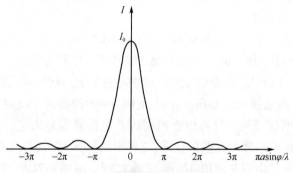

图 9-8　单缝衍射光强分布

（2）对一定波长的光，单缝的宽度越小，产生各级明暗纹所对应的 θ 角越大。因此在距离一定的光屏上，中央亮带的宽度和各明纹或暗纹间的距离也将增大，光的衍射现象越显著。反之，单缝如果很宽，则衍射现象很难观察出来，这时即可将光看作是沿直线进行；

（3）如果单缝的宽度一定，则入射光的波长越短，各级明纹所对应的衍射角也越小，入射光的波长越长，各级明纹所对应的衍射角也越大。因此，当白光入射时，由于各种波长的光在 $\theta=0$ 的 P_0 点都产生亮线，所以 P_0 点仍是白色最亮线。但是在 P_0 点两侧将对称地排列着各单色光的明纹。这些条纹将形成彩色带，同一彩色带中，靠近 P_0 点的是紫色，外边的是红色。

二、圆 孔 衍 射

在图9-6所示的弗朗和费单缝衍射实验装置中,若将狭缝换成圆孔,则在屏幕 G 上显现的衍射图样是中间为一圆形亮斑,如图9-9,称为**艾里斑**(Airy disk),其上集中了约84%的衍射光能量,周围是明暗相间的同心圆环,光强较弱,这种衍射叫做**弗朗和费圆孔衍射**。

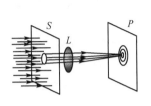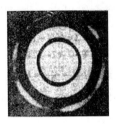

图9-9　弗朗和费圆孔衍射和艾里斑

理论计算表明,艾里斑的半角宽度(衍射第一极小对透镜 L_2 光心的张角

$$\theta = 1.22 \frac{\lambda}{D} \tag{9-16}$$

其中,λ 是入射单色光的波长,D 为圆孔的直径。该式表明,圆孔直径 D 越小,艾里斑越大,衍射效果越明显。

三、衍 射 光 栅

由许多等宽狭缝平行、等距排列起来组成的光学器件称为**光栅**(grating)。实际的光栅,通常在 1cm 以内有成千上万条狭缝。

光栅有许多透光狭缝,根据单缝衍射和双缝干涉的规律可以知道,当一束平行单色光照射到光栅上时,同一个缝自身发出的光要产生衍射,而从不同的缝发出的光又要产生干涉,因此光栅的衍射条纹是衍射和干涉的总效果。

图9-10表示光栅的一个截面,如果光栅每一狭缝的宽度为 a、不透光部分的宽度为 b,则 $a+b=d$ 称为**光栅常数**(grating constant),它表示光栅的空间周期性。当单色平行光垂直照射光栅后,经透镜 L 会聚于屏 G 上呈现衍射图像。

当一束单色平行光垂直照射到光栅上,在相邻的两狭缝上有许多相距为 d 的对应点。从这些对应点发出衍射角为 φ 的光,聚焦于屏幕上某点 P,其中任意两对应点发出光线的光程差都是 $(a+b)\sin\varphi$。若这一光程差为波长的整数倍,即当角 φ 满足条件

$$(a+b)\sin\varphi = k\lambda \qquad k=0,\pm1,\pm2, \tag{9-17}$$

时,这些到达 P 点的光线干涉加强,得到明纹。

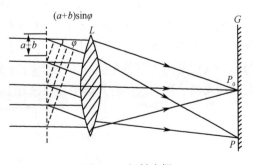

图9-10　衍射光栅

由于明纹是由所有狭缝上的对应点射出光线叠加而成,所以光栅的狭缝数目越多,明纹越亮。

式(9-17)称为**光栅方程**,式中 k 表示条纹级数。$k=0$,对应着中央明纹。与 $k=0,\pm1,\pm2,\cdots$ 对应的条纹分别叫做第一级明纹、第二级明纹、……,正负号表示各级明纹对称分布在中央明纹两侧。

用波长一定的单色光作光源,光栅常数越小,相邻两明纹分得越开。比较光的双缝干涉、光的单缝衍射和光栅衍射可以发现,测定光波波长最好的方法是利用光栅产生的衍射现象。

光栅方程给出了产生明纹的必要条件。显然,单从光束干涉来考虑屏上的光强分布是不够的,而必须同时考虑单缝衍射的作用。由于衍射,每条缝发出的光在不同 φ 角的强度不同。因此,即使某一衍射角 φ 满足式(9-17),应出现明条纹,但若该方向恰好也同时满足单缝衍射的暗纹条件,即

$$a\sin\varphi = k'\lambda \qquad\qquad k'=1,2,\cdots \qquad\qquad (9\text{-}18)$$

则各缝相互"干涉"叠加的结果,仍为暗纹,k 级明纹将不出现,这种现象称为光栅的**缺级现象**。如图9-11所示。

将式(9-17)与(9-18)联立并消去 $a\sin\varphi$,则得到光栅差生缺级的明纹级次 k 与单缝衍射暗纹级次 k' 之间的关系,即

$$k = \frac{a+b}{a}k' \qquad\qquad (9\text{-}19)$$

上述的衍射光栅是透射光栅。除此之外还有反射光栅。反射光栅是在磨光金属表面划出一些等距的平行刻痕,由未划过部分的反射光形成衍射条纹。

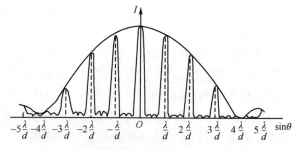

图9-11　光栅的缺级现象

由光栅方程 $(a+b)\sin\varphi = \pm k\lambda$ 可知,在给定光栅常数的情况下,衍射角 φ 的大小与入射光的波长有关。所以,当光源为白光时,可以发现其衍射图样中的中央亮线是白色,其他各级明条纹均是由各单色光按波长排列成谱(光谱),这种通过光栅形成的光谱称为**衍射光谱**或**光栅光谱**。同一级衍射光谱中,波长短的紫色靠近中央,外边为波长较长的红色。

第三节　光 的 偏 振

光的干涉和衍射现象说明了光的波动性质。但是,不论是横波还是纵波均可以产生干涉和衍射。而光的偏振现象证实了光的横波性质。

麦克斯韦的电磁理论指出电磁波是横波,是电磁振荡的传播。其电场强度矢量 **E** 和磁场强度矢量 **H** 均与传播方向垂直。由于光波中可以引起人的视觉和使照相底片感光作用的均是电场强度 **E** 表示**光振动矢量**,称 **E** 振动为**光振动**。

一、自然光和偏振光

一束光中,如果光矢量只在一固定平面内的某一固定方向振动,这种光叫做**线偏振光**或**平面偏振光**,简称**偏振光**(polarized light)。偏振光的光矢量振动方向与其传播方向构成的平面叫做**振动面**。与光矢量振动方向相垂直而包含传播方向的面叫做**偏振面**。

一个原子或分子在某一瞬间发出的波列是偏振的,光矢量具有一定的方向。但是普通光源辐射的光波是大量原子和分子辐射电磁波的混合波,任何时刻,在与光线传播方向垂直的平面上,光矢量可以取任何可能的方向,统计平均来看,没有哪一个方向比其他方向占优势(图9-12),即光矢量是均匀对称分布的,这样的光叫做**自然光**(natural light)。也常用图9-13(A)的方式表示自然光,即把自然光分解为两个相互垂直、振幅相等、无一定相位关系的光振动。在图9-13(B)中,用黑点表示垂直纸面的分振动;用短线表示在纸面内的分振动。

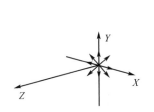 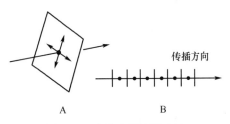

图9-12 自然光的光矢量振动方向　　图9-13 自然光的表示方法

介于自然光和偏振光之间的一种偏振光叫做**部分偏振光**(partial light)。部分偏振光也可以分解为两个相互垂直的光振动,但二者振幅不等,也无固定的相位关系,如图9-14(B)所示。线偏振光的表示方法如图9-14(A)所示。

在实际工作中,常采用某些装置完全或部分的除去自然光的两个相互垂直的分振动之一,就可以获得线偏振光或部分偏振光。

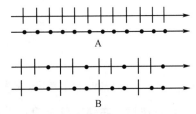

图9-14 线偏振光和部分偏振光的表示方法

二、起偏和检偏

普通光源发出的光都是自然光,那么如何采用某些装置从自然光中获得偏振光呢?我们可以利用偏振片来实现。

20世纪30年代,美国青年科学家兰德(E. H. Land,1909—1991)发明了一种具有**二向色性**(dichroism)的材料,用它制成的透明薄片可以选择性地吸收某一方向的光振动,而允许与之相垂直的光振动通过,这样的透明薄片称为叫做**偏振片**(polaroid)。偏振片上允许光振动通过的方向称为**偏振化方向**(polarizing direction),该方向用偏振片上标出的"↕"表示。

当一束自然光通过偏振片后便成了线偏振光,这一过程称为起偏。如图 9-15 所示。产生起偏作用的光学元件称为**起偏器**(polarizer)。用来检验某一光束是否偏振光的装置叫做**检偏器**(analyzer)。利用偏振片获得偏振光和检验偏振光是最为简单的方法。

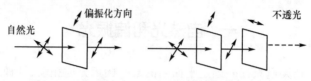

图 9-15　偏振片的作用

自然光在两种各向同性媒质分界面上反射、折射时,反射光和折射光都是部分偏振光。反射光中垂直振动多于平行振动,折射光中平行振动多于垂直振动,如图 9-16 所示。

自然光经介质界面反射后,反射光为线偏振光所应满足的条件首先由英国物理学家**布儒斯特**(D. Brewster)在 1815 年在实验中发现的。只有当入射角为某特定角时反射光才是线偏振光,其振动方向与入射面垂直,此时的入射角称为**布儒斯特角**(Brewster angle)或**起偏角**(polarizing angle),用 i_0 表示。光以布儒斯特角入射时,反射光与折射光互相垂直,如图 9-17 所示。

根据折射定律有

$$n_1 \sin i_0 = n_2 \sin \gamma = n_2 \cos i_0$$

即

$$\tan i_0 = \frac{n_2}{n_1} \qquad (9\text{-}20)$$

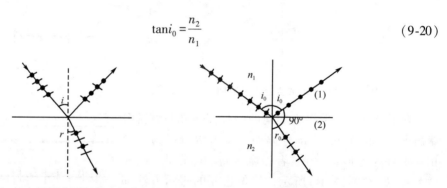

图 9-16　反射光和折射光的偏振　　　　图 9-17　布儒斯特定律

此规律称为**布儒斯特定律**。

玻片堆是由许多表面互相平行的玻璃片组成,自然光以布儒斯特角入射时,垂直于入射面的振动分量在每个界面上均要发生反射,而平行于入射面的振动分量则完全不能反射,故从玻片堆透出的光基本上只包含平行分量。玻片堆可用作起偏器。

三、马吕斯定律

偏振片 P 为起偏器,偏振片 A 为检偏器,当两个偏振片的偏振化方向相同时,通过偏振片 P 的线偏振光也可以通过偏振片 A,它们的重叠部分应是亮的。如图 9-18(A)所示。当两个偏振片的偏振化方向相互垂直(正交)时,通过偏振片 P 的线偏振光,不能通过偏振片 A,它们的重叠部分应是暗的。如图 9-18(B)所示。显然,此后,若以入射光为轴,旋转检偏器,可以看到由亮变暗,再由暗变亮的过程。透过检偏器的光强可由马吕斯定律(Malus law)给出。

法国物理学家马吕斯(E. J. Malus)指出：强度为 I_0 偏振光，透过检偏器后，透射光强(不考虑吸收)为

$$I_1 = I_0 \cos^2\alpha \qquad (9-21)$$

此式叫做**马吕斯定律**。式中 α 为偏振光的光振动方向与检偏器的偏振化方向的夹角。

根据马吕斯定律可以确定线偏振光经过检偏器后的光强。如果入射光是自然光或平面(线)偏振光或部分偏振光，那么，可用一个

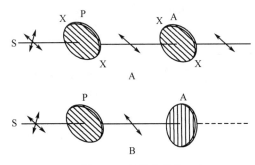

图 9-18 起偏和检偏

偏振片，并以入射光为轴旋转偏振片，依据看到的光强变化即可以判断出入射光是三者之中的哪一种。

例 9-2 自然光通过两个重叠的偏振片，若透射光强为：1) 最大透射光强的 $\frac{1}{4}$；2) 入射光强的 $\frac{1}{4}$。试求：这两种情况下两个偏振片的偏振化方向的夹角各是多少？

解： 设入射自然光的光强为 I_0，透射光强为 I。则经过起偏器的光强亦即最大透射光强为 $I_0/2$。根据马吕斯定律

1) 透射光强为最大透射光强的 1/4，

$$I = \frac{I_0}{2}\cos^2\alpha = \frac{1}{4}\cdot\frac{I_0}{2}$$

$$\cos^2\alpha = \frac{1}{4} \qquad \alpha = \pm 60°$$

2) 透射光强为入射光强的 1/4，

$$I = \frac{I_0}{2}\cos^2\alpha = \frac{I_0}{4}$$

$$\cos^2\alpha = \frac{1}{2} \qquad \alpha = \pm 45°$$

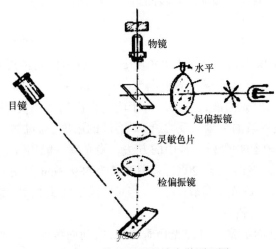

图 9-19 偏振光显微镜光学原理图

偏振光显微镜(polarized light microscope)是在光学显微镜的光学系统中插入了起偏振镜和检偏振器，用以检查样品的各向异性和双折射性的显微镜，如图 9-19 所示。起偏振镜和检偏振器都是由偏光棱镜或偏光板的尼科耳(nicol)棱镜制成。前者安装在光源与样品之间，后者安装在接物镜与接目镜之间或接目镜之上。在生物样品中，肌肉纤维、骨骼和牙齿等具有各向异性，淀粉粒、染色体和纺锤体等具有双折射性，由于偏振光通过各向异性的物质具有旋光性，所以将使偏振光的振动面发生不同程度的偏

转,从而使原来的暗视野变亮,出现灰度不同的像点构成的标本像。

生物标本的细节具有极为复杂的光学特性,用偏光显微镜可观察到一般显微镜看不到的神经纤维结构的细节,用它还可以显示出在不同介质中活细胞的内含物写微细结构,能将正常细胞与肿瘤细胞分辨开,而这些是用自然光所不能看到的或由于染色而遭到严重破坏的。偏振光显微技术在生物学和医学中应用很广泛。

四、旋 光 现 象

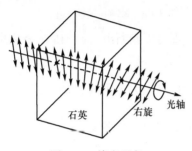

图 9-20　旋光现象

1811 年,法国物理学家阿喇果发现,线偏振光在晶体中沿光轴方向传播时,光的振动面旋转了一个角度,这种现象叫做**旋光现象**(optical activity)。如图 9-20 所示。能使偏振光振动面旋转的物质叫做旋光物质。石英晶体、松节油、各种糖和酒石酸的溶液都是旋光性较强的物质。

根据旋光物质使偏振光的振动面旋转的方向不同,可将其分为左旋和右旋两类。面对光的入射方向,使偏振光的振动面沿逆时针方向旋转的物质叫做**左旋物质**;使偏振光的振动面沿顺时针方向旋转的物质叫做**右旋物质**。

实验证明,晶体旋光物质使偏振光的振动面旋转的角度 φ 与晶体的厚度 l 成正比,即

$$\varphi = \alpha l \tag{9-22}$$

式中比例系数 α 叫做该物质的旋光率,单位是°/mm(度/毫米)。α 与物质有关,并与入射光的波长有关。

不同波长的偏振光经过同一旋光物质时,其振动面旋转的角度不同,这种现象叫做**旋光色散**(optical rotation dispersion)。例如,1mm 厚的石英,可使红色偏振光的振动面旋转 15°;可使钠黄光的振动面旋转 21.7°;可使紫色的振动面旋转 51°。这种偏振光的振动面旋转角度,随入射光波长的增加而减小的现象称为**正常旋光色散**。当用旋转检偏器来观察白色偏振光通过石英晶片时,就可以看到色彩变化的视场。

实验还指出,如果旋光物质为溶液时,偏振光的振动面旋转的角度 φ 与溶液的浓度 c 和溶液的厚度 l 成正比,即

$$\varphi = \alpha c l \tag{9-23}$$

比例系数 α 称为该溶液的**旋光率**(specific rotation)。式中角度 φ 的单位是(°);浓度 c 的单位是 $g \cdot cm^{-3}$;溶液的厚度 l 的单位是 dm。旋光率 α 的单位为 $(°) \cdot cm^3 \cdot g^{-1} \cdot dm^{-1}$。$\alpha$ 与溶质、溶剂以及溶液的温度有关,还与入射光的波长有关。对于旋光率已知的物质,用旋光计测得旋光角,即可由式(9-23)得出该溶液的浓度。反之,已知溶液的浓度,通过测定旋光角,可以得到物质的旋光率。这些都是在药物分析中常用的方法。旋光率一般用 $[\alpha]_\lambda^t$ 表示,t 指温度,λ 指偏振光的波长。一般在测量时取 $t = 20℃$,采用波长为 589.3nm 的钠光源(其波长相当于太阳光谱中的 D 线),这时的旋光率写成 $[\alpha]_D^{20}$。旋光性药物的旋光率(也称比旋度),在《中华人民共和国药典》中都有记载。

偏振光的振动面的旋转具有方向性。迎面观察通过旋光物质的光,振动面按顺时针方向旋转的称为**右旋**(right-handed),按逆时针方向旋转的称为**左旋**(left-handed)。

在旋光物质中,左、右旋圆偏振光的传播速度不同,即对左、右旋圆偏振光的折射率不同,这种由于物质各向异性所表现出来的旋光现象,是双折射的一种特殊形式。这两个折射率的差叫做**圆双折射率**。此外,同一旋光物质对不同波长的偏振光的圆双折射率也不同,即表现为旋光色散。

人体组织多数也不是各向同向性的物质,在一些透明的组织,这种各向异向的特点表现得更为明显。偏振光的各种性质最早被应用于眼科,其中最常用的是利用视网膜神经纤维层的双折射性质来测量其厚度。视网膜的双折射主要来自于视网膜神经纤维层(RNFL),平行和垂直于 RNFL 偏振反射光由于 RNFL 的双折射特性而具有相位差,也就是偏振光相位的延迟量,这一延迟量与 RNFL 的厚度成正比。Weinreb 等人改进了扫描激光偏振检眼镜,测量了猴眼的眼底,并其视网膜神经纤维层做了组织学切片,对照其厚度与偏振延迟度,Weinreb 发现 1 度的延迟对应于约 7.4μm 的 RNFL 厚度,并且有很好的线性相关性。相应的结果在人体也存在。于是基于双折射的 RNFL 厚度分析开始了大规模的研究,到目前已经有实用的设备应用于临床。对于角膜的偏振特性的研究使角膜的厚度分析也成为可能,由于角膜屈光手术的飞速发展,这一类的研究正逐渐成为偏振光研究的热点。眼球作为一个透明组织,可以表现许多的全身疾病症状,也可以成为检测全身疾病指标的一个窗口。房水也具有旋光性,旋光率的变化主要由溶解的葡萄糖浓度决定,所以房水的延迟量是与葡萄糖浓度相关的,通过测量房水的延迟量可以推算出房水中葡萄糖浓度,也就可以间接测量血糖浓度。这是一个完全非侵入性的检查手段,也为各种生化检查打开了新的思路。

习 题 九

9-1 在杨氏实验中,两狭缝相距 0.2mm,屏与缝相距 1m,第 3 明条纹距中央明条纹 7.5mm,求光波波长。(500nm)

9-2 在双缝干涉实验中,用钠光灯作光源($\lambda = 589.3\text{nm}$),$D = 0.5\text{m}$,$b = 1.2 \times 10^{-3}\text{m}$。求:(1)空气中($n=1$)条纹间距;(2)水中($n=1.33$)条纹间距。($2.5 \times 10^{-4}\text{m}$;$1.9 \times 10^{-4}\text{m}$)

9-3 在折射率为 1.52 的玻璃镜头上镀一层折射率为 $n=1.42$ 的透明薄膜,使白光中波长为 650nm 的红色成分在反射中消失,求薄膜的最小厚度。(114nm)

9-4 波长 500nm 的光波垂直入射一层厚度 $e=1\text{um}$ 的薄膜。膜的折射率为 1.375。问:(1)光在膜中的波长是多少?(2)在膜内 2e 距离含多少波长?(3)若膜两侧都是空气,在膜面上反射的光波与经膜底面反射后重出膜面的光波的相位差为多少?(①363.6nm;②5.5 个;③10π 或 12π)

9-5 在弗朗禾费单缝衍射中,以波长 $\lambda = 632.8\text{nm}$ 的氦氖激光垂直照射,测得衍射第一级极小的衍射角为 5°,求单缝的宽度。($7.26 \times 10^{-6}\text{m}$)

9-6 两块偏振片的透射轴互相垂直,在它们之间插入两块偏振片,使相邻两片偏振透射轴都夹 30°角。如果入射的自然光强度为 I_0,求通过所有偏振片后光的强度。($0.21I_0$)

9-7 某蔗糖溶液在 20℃时对钠光的旋光率是 66.4$^0 \cdot \text{cm}^3 \cdot \text{g}^{-1} \cdot \text{dm}^{-1}$。现将其装满在 0.20m 的玻璃管中,用糖量计测得旋光角为 8.3°,求溶液的浓度。($6.25\text{g} \cdot \text{cm}^{-3}$)

(范应元)

第十章　几何光学

　　眼镜是为了矫正视力或者保护眼睛而制作的简单光学器件。矫正视力的眼镜有近视眼镜、远视眼镜、老花眼镜以及散光眼镜四种。隐形眼镜（contact lens），也叫角膜接触镜，是一种戴在眼睛角膜上，用以矫正视力或保护眼睛的镜片。隐形眼镜不仅从外观和便捷方面给近视等屈光不正患者带来了很大的改善，而且视野宽阔、视物逼真。

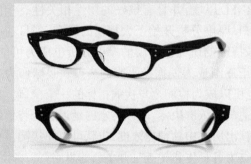 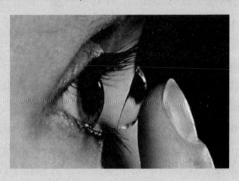

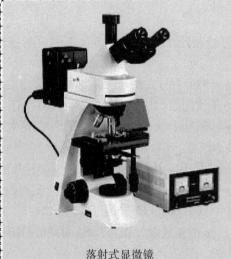

　　显微镜是一种把人眼所不能分辨的微小物体放大成像，以供人们提取微细结构信息的光学仪器。显微镜以成像原理进行分类，可分为光学显微镜与电子显微镜。现代的光学显微镜可以把物体放大千余倍，分辨的最小极限达 $0.2\mu m$。光学显微镜的种类很多，主要有明视野显微镜（普通光学显微镜）、暗视野显微镜、荧光显微镜、相差显微镜、激光扫描共聚焦显微镜、倒置显微镜等。

落射式显微镜

　　电子显微镜常用的有透射电镜（TEM）和扫描电子显微镜（SEM）。电子显微镜将电子束作为光源，用电磁透镜代替光学透镜并使用显示器将肉眼不可见电子束转换成图像。结合各种电镜样品制备技术，人们可对样品进行多方面的结构研究。电子显微镜可把物体放大到 300 万倍。光学显微镜与电子显微镜均是生物医学研究中不可或缺的工具。

学习要求

（1）掌握单球面折射成像的原理和符号规则。

（2）掌握共轴球面系统、薄透镜成像的规律。

（3）了解眼睛的光学系统及非正视眼的形成原因和矫正方法。

（4）掌握光学显微镜的放大率及分辨本领，了解医学上常用的光学仪器。

光学中以光线概念为基础，研究光的传播与成像规律的一个重要分支是**几何光学**（geo-metrical optics）。几何光学中，把组成物体的物点看成几何点，把其发出的光束看成是互相关联的无数几何线的集合，几何线传播的路径和方向代表了光的传播路径和方向。这种几何线只是一种理想模型和近似处理方法。

当研究对象的几何尺寸远大于光的波长，光的波动性不显著的情况下，几何光学理论可以获得与实际情况基本相符的结果。几何光学不考虑光的波长、相位、振幅及能量，它采用几何作图的方法来研究光在透明介质（透镜、镜面、棱镜等）中的传播规律，讨论物体的成像问题。几何光学在医学、化学和生命科学研究中得到了广泛的应用。

本章将介绍光通过球面、透镜时的折射成像的规律，眼睛的屈光不正和矫正方法，以及几种涉及几何光学的医学仪器。

第一节　几何光学的基本定律

一、几何光学的实验定律

人们在长期的实践和研究中，总结归纳了几何光学的实验定律，这是整个几何光学的基础。

（1）**光线的直线传播定律**（law of rectilinear propagation）：在各向同性、均匀的同种介质中，光沿直线直播。

（2）**光的独立传播定律**（law of independent propagation）：两束光在传播途中相遇时互不干扰，仍按各自的途径继续传播，每束光的性质（如频率、波长、偏振态等）都不因另一束光的存在而发生改变。

（3）**反射和折射定律**（law of reflection and refraction）：光入射到两种介质的分界面上时，一般情况下，一部分光从界面上反射，形成反射光线；一部分光进入另一种介质，形成折射光线，如图 10-1 所示。

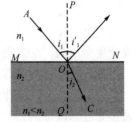

图 10-1　光的反射与折射

入射光线 OA 和界面法线 PQ 构成的平面（图中的纸面）称为入射面。入射光线、反射光线、折射光线与界面法线的夹角分别称为入射角 i_1、反射角 $i i$ 和折射角 i_2。实验证明有下述规律：

光的反射定律：反射光线位于入射面内，反射光线 OB 和入射光线 OA 居于法线两侧，反射角等于入射角，即

$$i_1' = i_1 \tag{10-1}$$

光的折射定律：折射光线位于入射面内，折射光线 OC 和入射光线 OA 居于法线两侧，入射角的正弦与折射角的正弦之比为一个与入射角无关的常数，即

$$\frac{\sin i_1}{\sin i_2} = \frac{n_2}{n_1} \quad \text{或} \quad n_1 \sin i_1 = n_2 \sin i_2 \tag{10-2}$$

（10-2）式中 n_1 和 n_2 分别为入射介质和折射介质的折射率。光在真空中的传播速度为一恒

量,约等于 $3\times10^8\text{m/s}$。在介质中,光的传播速度将会减小。某种介质的折射率等于光在真空中的速度 c 与在该介质中的速度 v 的比值,即

$$n = \frac{c}{v}$$

一般,折射率 n 随介质而异,且与波长有关,它是介质的一个基本参量。

从光的反射和折射定律不难看出,当光线的方向逆转时,它将沿着同一路径传播。这个推论称为**光路可逆性原理**。

若光线从光密介质(分界面两侧折射率较高的介质)入射到光疏介质(分界面两侧折射率较低的介质),即 $n_1>n_2$ 时,由(10-2)式可知,有 $i_1<i_2$,即折射角大于入射角,并随入射角的增大而增大。当入射角增大到某一角度 i_C 时,折射角达到90度,使折射光线沿界面掠射而出。若入射角继续增大,将不再有折射光线,入射光线全部反射回光密介质,且反射角等于入射角,这种现象叫做**全反射**(total reflection)。对应于折射角为90度的入射角称为全反射临界角 i_C:

$$\sin i_C = \frac{n_2}{n_1} \tag{10-3}$$

二、医用内窥镜

医用内窥镜是一种可插入人体体腔和脏器内腔进行直接观察和诊断治疗的医用光学仪器。内窥镜按照其镜体部分的成像构造和特性可分为硬管式内窥镜、柔软式内窥镜(又称纤维内镜)和电子内窥镜。

1. 纤维内镜 用柔软可弯且具有一定机械强度的光导纤维束进行导光和传输图像的内窥镜称为纤维内镜。光导纤维的中心是由透明度很好的玻璃或其他透明材料拉成的细丝(半径不超过 $10\mu\text{m}$),称为纤芯。环绕纤芯的是一层圆柱形套层,称为包层,其折射率小于纤芯的折射率。当光束从大于全反射临界角的方向入射到玻璃纤维的侧壁时,光束在侧壁处产生全反射。全反射在玻璃纤维内反复地发生,从而实现光和图像在玻璃纤维中的传播。

光导纤维传输图像利用的是光在介质界面上的全反射(图10-2)。设 n_0 为纤维外介质的折射率,n 为纤芯的折射率,n_1 为包层的折射率,当光束以角度 φ 入射到纤维的端面,以折射角 θ 进入纤维内,又以入射角 i 入射到纤芯内壁上,由于包层物质折射率小于纤芯的折射率,当 i 为临界角时,光线在内壁上发生全反射,当纤维的弯曲面不大时,应有 $\theta+i\approx\frac{\pi}{2}$,根据折射定律 $n\sin i = n_1\sin90°$,可得

$$n\sin\left(\frac{\pi}{2}-\theta\right) = n_1,\ \text{即}\ n\cos\theta = n_1$$

当光束由空气进入纤维端面时,也应满足折射定律,即 $n_0\sin\varphi = n\sin\theta$。

将上述两式各自左右平方后,再相加可得

$$n_0\sin\varphi = \sqrt{n^2 - n_1^2}$$

式中 $n_0\sin\varphi$ 称为光导纤维的数值孔径($N\cdot A$),其中 φ 为光束沿光纤传播而不向外泄露的

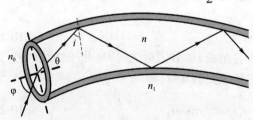

图 10-2 光导纤维光传导原理

条件下,光束在光纤端面的最大临界入射角。一旦入射光线的入射角大于 φ,将无法在光导纤维内产生全反射。

纤镜一般是由数万根玻璃纤维捆缚而成的,很细的纤维柔软可弯曲,并有一定的机械强度,每根纤维都有良好的光学绝缘,能独立传光。纤维束的作用:一是利用它将外部的强光导入人体,照亮要观察的部位;二是把脏器内部的像导出体外,以便医生观察和摄影。目前用光导纤维制成的各种内镜已广泛应用到临床实践,具体有胃肠内镜、腹腔内镜、颅内内镜、泌尿系统内镜、血管心脏内镜等。

2. 电子内镜　电子内镜的成像主要依赖于镜身前端装备的微型图像传感器,而非纤镜中的传像纤维束。微型图像传感器将光信号(即视频图像)转换成电信号,由电缆传输至视频处理器,经处理还原后显示在监视器上。屏幕上的图像可以由打印机打印或者存储在磁盘上,由计算机进行处理。电子内镜与纤维内镜相比有以下优点:①图像清晰,色泽逼真,分辨率高。电子内窥镜图像可以放大,对小病灶的观察尤为适合;②快速照相,减少内镜检查时间;③避免了光导纤维易于折断、导光亮度易于衰减、图像放大易于失真等缺点。

3. 超声内镜(图10-3)　超声内镜(简称EUS)是将超声探头装入内镜中,在内镜导引下,将超声探头插入人体内进行扫描。由于超声波不经过中间介质,而是直接照射被观测物,信号损失少,图像分辨能力大大提高。通过此方式得到的信息要比在体表上获得的信息更加准确详细。超声内镜

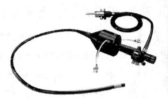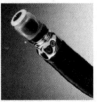

图10-3　超声内窥镜及其探头

对食管、胃的隆起性病变有很好的诊断和治疗价值。此外,超声内镜还可以帮助医生判断胃癌侵犯深度和周围淋巴结转移情况,可以鉴别胃溃疡是良性还是恶性。

医用内窥镜的发展为人们揭示了人体的奥秘,使多种疑难病症得到诊断和治疗。

第二节　球面折射

一、单球面折射

1. 单球面的物像公式　当光在两种透明、均匀、各向同性的介质中传播时,在两种介质的分界面上会发生反射和折射现象。如果折射率不同的两种介质之间的分界面为球面的一部分时,产生的折射现象称为**单球面折射**(refraction at a single spherical surface)。大多数光学系统的折射面都是球面,单球面折射规律是一般光学系统成像的基础。

图10-4中,MN 为球面折射面的一部分,球面两侧介质的折射率分别为 n_1 和 n_2,当光线从一种介质进入另一种介质时,光在折射面上将发生折射。折射球面的球心 C 称为曲率中心,球面的半径 r 称为曲率半径,O 为点光源,通过曲率中心 C 和点光源 O 的直线 OC 称为**主光轴**,OC 与球面 MN 的交点 P 称为折射面的顶点。如果光源发出的光线(如图中光线 OA)与主光轴的夹角 α 很小,以至于 α 满足 $\alpha \approx \sin\alpha \approx \tan\alpha$,则此类光线称为**近轴光线**(paraxial rays)。反之,称为**远轴光线**。下面的讨论仅限于近轴光线。

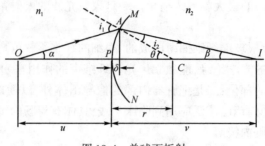

图 10-4　单球面折射

我们取这样的两条光线，一条是沿主光轴入射到折射面顶点 P 的光线 OP，其折射后方向不发生改变；另一条是沿任意方向入射的近轴光线 OA，经球面折射后与主光轴交于 I 点，I 点就是光源 O 的像。光源 O 到球面顶点 P 的距离 OP 称为**物距**，用 u 表示；像点 I 到球面顶点 P 的距离 PI 称为**像距**，用 v 表示。

下面我们来推导单球面的折射成像公式。i_1 和 i_2 为入射角和折射角，由折射定律得

$$n_1 \sin i_1 = n_2 \sin i_2 \tag{10-4}$$

对于近轴光线 OA，α 很小，所以 i_1 和 i_2 都很小，因而 $\sin i_1 \approx i_1$，$\sin i_2 \approx i_2$，故（10-4）式可写成

$$n_1 i_1 = n_2 i_2$$

由图中 ΔOAC 和 ΔACI 可知：$i_1 = \alpha + \theta$，$i_2 = \theta - \beta$，（10-4）式可改写为

$$n_1(\alpha + \theta) = n_2(\theta - \beta) \tag{10-5}$$

考虑入射光线为近轴光线，α、β、θ、δ 都很小，所以有

$$\alpha \approx \tan\alpha = \frac{h}{u+\delta} \approx \frac{h}{u}, \beta \approx \tan\beta = \frac{h}{v-\delta} \approx \frac{h}{v}, \theta \approx \tan\theta = \frac{h}{r-\delta} \approx \frac{h}{r}$$

代入式（10-5），并消去 h，可得

$$\frac{n_1}{u} + \frac{n_2}{v} = \frac{n_2 - n_1}{r} \tag{10-6}$$

式（10-6）称为**单球面折射公式**（refraction formula at a spherical surface）。它给出了单球面折射时 u、v 和 n_1、n_2、r 之间的关系。从（10-6）式可以看出，在近轴光线成像的条件下，物距 u 和像距 v 对于给定的球面有一一对应的关系，即若将物放在 O 点，其像在 I 点；反之，若将物放在 I 点，其像必在 O 点。物和像的这种对应关系称为**共轭**（conjugation），物像共轭是光路可逆的必然结果。

公式（10-6）适用于近轴光线（α 很小）和一切凸、凹球面的折射成像，但应用时各物理量 u、v 和 r 必须遵守如下的符号规则：

（1）实物的物距 u 取为正值、虚物的物距 u 取为负值。

（2）实像的像距 v 取为正值、虚像的像距 v 取为负值。

（3）凸球面迎着入射光线时，单球面的曲率半径 r 取正值，凹球面迎着入射光线时，r 取负值。

（4）n_1、n_2 的顺序以实际光线的行进方向为准。

为更好的应用单球面折射公式，有必要对上述概念予以进一步明确：物在成像问题中作为光源，入射光线行进的空间称为**物方空间**，而折射光线的传播空间称为**像方空间**。要区分某个点属于物方空间还是像方空间，要看它是与入射光线有关还是与折射光线有关。

实像是真实光线会聚点的集合，成像于像方空间，像距为正；虚像是假想的折射光线反

向延长线会聚点的集合,像距为负。

不仅像有虚实之分,物也有虚实之别。相对于某个折射面(或者光学系统)而言,如果入射光线是发散的,则相应的发散光线中心为实物点,物距为正;如果入射光线是会聚的,其假想延长线的会聚中心称为"虚物"点,物距为负。来自真实发光点的光线当然不会是会聚的,虚物往往出现在多个折射面或者光学器件的联合成像问题中。

实物可成实像,也可成虚像;虚物同样也可成虚像、实像。物像之间的关系如图 10-5 所示。图 A 实物成实像;图 B 实物成虚像;图 C 虚物成实像;图 D 虚物成虚像。图中竖直的虚线表示折射面可能是凸球面,也可能是凹球面。

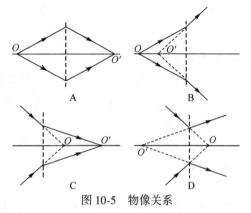

图 10-5　物像关系

2. 单球面的焦度、焦点和焦距　在单球面折射公式(10-6)中,等式右端的式子只与折射球面的曲率半径和两侧介质的折射率有关,对于给定的介质和折射球面,此式是一个恒量,称为折射面的**焦度**,用 Φ 表示,即

$$\Phi = \frac{n_2 - n_1}{r} \tag{10-7}$$

若上式中 r 以米(m)为单位,则焦度 Φ 的单位为屈光度,用 D 表示。Φ 可为正值,也可为负值。

例如,$n_1 = 1.0$,$n_2 = 1.5$,$r = -0.2\text{m}$ 的单球面,其焦度等于 -2.5m^{-1},记为 -2.5D,"度"也可作为焦度的单位,$1\text{D} = 100$ 度。

如图 10-6(A)所示,当点光源位于主光轴上的某点 F_1 处时,如果它发出的光线经单球面折射后变为平行光线,即 $v = \infty$,点 F_1 称为该折射面的第一焦点。从第一焦点 F_1 到折射面顶点 P 的距离称为折射面的**第一焦距**(物方焦距),用 f_1 表示。根据上述定义,将 $u = f_1$,$v = \infty$ 代入(10-6)式得

$$f_1 = \frac{n_1}{n_2 - n_1} r \tag{10-8}$$

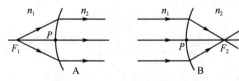

图 10-6　单球面的焦点和焦距

如果平行于主光轴的近轴光线(即物在无穷远处)经单球面折射后会聚于主光轴上某一点 F_2 处,如图 10-6(B)所示,点 F_2 称为该折射球面的第二焦点,从 F_2 到折射面顶点 P 的距离称为折射面的**第二焦距**(像方焦距),用 f_2 表示。根据第二焦点的定义,将 $u = \infty$,$v = f_2$ 代入(10-6)式得

$$f_2 = \frac{n_2}{n_2 - n_1} r \tag{10-9}$$

从(10-8)式和(10-9)式可以看出,由于 $n_1 \neq n_2$,所以单球面的第一焦距 f_1、第二焦距 f_2 并不相等,且可正可负,它主要取决于 n_1、n_2 的大小和 r 的正负。当 f_1 和 f_2 为正时,F_1 和 F_2 为实焦点,折射面对光线具有会聚作用;当 f_1 和 f_2 为负时,F_1 和 F_2 为虚焦点,折射面对光线具有发散作用。焦距 f_1 和 f_2 的大小可以反映单球面对光线的折射本领,f_1、f_2 的数值越小,折射本领越强。

3. 单球面焦度和焦距的关系　用焦距来反映单球面折射本领有两个不足：一是折射面两侧焦距不相等，$f_1 \neq f_2$；二是折射本领的大小与焦距的大小成反比。单球面的折射能力可以用焦度的大小来反映，焦度值越大，折射面折射能力越强。结合(10-7)式、(10-8)式以及(10-9)式，我们可以得到

$$\Phi = \frac{n_2 - n_1}{r} = \frac{n_1}{f_1} = \frac{n_2}{f_2} \tag{10-10}$$

从上式可知，焦度等于单球面某侧介质的折射率与该侧焦距之比。两种介质的折射率差别越大，折射面的曲率半径越小，Φ 值越大，对光线的折射本领就越大。由符号规则可知，$\Phi > 0$ 表示该单球面对入射光线具有会聚作用；$\Phi < 0$ 表示折射面对入射光线具有发散作用。对于同一折射面，两侧的焦距不同，但是其焦度是相等的。

例 10-1　液体($n_1 = 1.2$)中有一直径为 6cm 的圆柱状玻璃棒($n_2 = 1.5$)，其左端为曲率半径 3cm 的凸球面，右端为无限长。一点状物体位于玻璃棒外的轴线上，与棒的凸球面顶点相距 24cm。计算：1)像的位置及性质。2)折射面的焦距和焦度。

解：

1) 依题意标注 n_1、n_2、u、r 各量，$n_1 = 1.2$，$n_2 = 1.5$，$u = 24$cm，$r = 3$cm

由单球面折射公式

$$\frac{n_1}{u} + \frac{n_2}{v} = \frac{n_2 - n_1}{r}$$

代入数值，得

$$\frac{1.2}{24} + \frac{1.5}{v} = \frac{1.5 - 1.2}{3}$$

解得

$$v = 30 \text{cm}$$

即像成在凸球面顶点右侧 30cm 的位置，像为实像。

2) 根据 $v = \infty$，求得折射面第一焦距

$$f_1 = \frac{n_1}{n_2 - n_1} r = \frac{1.2}{1.5 - 1.2} \times 3 = 12 (\text{cm})$$

根据 $u = \infty$，求得折射面第二焦距

$$f_2 = \frac{n_2}{n_2 - n_1} r = \frac{1.5}{1.5 - 1.2} \times 3 = 15 (\text{cm})$$

单球面折射的焦距分别为 12cm 和 15cm，数值不相等。

由焦度定义

$$\Phi = \frac{n_2 - n_1}{r} = \frac{n_1}{f_1} = \frac{n_2}{f_2} = \frac{1.2}{0.12} = \frac{1.5}{0.15} = 10 (\text{D})$$

二、共轴球面系统

现在光学仪器中常使用透镜组，包含有更多数目的折射球面。如果两个或两个以上折射球面的曲率中心在同一直线上，它们便组成了**共轴球面系统**(coaxial spherical system)。各球心所在直线称为共轴系统的主光轴。人眼就是一个共轴球面折射系统。

光通过共轴球面系统后所成的像，决定于入射光依次在每一个折射面上的折射结果。在共轴球面系统中解决成像问题时，可采用**逐次成像法**，即先求出物体经第一个单球面折射

后所成的像,然后以此像作为相邻的第二个折射面的物(可能为实物,也可能是虚物),再求出该物通过第二个折射面所成的像,依此类推,直到求出最后一个折射面所形成的像,该像即为整个球面系统所成的像。

例 10-2 如图 10-7 所示,一点光源放在半径为 10cm 的玻璃球($n=1.5$)左侧 40cm 处,求近轴光线通过玻璃球后所成的像。空气折射率为 1.0。

解:对于第一折射面而言:$n_1=1.0$,$n_2=1.5$,$r=10cm$,$u_1=40cm$

由单球面折射公式 $\dfrac{n_1}{u}+\dfrac{n_2}{v}=\dfrac{n_2-n_1}{r}$

代入数据有
$$\frac{1.0}{40}+\frac{1.5}{v_1}=\frac{1.5-1.0}{10}$$

解得
$$v_1=60(cm)$$

点光源经过第一个折射球面折射后,应成像于 P_1 右侧 60cm 处,但由于存在第二个折射面,光线在没有成像之前就被第二个折射面再次折射,成像在 v_2 处。对于第二个折射面而言,会聚光线形成“虚物”I_1,由图 10-7 的几何关系可知,距为 $u_2=20-60=-40cm$。此时,$n_1'=1.5$,$n_2'=1.0$,$r'=-10cm$

依据公式(10-6),代入数据得 $\dfrac{1.5}{-40}+\dfrac{1.0}{v_2'}=\dfrac{1.0-1.5}{-10}$

解得
$$v_2'=11.4(cm)$$

最后所成像位于玻璃球右侧 11.4cm 处。整个系统成像过程如图 10-7 所示。

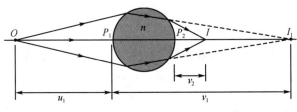

图 10-7 例 10-2 示意图

第三节 透 镜

透镜(lens)是由两个共轴折射面组成的光学系统,两个折射面之间是均匀的透明介质。透镜通常是由玻璃等透明物质磨成的,它是放大镜、显微镜、照相机等光学仪器经常使用的基本部件。常用的两个折射面是球面和平面,同时还有柱面、椭球面等其他形状。透镜依据外形可以分为两大类,一类是中间厚、边缘薄的叫**凸透镜**(convex lens);另一类是中间薄、边缘厚的叫**凹透镜**(concave lens)(见图 10-8);按光学性质可分为会聚透镜和发散透镜两大类。如果透镜的折射率大于镜外介质的折射率,凸透镜就是会聚透镜,凹透镜就是发散透镜。透镜两个折射球面顶点在主光轴上的间隔称为透镜的厚度。当透镜的厚度与其焦距及折射球面的曲率半径

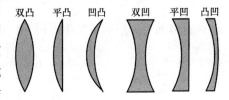

图 10-8 各种类型的透镜

相比很小,可忽略不计时,这种透镜称为**薄透镜**(thin lens);反之,称为**厚透镜**(thick lens)。

一、薄透镜成像

1. 薄透镜成像公式　设折射率为 n 的薄透镜置于折射率为 n_1 和 n_2 两种介质的界面处（图10-9），从主光轴上物点 O 发出的光经透镜折射后成像于 I 处，用 u_1、v_1、r_1 和 u_2、v_2、r_2 分别表示第一折射面和第二折射面的物距、像距和曲率半径。用 u、v 分别表示透镜的物距和像距。因为是薄透镜（透镜厚度远小于曲率半径），则 $u_1 \approx u, v_1 \approx -u_2, v_2 \approx v$。将它们代入单球面折射公式（10-6），得：

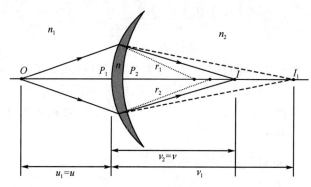

图 10-9　薄透镜成像

光线经第一折射面

$$\frac{n_1}{u} + \frac{n}{v_1} = \frac{n-n_1}{r_1}$$

光线经第二折射面时，第一折射面的像作为第二折射面的"虚物"

$$\frac{n}{-v_1} + \frac{n_2}{v} = \frac{n_2-n}{r_2}$$

把上述两式相加并整理可得

$$\frac{n_1}{u} + \frac{n_2}{v} = \frac{n-n_1}{r_1} - \frac{n-n_2}{r_2} \tag{10-11}$$

公式中 u、v、r_1、r_2 的正负号仍然遵守前面叙述的符号规定。式（10-11）称为**薄透镜的成像公式**。式（10-11）对各种形状的凹、凸透镜均适用。

薄透镜的焦度为

$$\Phi = \frac{n-n_1}{r_1} - \frac{n-n_2}{r_2} \tag{10-12}$$

因透镜前后介质的折射率不同，由（10-11）式可以得到薄透镜的两焦距，分别为

$$f_1 = \left[\frac{1}{n_1} \left(\frac{n-n_1}{r_1} - \frac{n-n_2}{r_2} \right) \right]^{-1} \tag{10-13}$$

$$f_2 = \left[\frac{1}{n_2} \left(\frac{n-n_1}{r_1} - \frac{n-n_2}{r_2} \right) \right]^{-1} \tag{10-14}$$

如果薄透镜前后介质的折射率相同，即薄透镜处于折射率为 n_0 的某种介质中，则 $n_1 = n_2 = n_0$，式（10-11）改写为：

$$\frac{n_0}{u}+\frac{n_0}{v}=(n-n_0)\left(\frac{1}{r_1}-\frac{1}{r_2}\right) \qquad (10\text{-}15)$$

则其焦度为

$$\Phi=(n-n_0)\left(\frac{1}{r_1}-\frac{1}{r_2}\right) \qquad (10\text{-}16)$$

其第一焦距和第二焦距相等,用 f 表示,则

$$f=f_1=f_2=\left[\left(\frac{n-n_0}{n_0}\right)\left(\frac{1}{r_1}-\frac{1}{r_2}\right)\right]^{-1} \qquad (10\text{-}17)$$

实际上,透镜通常都是放置在空气中,即 $n_0=1$,代入(10-11)式,得

$$\frac{1}{u}+\frac{1}{v}=(n-1)\left(\frac{1}{r_1}-\frac{1}{r_2}\right)$$

即置于空气中的薄透镜焦度为

$$\Phi=(n-1)\left(\frac{1}{r_1}-\frac{1}{r_2}\right)$$

其第一焦距和第二焦距相等,用 f 表示,则

$$f=f_1=f_2=\left[(n-1)\left(\frac{1}{r_1}-\frac{1}{r_2}\right)\right]^{-1}$$

2. 薄透镜的高斯公式　从(10-17)式可以看出,薄透镜的焦距 f 与折射率 n 及折射面的曲率半径 r 有关。把 f 值代入(10-15)式可得

$$\frac{1}{u}+\frac{1}{v}=\frac{1}{f} \qquad (10\text{-}18)$$

式(10-18)是薄透镜成像的又一常用公式,被称为**薄透镜成像的高斯公式**,它适用于薄透镜两侧介质均是空气的情况。透镜的焦距可正可负,其中会聚光线的透镜焦距为正,发散光线的透镜焦距为负。物距和像距的符号规则与单球面符号规则相同。

透镜焦距的数值大小表示了透镜对光线的会聚或者发散的本领。焦距越短,其折射能力越强。因此我们一般采用焦距的倒数来表示透镜会聚或发散光线的本领,称为透镜的**焦度**,用 Φ 表示,即 $\Phi=\dfrac{1}{f}$,单位是屈光度(D)。在配制眼镜时,人们所说的度数指的就是透镜的焦度,此时的单位以"度"来表示,即 1 屈光度=100 度。例如,某人戴-200 度的眼镜,说明该眼镜的焦度 $\Phi=-2\text{D}$,焦距 $f=-0.5\text{ m}$。发散透镜的焦距为负,说明此人配戴的眼镜是凹透镜,此人眼睛近视。

例 10-3　如图 10-10 所示,有一个折射率为 1.5 的平凸薄透镜,凸面的曲率半径为 30cm,计算该透镜在空气中的焦距。

解:(1)假设光线从凸面入射,如图 10-10(A)所示。这时,$r_1=30\text{cm}$,$r_2=\infty$,$n=1.5$,代入(10-17)式中得

$$f=\left[(1.5-1)\left(\frac{1}{30}-\frac{1}{-\infty}\right)\right]^{-1}=60(\text{cm})$$

(2)假设光线从平面入射,如图 10-10(B)所示。这时,$r_1=\infty$,$r_2=-30\text{cm}$,$n=1.5$,代入(10-17)式中得

$$f=\left[(1.5-1)\left(\frac{1}{\infty}-\frac{1}{-30}\right)\right]^{-1}=60(\text{cm})$$

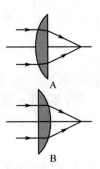

图 10-10　例 10-3 图

不管光线从哪一侧入射,焦距都为60cm,第一焦距和第二焦距相等。

二、薄透镜组合

两个或两个以上的薄透镜组合成的共轴系统,称为**薄透镜组合**,简称透镜组。实际光学仪器所用的透镜大多是透镜组。薄透镜之间可以是分立的,也可以是密接的。物体通过透镜组所成的像,可以应用薄透镜公式,采用逐次成像法求得,即:先求出物体经过第一个透镜折射后所成的像,以此像作为第二个透镜的物,再求出第二个透镜所成的像,依此类推,直到求出最后一个透镜折射后所成的像,此像即为透镜组所成的像。

1. 薄透镜的密接组合 最简单的透镜组是由两个薄透镜紧密贴合在一起组成的。如图10-11所示。设透镜组的物距为u,像距为v,两个透镜的焦距分别为f_1和f_2(透镜皆放在空气中)。物体经过透镜L_1成像在I_1处,相应的物距和像距为u_1和v_1。我们假设薄透镜的厚度忽略不计,则有$u_1=u$,由薄透镜成像公式(10-18)得

$$\frac{1}{u}+\frac{1}{v_1}=\frac{1}{f_1}$$

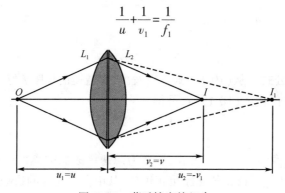

图10-11 薄透镜密接组合

对于第二个透镜,因为是虚物,所以$u_2=-v_1$,$v_2=v$,根据式(10-18)有

$$\frac{1}{-v_1}+\frac{1}{v}=\frac{1}{f_2}$$

合并上述二式,得

$$\frac{1}{u}+\frac{1}{v}=\frac{1}{f_1}+\frac{1}{f_2} \tag{10-19}$$

所以透镜组的等效焦距f为:

$$\frac{1}{f}=\frac{1}{f_1}+\frac{1}{f_2} \tag{10-20}$$

即紧密接触的透镜组的等效焦距的倒数等于组成它的各透镜焦距的倒数之和。如果用Φ_1、Φ_2和Φ分别表示第一透镜、第二透镜和透镜组的焦度,(10-20)又可以写成$\Phi=\Phi_1+\Phi_2$,即密接组合薄透镜组的焦度等于各薄透镜焦度的代数和。对于由n个薄透镜组成的透镜组则有

$$\Phi=\Phi_1+\Phi_2+\cdots+\Phi_n \tag{10-21}$$

同类透镜紧密贴合时会聚或者发散的本领得到加强;异类透镜则会聚和发散的本领减弱。如果密接的两个异类透镜会聚和发散的本领相同时,光线经过此透镜组时既不发散也不会聚,此时的等效焦度为零。此关系常被用来测量透镜的焦度。例如,要测定某近视眼镜

片(凹透镜)的焦度时,可以找一个已知焦度的凸透镜和它紧密接触,使其等效焦度为零,即光线通过透镜组后,行进方向不改变。此时 $\Phi_1+\Phi_2=0$ 或者 $\Phi_1=-\Phi_2$,凹透镜和凸透镜的焦度在数值上相同,符号相反。

2. 薄透镜的非密接组合　薄透镜的非密接组合,即两透镜共轴组成一个系统。如图 10-12 所示,L_1 和 L_2 为两个薄透镜,焦距分别为 f_1 和 f_2,物距分别为 u_1 和 u_2,像距分别为 v_1 和 v_2,两透镜之间距离为 d,第一个透镜的像距 v_1 与第二个透镜的物距 u_2 的关系为 $u_2=d-v_1$,该式也遵循同样的符号规定。下面通过一个例子来说明这种成像情况。

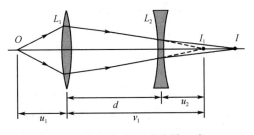

图 10-12　薄透镜的非密接组合

三、厚　透　镜

如果两折射球面顶点之间的距离相对于球面曲率半径较大,不可忽略,这样的共轴球面组成的单透镜或者若干块单透镜胶合而成的复合透镜,都称为**厚透镜**(thick lens)。厚透镜与薄透镜一样,都是含多个折射球面的共轴系统,不同的是厚透镜的两折射面顶点之间的距离较大,不能忽略。厚透镜的成像问题可以采用逐次成像法来求解,但这种方法对于较复杂的共轴球面系统,如多片透镜紧密贴合而成的透镜组,求解方法繁杂不直观。理论证明:可将一个复杂的共轴球面系统看成一个等效的光学系统,引入**三对基点**(cardinal points),将光路简化,采用作图或者计算的方式求出像与物之间的关系,这样的方法称为共轴球面系统的三对基点等效光路法。

1. 共轴球面系统三对基点

(1) 两焦点:图 10-13(A)表示的是具有多个折射面的共轴球面系统,图中仅画出了第一个和最后一个折射面。任何共轴球面系统都具有两个等效的主焦点。如果主光轴上某一点发出的近轴光线经过整个系统折射后变成平行于主光轴的光线,如图 10-13 所示,则称该点为厚透镜的第一主焦点(又称物方焦点),用 F_1 表示;如果平行于主光轴的光线经整个折射系统折射后会聚于主光轴上的某一点,则该点称为第二主焦点(像方焦点),用 F_2 表示。

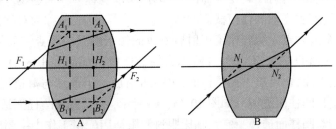

图 10-13　厚透镜的主点、焦点和节点

(2) 两主点:在图 10-13(A)中,通过 F_1 的入射光线和它经过系统折射后的出射光线的反向延长线相交于 A_1 点,过 A_1 点作垂直于主光轴的平面且交主光轴于 H_1 点,H_1 称为厚透镜的第一主点,平面 $A_1H_1B_1$ 称为第一主平面。同理,平行于主光轴的入射光线的延长线和它经过系统折射后的出射光线的反向延长线相交于 B_2 点,过 B_2 点作垂直于主光轴的平面

且交主光轴于 H_2 点，H_2 称为厚透镜的第二主点，平面 $A_2H_2B_2$ 称为第二主平面。

在图 10-13 中，不管光线在系统中的实际光路如何，在效果上只等于在相应的主平面上发生一次折射。因此，可以将 F_1 与 H_1 间的距离作为第一焦距 f_1，物体到 H_1 的距离作为物距 u；F_2 与 H_2 的距离作为第二焦距 f_2，像到 H_2 的距离作为像距 v，这样作图就简单了。

（3）两节点：在厚透镜的主光轴上可以找到两点 N_1 和 N_2，如图 10-13（B）所示。光线通过它们不改变行进方向，仅发生平移，即以任何角度向 N_1 点入射的光线都以相同的角度从 N_2 射出。N_1 和 N_2 分别称为厚透镜的第一节点和第二节点。N_1 和 N_2 的性质类似于薄透镜的光心（光线经过薄透镜光心时不改变行进方向）。

2. 作图法求像（三对基点等效光路法） 只要知道 3 对基点在系统中的位置，根据 3 对基点的特性，可以利用下列 3 条光线中的任意两条求出经过系统折射后所成的像。厚透镜的三条光线如图 10-14 所示。①平行于主光轴的光线，折射后通过第二主焦点 F_2；②通过第一主焦点 F_1 的入射线，折射后平行于主光轴射出；③通过第一节点 N_1 的光线，折射后从第二节点 N_2 沿入射方向射出。

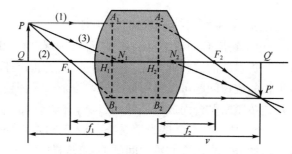

图 10-14 厚透镜作图成像示意图

相比较而言，单球面和薄透镜也有 3 对基点，单球面的两主点重合在单球面顶点 P 上，其两节点重合在单球面的曲率中心 C 点上；而薄透镜的两主点及两节点都重合在薄透镜的光心上。

四、柱 面 透 镜

前面讨论的透镜，其折射面均是球面的一部分，所以统称为球面透镜。这种透镜的特点是轴对称的，即通过其主光轴的任何截面的曲率总是一样的，故又称为对称折射系统。在这种系统中，任何一个近轴点光源经系统折射后所成的像依然是一个点。如果透镜的折射面不是球面，而是圆柱面的一部分，这种透镜称为**柱面透镜**（cylindrical lens）。柱面透镜的两个折射面可以都是柱面，也可以一面是柱面，另一折射面为平面。与薄透镜类似，柱面透镜也分为凸柱面透镜和凹柱面透镜。如图 10-15（A）所示，依次为双凸柱面透镜、平凸柱面透镜、平凹柱面透镜、双凹柱面透镜。它在临床眼科和眼镜店配镜工作中主要用来矫正非正视眼中的规则散光，因此了解柱面透镜的成像原理是必要的。

由于柱面透镜的折射面是非对称的，故又称为非对称折射系统。柱面透镜的任一横截面和球面透镜的截面类似。因此同一水平面上的入射光线将会被会聚或者发散。但纵向截面却为平面，如同一块平板玻璃。因此在纵截面内的入射光线通过透镜后，不改变行进方向。如图 10-15（B）所示。由此可知，主光轴上点光源发出的光线经会聚柱面透镜折射后，所成的像不再是一个清晰的亮点,而是一条平行于柱轴的直线。

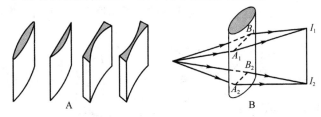

图 10-15 柱面透镜(A)和成像示意图(B)

五、透镜的像差

制造光学仪器时,我们总是希望物体经过透镜折射后,能获得一个几何形状和原物相似、颜色相同的清晰像。在透镜成像过程中,只有在严格的单色光和近轴光束条件下,才可以获得较理想的像。由于各种因素的影响,使得物体经过透镜后所成的像的颜色和形状与理想的像总是存在一定的偏差,这种差异称为透镜的**像差**(aberration)。像差的成因有很多,这里简单介绍透镜成像时的两种主要像差:**球面像差**(spherical aberration)和**色像差**(chromatic aberration)。

1. 球面像差 在讨论单球面折射成像时,我们限定的条件是近轴光线。但在实际成像时,入射光线中常包含远轴光线,即主光轴上点光源发出的入射光线与主光轴夹角较大。这样远轴光线将会通过透镜边缘折射成像,此时的入射角和折射角都较大。与近轴光线相比,远轴光线会产生较大的偏折。因此,这两部分光线经过透镜折射后不能会聚于同一点,这样一个点光源或者点状物体经过透镜成像后不再是一个点像,而是一个边缘模糊的圆斑。这种像差称为球面像差,如图 10-16(A)所示。

减少球面像差的最简单办法是在透镜前放置一个光阑[图 10-16(B)]。光阑将远轴光线遮去,只允许近轴光线通过,这样便得到一个相对清晰的点像。但同时成像所用的光束减少,造成能量损失,降低了像的亮度。减小球面像差的另一种方法是利用透镜组合的方法,在会聚透镜后放置一发散透镜,因发散透镜对远轴光线的发散作用大于对近轴光线,这样组成的透镜组虽然降低了焦度,但是可以消除或者部分消除球面像差。

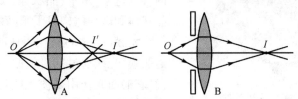

图 10-16 球面像差(A)及矫正办法(B)

2. 色像差 透镜的焦距由透镜材料的折射率和折射面曲率半径共同决定。当曲率半径确定后,透镜的光学特性就决定于材料的折射率。同一光学介质对不同颜色(波长)的光折射率不同。对于常用的光学材料,波长越短,该波长光线的折射率越大,光线偏折越大。当用复色光(如白光)照射透镜时,其像将不是一个点而是带有颜色的光斑,这种现象称为色像差,简称色差,如图 10-17(A)所示。

消除色差可以采用单色光源。最常采用的方法是将不同材质(折射率不同)的透镜组合为密合的透镜组,其中一个会聚透镜的色散被另一个发散透镜所抵消,如图 10-17(B)所示。例如,冕牌玻璃的色散能力较火石玻璃弱,因此用冕牌玻璃的凸透镜与火石玻璃的凹透镜组成透镜组,通过凸透镜产生的色散大部分被凹透镜所抵消,达到消除色差的目的。

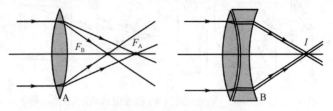

图 10-17　色像差(A)及矫正办法(B)

综合以上两种像差的分析可以看出,任何简单透镜都不可避免地存在像差。由于凹凸透镜的物理性质恰好相反,因而各种像差也相反,利用凹凸透镜的这种差异,可以使许多类型的像差得到纠正。所以,在一些较为精密的光学仪器中使用的透镜都是两片或者两片以上的透镜紧密接合的透镜组。除去透镜组的方法以外,人们还利用透镜的形状、折射率、光阑等互相配合来消除像差。

第四节　眼　　睛

人的眼睛是一个天然的折射成像系统,它能够把远、近不同的物体清晰的成像在视网膜上。从光学角度看,人眼是一个近似的共轴球面系统。本节以眼睛的结构为基础,从光学角度分析了眼睛的光学性质、眼睛的调节机理和眼睛的屈光不正,介绍了矫正眼睛屈光不正的方法。

一、眼的结构

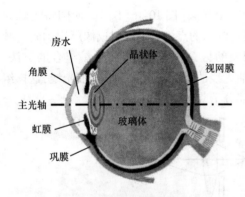

图 10-18　眼球水平剖面图

眼睛的主体是眼球,其外形为球状,图 10-18 是人的眼球水平剖面图。眼球主要包括眼球壁和内容物。眼球壁分为三层:外层(角膜、巩膜)、中层(虹膜、睫状体、脉络膜)和内层(视网膜)。内容物包括:房水、晶状体、玻璃体。角膜、房水、晶状体和玻璃体构成了眼睛的屈光系统。

角膜(cornea)是在眼球前表面的一层凸出的透明膜,光线通过它进入眼内。角膜形状有如透镜,它的屈光作用是使光线汇聚。角膜在整个屈光系统中起着重要的作用,其曲率半径稍有改变,眼睛的总焦度就会产生明显的变化。许多以矫正眼睛屈光不正为目的的手术都以角膜为对象,如角膜切开术、准分子激光角膜切削手术等。角膜约占眼球壁外层的 $\frac{1}{6}$,其余为巩膜,俗称“眼白”。眼球外层起维持眼球形状、保护眼内组织的作用。

角膜后面是**虹膜**(iris),虹膜呈圆盘形,中央有一个圆孔,称为**瞳孔**(pupil)。根据外部光线的强弱,瞳孔的大小可以自动调节(直径为 2.5 ~ 4mm),从而控制进入眼内的光的能量。同时,瞳孔还具有光阑的作用,即只允许近轴光线入射,减小像差。虹膜的后面是**晶状**

体(crystalline lens)。晶状体是一种透明而富有弹性的组织,它向两侧凸出,形如一个双凸透镜,其表面的曲率半径可由睫状肌控制。人眼在看远近不同的物体时进行的自动调焦就是通过改变晶状体的曲率半径来实现的。**视网膜**(retina)是眼睛的感光部分,位于眼球壁的内层,上面布满视觉神经,是物体成像的地方。视网膜上正对瞳孔处有一个黄色区域,称为**黄斑**(yellow spot)。黄斑中央的凹陷称为中央凹,是视觉最敏感的地方。

在角膜、虹膜和晶状体之间充满着透明的液体称为房水。晶状体和视网膜之间充满了另外一种无色透明的胶质体称为玻璃体。玻璃体充满眼球后 $\frac{4}{5}$ 的空腔,它的主要成分为水。玻璃体既具有屈光作用,又可以支撑起视网膜。

二、眼的光学性质

1. 眼的光学近似模型 外界发出的光线,经角膜、房水、晶状体、玻璃体折射后成像在视网膜上,刺激神经细胞产生视觉。物体在视网膜上所成的像实际是倒立的像,大脑根据感觉和经验,将"倒像"习惯矫正为"正立像"。从几何光学的角度看,人眼是由多种介质组成的共轴球面折射系统。当光线进入眼球时,在空气与角膜的交界面上将产生最大的折射,光线经过眼内不同介质的多次折射可使物体在视网膜上成一清晰的像。古氏(Gullstrand)建立了古氏平均眼的模型并计算了这一光学系统的光学性质常数,如表 10-1 所示。

表 10-1 古氏平均眼数据

			折射率	在光轴的位置(mm)	曲率半径(mm)
角膜		前面	1.376	0	7.8
		后面		0.5	6.8
玻璃体			1.336		
房 水			1.336		
晶状体	皮质	前面	1.386	3.6	10.0
		后面		7.2	-6.0
	体核	前面	1.406	4.15	7.9
		后面		6.57	-5.8
三对基点		第一主点(H₁)		1.348	
		第二主点(H₂)		1.602	
		第一节点(N₁)		7.08	
		第二节点(N₂)		7.33	
		第一焦点(F₁)		-15.70	
		第二焦点(F₂)		24.38	

根据古氏对眼睛三对基点的计算,如图 10-19 所示,H_1、H_2 靠得很近,N_1、N_2 靠的也很近,三对基点的位置和单球面接近,因此常常把眼睛进一步简化为单球面折射系统,称为**简约眼**(reduced eye),如图 10-20 所示。简约眼的单球面接近角膜,但不是角膜,它的曲率半径 R 在眼睛处于完全放松状态时为 5mm,媒质折射率取相同的值 1.33,视网膜为系统的焦平面。由此对应的焦距为 $f_1 = 15$mm,$f_2 = 20$mm。因为眼睛看近、远处物体时像距不变,

所以简约眼 r 的值必须改变,并满足下式:

$$\frac{1}{u}+\frac{1.33}{v}=\frac{1.33-1}{r}$$

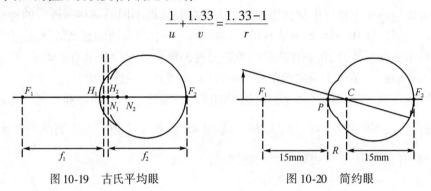

图 10-19　古氏平均眼　　　　　　图 10-20　简约眼

2. 眼的调节　从成像的原理来看,眼和照相机有许多相似之处。但眼有一个突出的优点:眼能在一定范围内自动改变焦度,远近不同的物体随时都能在视网膜上成一清晰的像。眼的这种自动改变焦度的本领,叫做**眼的调节**(accommodation)。眼的调节主要是通过睫状肌的收缩舒张从而改变晶状体表面的曲率半径来实现的。但这种调节是有一定限度的,当观察近处物体时,晶状体曲率半径变小(睫状肌收缩),眼的焦度变大,最大可达到 70.6D,当物距小于一定距离时,虽经过最大调节(晶状体曲率半径最大),也不能使光线在视网膜上成清晰的像,于是把眼睛处于最大调节状态时能够看清物体的最近位置叫做**近点**(near point),近点与眼睛之间的距离称为近点距离。视力正常的人,近点距离约为 10～12cm,近视眼的近点更近一些。当被观察的物体在无穷远时,睫状肌完全放松,此时晶状体曲率半径最大,焦度最小,大约为 58.6D。眼在完全不调节的情况下,能看清物体的最远位置叫做**远点**(far point)。视力正常的人远点在无穷远处。眼睛能够看清物体的范围在远点与近点之间。

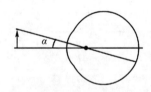

图 10-21　视角

观察近距离物体时,眼睛因为需要高度调节而容易产生疲劳。所以在日常工作中,不致引起眼睛过度疲劳的最适宜的距离约为 25cm,这个距离叫做**明视距离**(distance of distinct vision)(图 10-21)。

3. 眼的分辨本领和视力　眼睛看得清物体的首要条件是物体成像在视网膜上。只要物体位于眼的调节范围内我们就可以在视网膜上获得清晰的像。但是这还不等于我们能够分辨物体的细节。日常生活告诉我们:大的物体,远了分辨不清;近的物体,太小也分辨不清。眼睛能否看清物体的细节,还必须要求视角达到某一数值。所谓**视角**(visual angle)就是从物体两端射向眼球节点的光线所夹的角度。视角的大小决定了物体在视网膜上成像的大小,视角越大,所成的像越大,眼睛就越能看清物体的细节。例如,当远处的物体细节分辨不清时,减小物距,视角变大,往往可以达到分辨的目的。

实验证明,正常的眼睛看两个物点时,如果视角 $\alpha<1'$,眼睛就分辨不出是两个物点,而感到只是一个点。因此,视力正常的眼睛能分辨两物点的最小视角约为 $1'$。与之对应,在明视距离处眼睛能分辨两物点的最短距离约为 0.1mm。不同的人眼睛分辨的最小视角是不同的,能分辨的最小视角越小,分辨能力就越高。通常用眼睛分辨的最小视角 α 的倒数表示眼睛的分

辨本领,称为**视力**(visual acuity)(图 10-22)。

$$视力=\frac{1}{\alpha}$$

应用上式计算视力时,最小视角 α 以分($'$)为单位。例如,最小视角 $\alpha=10'$,视力为 0.1,若最小视角为 0.5',相应的视力为 2.0。通常使用的国际标准视力表就是根据这个原理制成的。国际标准视力表是以 E 字为视标,其笔画宽度与间隔均为 1' 视角,视标 E 的边宽为 5' 视角。另外,国内还常常采用一种对数视力表,称为国家标准对数视力表,即五分法视力表,五分法视力用 L 表示,L 与最小视角 α 的关系为:

$$L=5-\log\alpha$$

若最小视角为 10',相应对数视力为 4.0;若最小视角为 0.5',相应的对数视力为 5.3。

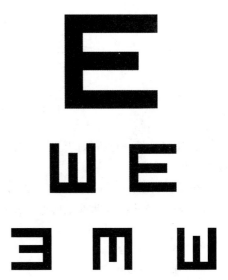

图 10-22 国际标准视力表

三、眼的屈光不正及矫正方案

眼睛不调节时,若平行光进入人眼内刚好在视网膜上形成一个清晰的像,这种眼睛称为正视眼,否则称为非正视眼或屈光不正眼。非正视眼包括近视眼、远视眼和散光眼(astigmatism)三种。正视眼、近视眼和远眼见图 10-23。

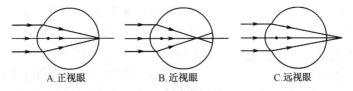

图 10-23 正视眼、近视眼和远视眼

1. 近视眼 若眼睛不调节时,平行入射的光线,经过眼的屈光系统折射后后会聚在视网膜之前,在视网膜上获得模糊的像,如图 10-23(B)所示,则称此类眼睛为**近视眼**(near sight)。近视眼看不清远处的物体,但若物体移近到眼前某一点时,眼不调节也能看清,这一点称为近视眼的远点,如图 10-24(A)所示。近视眼的远点和近点均比正视眼更靠近眼球。在近点和远点之间的物体,近视眼都可以通过调节看清。

近视眼的原因可分为两类,一是由于角膜或晶状体的曲率半径太小,导致屈光系统的焦度太大,对光线偏折太强(屈光性近视);另一类是眼球的前后直径太长(轴性近视)。除少数高度近视和遗传有关外,多数近视的发生都是由用眼不卫生导致。

近视眼的矫正方法是佩戴一副适当焦度的凹透镜,使光线进入人眼睛之前经凹透镜适当发散,再经眼睛折射后在视网膜上形成清晰像。从光学原理来看,佩戴一副这样的凹透镜,是使来自远方的平行光线成一虚像于近视眼的远点处,相当于将无限远的物体移到近视眼的远点处,这时近视眼不调节也能看清物体。图 10-24(B)表示近视的矫正。

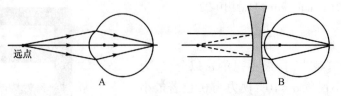

图 10-24　近视眼(A)及矫正办法(B)

例 10-4　某一近视眼的远点在眼前 0.5m,欲使之能看清无限远的物体,则应配戴多少度的眼镜?

解:配戴的眼镜必须使无限远的物体在眼前 0.5m 处成虚像,设眼镜的焦距为 f,已知 $u = \infty$, $v = -0.5$m 代入薄透镜成像公式得:

$$\frac{1}{\infty} + \frac{1}{-0.5} = \frac{1}{f}$$

解得:$f = -0.5$m

$$\Phi = \frac{1}{f} = -2\text{D} = 200 \text{ 度}$$

此近视眼患者应配戴焦度为 200 度的凹透镜。

2. 远视眼　远视眼与近视眼的缺点相反。在眼不调节时,来自远方的平行光线射入人眼后,会聚在视网膜后,如图 10-23(C)所示,此类眼称为**远视眼**(far sight)。远视眼在不调节时看不清远处、近处物体。但是经过调节可以看清远处物体,近处物体仍然看不清。远视眼的近点比正视眼远。远视眼产生的原因可能是角膜或晶状体折射面的曲率半径太大,焦度太小(屈光性远视);或者是眼球前后直径太短,物体的像成在视网膜之后(轴性远视)。

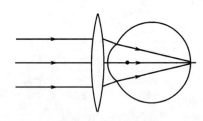

图 10-25　远视眼矫正

远视眼的矫正方法是配戴一副适当焦度的凸透镜,以增补眼睛焦度的不足,使来自无穷远处的光线在进入眼睛前先经透镜会聚,再经眼睛折射后成像在视网膜上,如图 10-25 所示。配一副这样的凸透镜是使眼前的物体成一虚像在远视眼的近点处,远视眼即可像正视眼一样看清近处物体。

上了年纪的人看远处的物体正常,而看近处的物体就困难,读书时往往需要把书远离眼睛,这种眼称为**老花眼**。这是因为老年人的晶状体调节能力减退,其近点移远所致,对老花眼的矫正方法与远视眼类似,即在看近处物体时配一副适当焦度的凸透镜。

3. 散光眼　正常眼的角膜和晶状体的折射面都是球面的一部分,眼睛可视为对称的球面系统。近视眼和远视眼虽然都属于球面屈光不正,但角膜表面仍然是球面,它在任何方向上的子午线的曲率半径都是一样的(通过主光轴的平面叫子午面,子午面与角膜的交线叫子午线),所以由点光源发出的光线,经角膜折射后所成的像仍然是一清晰的像点,只是这个像点的位置不在视网膜上。**散光眼**(astigmatism)则不同,其角膜的表面不再是一个理想的球面,也就是说在不同方向上各子午线的曲率半径不完全相同,因而由点光源发出的近轴光线,经该曲面折射后不能会聚在一点,图 10-26 为散光眼成像示意图。图中横向子午线曲率半径最短,纵向子午线曲率半径最长,其余方向子午线曲率半径介于两者之间。当来自远处物体的光线经角膜折射后,横向子午面内的光线会聚于 I_x 处,纵向子午面内光线会聚于 I_y 处,其他方向子午面内光线会聚与 I_x 与 I_y 之间。在 I_x 与 I_y 处像是直线;在 I_x 和 I_y 之间的不同位置处形成的像各有不同,可以是大小不等的椭圆和圆形的像。散光眼常把一个物点看成一条短线,看物体时会感到模糊不清。

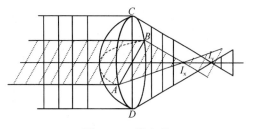

图 10-26　散光眼

散光眼的矫正方法是配戴适当焦度的柱面透镜,以矫正屈光不正的子午面的焦度。

第五节　光　学　仪　器

一、放　大　镜

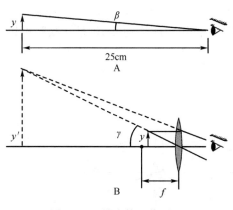

图 10-27　放大镜工作原理

眼睛所看到的物体的大小是由物体在视网膜上所成的像的大小来决定的,而成像的大小又是由物体对眼睛所张视角(从物体的两端射到眼中节点的两条光线所夹的角)大小来决定。因此,当物体的大小一定时,为了看清物体的细节,就要把物体移近眼睛,以增大视角,使物体在视网膜上成一个较大的像。但是,眼睛的调节能力是有限的,不能使距离小于近点(眼前 10 ~ 12cm)的物体成像于视网膜上。因此,医学上常借助会聚透镜来增加视角,用于这一目的的会聚透镜称为**放大镜**(magnifier)。使用放大镜时,通常将物体放在放大镜焦点以内并靠近焦点,使物体通过放大镜折射后成一与物体同侧的正立放大的虚像。虚像一般位于眼睛的明视距离处,这时物体的视角增大了,在视网膜上形成了放大的清晰像。

在图 10-27(A)中,把物体 y 放在明视距离处,用眼睛直接观察时的视角为 β。利用放大镜观察同一物体时,视角增大到 γ,如图 10-27(B)所示。通常用这两个视角的比值 γ/β 来衡量放大镜放大视角的能力,称为**角放大率**(angular magnification),用 α 表示,即

$$\alpha = \frac{\gamma}{\beta} \tag{10-22}$$

一般利用放大镜所观察的物体 y 很小,故视角 γ、β 也很小,因此

$$\tan\beta \approx \beta = \frac{y}{25}, \tan\gamma \approx \gamma = \frac{y}{f}$$

将两式代入公式(10-22)中,可得

$$\alpha = \frac{\gamma}{\beta} = \frac{\tan\gamma}{\tan\beta} = \frac{y/f}{y/25} = \frac{25}{f} \tag{10-23}$$

式中 f 为放大镜的焦距,以 cm 为单位。上式表明,放大镜的角放大率与其焦距成反比,即焦

距越短,角放大率越大。但不能无限的缩短透镜焦距来提高放大镜的放大倍数。如果焦距 f 太小,透镜的曲率半径 r 就很小,透镜会很凸、很厚,容易产生像差。所以单一凸透镜的放大率(放大倍数)一般只有几倍,若是组合透镜,放大率可以达到十几倍,且像差较小。

二、光学显微镜

1. 显微镜的光学原理　光学显微镜(microscope)是我们观察微观世界的工具,是生物学和医学中广泛应用的仪器,其放大倍数约为 $10^2 \sim 10^3$ 倍。最简单的光学显微镜主要包括两组会聚透镜和一个直立金属圆筒,两组透镜分别安装在金属圆筒的上下两端。图 10-28 是它的成像光路图。图中左边的小透镜 L_1,代表第一个透镜组,是焦距极短的会聚透镜,称为**物镜**(objective);右边的大透镜 L_2 代表第二个焦距较长的会聚透镜组,为**目镜**(eyepiece)。将被观察的物体(物体长度为 y)倒置于物镜焦点 F_1 外侧靠近焦点处,经过物镜 L_1 折射后物体获得一个正立放大的实像 y'(实像的长度),调节物镜和目镜间的距离,使 y' 位于目镜 L_2 焦点 F_2 稍内处;实像 y' 再经目镜折射产生正立放大虚像 y''(虚像的长度)于明视距离处,虚像相对于人眼张开的视角为 γ。目镜的作用与放大镜类似,是让眼睛可以更靠近 y',以增加视角。

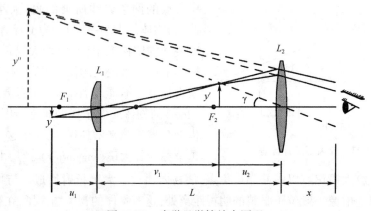

图 10-28　光学显微镜放大原理

根据角放大率的定义,如果使用显微镜后所成虚像的视角为 γ,不用显微镜时物体在明视距离处的视角为 β,则显微镜的角放大率为

$$M = \frac{\gamma}{\beta} \approx \frac{\tan\gamma}{\tan\beta} \tag{10-24}$$

使用显微镜观察物体时,眼睛一般紧靠在目镜上,所以眼睛到目镜的距离 x 常常取为零,从图 10-28 可知,

$$\tan\gamma = \frac{y''}{v_2 + x} \approx \frac{y''}{v_2} = \frac{y'}{u_2}$$

物镜折射后所成像 y' 到透镜 L_2 的距离 u_2 可以近似为目镜焦距 f_2,所以将 $\tan\gamma = \frac{y'}{u_2} \approx \frac{y'}{f_2}$,$\tan\beta \approx \frac{y}{25}$,代入(10-24)式,得

$$M = \frac{\tan\gamma}{\tan\beta} = \frac{y'}{f_2} \cdot \frac{25}{y} = \frac{y'}{y} \cdot \frac{25}{f_2} = m\alpha \tag{10-25}$$

式中 $m = \dfrac{y'}{y}$ 是物镜的线放大率, $\alpha = \dfrac{25}{f_2}$ 是目镜的角放大率,即显微镜的放大率 M 等于物镜的线放大率 m 与目镜的角放大率 α 的乘积。实际使用的显微镜配有各种放大率的物镜和目镜,适当组合可以获得所需要的放大率。

由于物体是放在靠近物镜的焦点处,所以物镜的线放大率为

$$\frac{y'}{y} = \frac{v_1}{u_1} \approx \frac{v_1}{f_1}$$

v_1 是像 y' 到物镜的距离,即像距。于是(10-25)式又可以写成

$$M = \frac{v_1}{f_1} \cdot \frac{25}{f_2} = \frac{25v_1}{f_1 f_2} \tag{10-26}$$

通常显微镜的物镜和目镜的焦距 f_1 和 f_2 与镜筒的长度 L ($L = v_1 + u_2 \approx v_1 + f_2 \approx v_1$)比较起来都是很小的,所以 v_1 就可以近似看作是显微镜镜筒的长度 L。因此显微镜的放大率又可以写成

$$M \approx \frac{L}{f_1} \cdot \frac{25}{f_2} = \frac{25L}{f_1 f_2} \tag{10-27}$$

显然,显微镜的镜筒越长,物镜和目镜的焦距越短,它的放大率就越大。式(10-27)常用于粗略计算显微镜的放大率。为了消除各种像差,成像清晰,实际的物镜和目镜往往分别由数个透镜组合而成。

2. 光学系统的分辨本领 在显微镜中所观察到的细节是否清晰首先取决于物镜成像的细节是否清晰,而物镜的成像则由于提高放大率的需要,其焦距一般都做得比较短小,物镜的曲率半径 r 就比较小,因此物镜的透光面积就很小,相当于一个小圆孔。物镜的成像就相当于光通过一个小圆孔,根据光的衍射理论,物镜成像会产生圆孔衍射效应。这样,点光源通过物镜所成的像就是一个有一定大小的衍射图样,图样中央为一明亮的圆斑,称为艾里斑,它集中了光强的绝大部分,约占 84%;艾里斑外则是一组明暗相间的同心圆环,如图 10-29 所示。

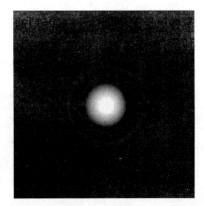

图 10-29　艾里斑

一个物体通过透镜成像时,可以把物体看成是由许多发光点组成的。按照几何光学,物体上一个发光点经过透镜聚焦后将得到一个对应的像点。但实际上由于圆孔衍射效应,每个发光点在透镜的像平面上都形成了自己的衍射亮斑,整个物体的像就是由许多这样的小亮斑所组成的。亮斑虽然很小,但还是具有一定的线度。如果两物点相距很近时,它们的两个衍射亮斑就会发生重叠,重叠到一定程度时,即使目镜的放大率再高,人们也不能清楚的判断这是两个物点的像,换言之,两物点的像已不能被分辨。因此,衍射现象限制了光学系统分辨物体细节的能力。

英国物理学家瑞利给出了分辨物体细节的判据,他认为,当一个物点的衍射图样的第一暗环与另一个衍射图样的中央亮斑重合时,这两个物点恰好处于可以分辨的极限位置。这个判据称为**瑞利分辨判据**(Rayleigh criterion)。理论分析表明,满足瑞利判据时,两个衍射亮斑重叠区中心的光强,约为每个衍射亮斑中心光强的 80%,一般人的眼睛刚好能够分辨出光强的这种差别。

图 10-30 说明了光学系统衍射亮斑的分辨条件。当物点 A_1 和 A_2 发出的光线经光学系统 L 成像后在光屏上得到了相应的衍射图样 A'_1 和 A'_2。如果物点 A_1 和 A_2 相距较远,两个物点的衍射图样 A'_1 和 A'_2 也相距较远,光强度的合成曲线表明,两最大光强度之间有一最小光强度。两个点的衍射亮斑很容易分辨,如图 10-30(A)所示。如果物点 A_1 和 A_2 距离减小,光屏上两衍射花样间距也随之减小。当衍射图样 A'_2 的第一暗环与另一个衍射图样 A'_1 的中央亮斑重合时,它们合成后的光强度曲线中,两最大光强度之间的极小光强(即两衍射图样重叠部分的中心区域)光强度约为最大光强度的 80%,人眼刚好能够分辨出这是两个物点所成的像。此时,两物点之间的距离即为可以分辨的极限距离,如图 10-30(B)所示。图 10-30(C)表示两个点的衍射亮斑重叠部分进一步增多,在光屏上形成了一个大亮斑,眼睛已无法分辨出这是两个点的像。在这种情况下,目镜的放大倍数再高,也不能获得清晰的像。

由图 10-30(A)和图 10-30(B)可知,两个点光源的像 A'_1 和 A'_2 之间的距离 Z 的大小,与 A_1 和 A_2 之间的距离 Z 和物镜像距 L 有关,而 A_1 和 A_2 的像能否被分辨还与衍射斑的大小有关。衍射斑的大小由第一暗环的方向角 θ 决定,即

$$\theta = 1.22 \frac{\lambda}{D} \tag{10-28}$$

式中的 λ 为光波的波长,D 为圆孔的直径(在这里是物镜的孔径)。

我们把显微镜刚能分辨清楚的两个物点之间的最短距离称为显微镜的最小分辨距离,

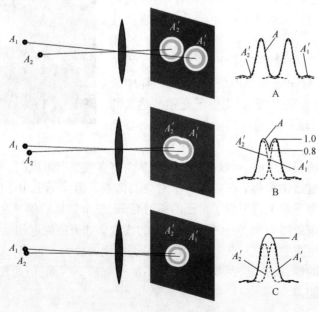

图 10-30　光学系统的分辨本领

用 Z 表示,它的倒数 $1/Z$ 称为显微镜的**分辨本领**(resolving power)。它表示显微镜能分辨被观察物体细节的本领。

根据显微镜使用的具体情况,阿贝(Abbe)指出:物镜所能分辨的两点之间最小距离为

$$Z = \frac{0.61\lambda}{n\sin u} \tag{10-29}$$

式中,λ 是光波的波长,n 是物体与透镜之间介质的折射率,u 是物点发出的通过透镜边缘的光束与主光轴的夹角,$n\sin u$ 通常称为物镜的数值孔径,记为 $N\cdot A$。上式可写成:

$$Z = \frac{0.61\lambda}{N\cdot A} \tag{10-30}$$

上式表明:物镜的数值孔径越大,入射光束的波长越短,显微镜能分辨两点之间的最小距离就越小,越能看清物体的细节,显微镜的分辨细节的本领越高。

为了提高显微镜的分辨本领,一种考虑是利用波长短的光波来照射被观察物体,但在可见光范围内波长 λ 的变化是有限的。若用紫外线($\lambda = 275\text{nm}$)来代替可见光($\lambda_{平均} = 550\text{nm}$),就能把分辨本领提高一倍,但是要用照相的办法才能观察,肉眼无法直接观看。近代电子显微镜是利用电子束的波动性成像,电子波的波长可达可见光的数万分之一,从而极大地提高了显微镜的分辨本领。

提高显微镜的分辨本领的另一种途径是设法提高物镜的数值孔径 $N\cdot A$,即增大折射率 n 和夹角 u 的值。在数值孔径 $n\sin u$ 中,$\sin u$ 的最大值是 1.0,通常使用的标本与物镜间的介质为空气(称为干物镜),因此 $N\cdot A$ 的最大理论值也就是 1,实际上只能达到 0.95。但是如果把标本和物镜之间的介质换成折射率和玻璃差不多的液体,例如香柏油

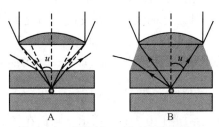

图 10-31　干物镜(A)和油浸物镜(B)

($n = 1.515$,称为油浸物镜),则数值孔径 $N\cdot A$ 大约可以提高到 1.5。图 10-31 表示了干物镜和油浸物镜对光线的折射情况。油浸物镜不仅提高了显微镜的分辨本领,还避免了全反射,增强了像的亮度。

三、特殊显微镜

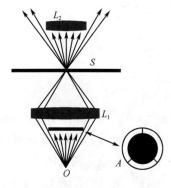

图 10-32　暗视野显微镜光路图

1. 暗视野显微镜 一般情况下室内飞扬的微粒灰尘是很难被我们注意到的,但在稍暗些的房间中若有一束阳光从门缝斜射进来,光柱中的灰尘便粒粒可见了,这是因为当强光投射到微粒上时要发生散射,由于衍射环的存在,以每个微粒为中心形成了一个较亮的衍射斑,这就是光学上的**丁铎尔**(tyndall)现象。**暗视野显微镜**(dark field microscope)就是利用此原理设计的。

暗视野显微镜的结构特点如图 10-32 所示,聚光镜 L_1 中央有挡光片 A,使光源 O 的中央光束被阻挡,不能由下而上地通过标本 S 进入物镜 L_2。从而使光线改变途径,倾斜地照射在被观察的标本上,标本遇光发生反射或散射,散射的光

线投入物镜内。因为没有直射光进入物镜，为观察丁铎尔衍射环提供了具有一定反差的暗背景，视野的背景是黑的，物体的边缘是亮的。

暗视野显微镜分辨率是普通显微镜高 50 倍。线径大于 $0.3\mu m$ 的粒子可见其大小和结构，线径小于 $0.1\mu m$ 的超显粒子在暗视野中所观察到的是被检物体的衍射光图像，并非物体的本身，所以只能看到物体的存在和运动，不能辨清物体的细微结构。一般暗视野显微镜虽看不清物体的细微结构，但却可分辨 $0.004\mu m$ 以上的微粒的存在和运动，这是普通显微镜（最大的分辨力为 $0.2\mu m$）所不具有的特性，它可用以观察活细胞的结构和细胞内微粒的运动等。当被检物体为非均质，并大于 1/2 波长时，各级衍射光线同时进入物镜，在某种程度上可观察物体的构造。临床上，暗视野显微镜常用于检查苍白的螺旋体。这是一种病原体检查，对早期梅毒的诊断有十分重要的意义。

2. 相差显微镜　对于完全透明而又未经染色的标本（如细胞），由于各部分对光波的吸收大致相同，在普通显微镜下将看不到图像。由于标本不同组织的折射率不同，光波通过时的光程会有差别，因此通过标本不同部位的光波，其相位不一样。人眼可以观察振幅存在差别的光波，但不能察觉相位存在差别的光波。如果能把相位差别转变为振幅的差别，人眼便可以进行识别，实现这一目的的特殊显微镜就是**相差显微镜**（phase contrast microscope）。

相差显微镜的工作原理如图 10-33（A）所示。波长为 λ 的平行光入射到标本上，如果标本中某处 O 的线度与光波长 λ 可比拟，则部分光波将被 O 衍射，衍射光波（虚线表示）经物镜后再其像平面上成像而另一部分未经衍射的平行光通过物镜后在其焦平面上会聚，然后又发散并落在像平面上，形成一均匀照亮的背景。设 O 处的折射率为 n，厚度为 L，则直射光和衍射光之间有一光程差 $\delta = nL - L = L(n-1)$，δ 一般约为 $\dfrac{\lambda}{4}$。直射光和衍射光的振幅与相位关系如图 10-33（B）所示。它们在像平面 O' 处产生干涉，为了加强干涉效果，在物镜的焦平面上加一块相位板，在这块相位板中直射光和衍射光走过的光程不一样，目的是使它们的光程差由原来的 $\lambda/4$ 增加到 $\lambda/2$。同时，在直射光经过的部分（中心区）还镀上一层金属膜，使直射光通过金属薄膜后振幅减小一半，图 10-33（C）中的虚线表示直射光和衍射光在 O' 处相遇时的振幅和相位的关系。它们相互干涉的结果得到一暗像。在标本的其他点，由于折射率不同，则光程差不同，像的明暗程度也不同。由此，可把相位差转变为振幅差。

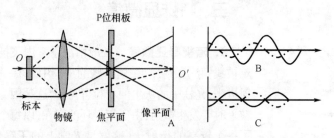

图 10-33　相差显微镜原理

3. 荧光显微镜　有些物质（如叶绿素、维生素 A、维生素 B_2、维生素 B_1 等）受紫外线照射后可发出荧光；另有一些物质（如细菌）本身虽不能发荧光，但如果用荧光染料或荧光抗体染色后，经紫外线照射也可以发出荧光，荧光显微镜就是对这类物质进行定性和定量研究的工具之一。荧光显微镜与普通显微镜的主要区别是所用的光源不同。**荧光显微镜**（fluorescence microscopy）

是利用一个高发光效率的点光源,经过滤色系统发出一定波长的光(如紫外光或紫蓝光)作为激发光,激发标本内的荧光物质发射出各种不同颜色的荧光,再通过物镜和目镜得到放大后的标本的荧光图像。荧光显微镜的特点是灵敏度高。由于紫外光是不可见光,因此视野中可见到的辐射荧光的标本与背景的反差很明显,样品的细节在暗视野中显得很亮,即使荧光很微弱也易辨认。荧光显微镜的基本构造是由普通光学显微镜加上一些附件——荧光光源、激发滤片、双色束分离器和阻断滤片等的基础上组成的,其光路如图 10-34 所示。其中的荧光光源一般采用超高压汞灯,它可发出各种波长的光。但每

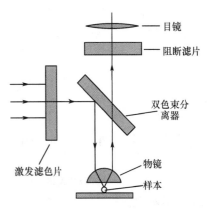

图 10-34 落射式荧光显微镜

种荧光物质都有一个产生最强荧光的激发波长,所以需加用激发滤片(一般有紫外、紫色、蓝色和绿色激发滤片),仅使一定波长的紫外光透过,照射到标本上,而将其他光都吸收掉。每种物质被激发光照射后,在极短时间内发射出较照射波长更长的可见荧光。

4. 激光扫描共聚焦显微镜(laser scanning confocal microscope,LSCM) 是在荧光显微镜成像的基础上,利用共聚焦电路,以激光作为扫描光源,逐点、逐行、逐面快速实时扫描样品,利用计算机进行图像处理,使用紫外光或激光激发荧光探针,从而得到细胞或组织内部微细结构的荧光图像;它还可以观察细胞的形态变化或生理功能的改变,产生不同层面的真正具有三维清晰度的实时图像。

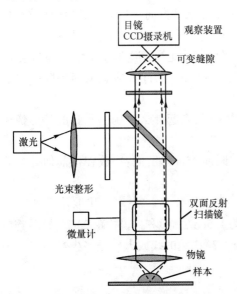

图 10-35 LSCM 光路原理

激光扫描共聚焦显微镜结构原理如图 10-35 所示。它主要由显微镜、光度计和计算机图像处理系统组成。它是利用聚焦的激光束照射样品,对样品的照明只聚焦于焦平面上的某一点,物镜也只限于检测这一点发出的反射光或荧光,即照明和检测的点位于同一焦点上,因而在视物场中就只看到由这一点发出的反射光或荧光。样品结构的变化使反射光或透射光强度改变,因而使光电检测器的输出电流改变。

激光扫描共聚焦显微镜的扫描激光与荧光搜集共用一个物镜,物镜的焦点即为扫描激光的焦点,同时也是实时成像的物点。激光扫描共聚焦显微镜一次调焦后,将扫描限制在样品的一个平面内,调焦深度不一样时,就可以获得不同深度层次的图像。这些图像信息在经计算机处理系统就能显示出细胞样品的三维立体结构图像,获得细胞内各部分之间的定量关系、各种结构的限度以及实时动态观察。

目前,一台配置完备的 LSCM 在功能上已经完全能够取代以往的任何一种光学显微镜,因此被称为万能显微镜,通过它所得到的精细图像可使其他的显微镜图像无比逊色。它可用于:①观察活细胞、活组织。LSCM 在不损伤细胞的前提下,对活组织、活细胞进行观察和

测量。②生化成分精确定位观察。③动态观察。④定量测量。

激光扫描共聚焦显微镜广泛用于形态学、细胞生物学、免疫学、遗传学和神经科学等各个研究领域。

习 题 十

10-1　单球面折射公式的适用条件是什么？在什么条件下起会聚作用？什么条件下起发散作用？

10-2　在单球面折射成像中,物距、像距、曲率半径的正负号各是怎样规定的？在什么情况下是实物？什么情况下是虚物？

10-3　玻璃棒($n=1.5$)长20cm,两端是双凸球面,球面半径均为4cm。若一束近轴平行光线沿玻璃棒轴线方向入射,求像的位置。若将此棒放入水中($n=4/3$),则像又在何处？($-16cm;$)

10-4　某种液体($n=1.3$)和玻璃($n=1.5$)的分界面为球面。在液体中有一物体放在球面的轴线上,离球面40cm处,并在球面前30cm处成一虚像。求球面的曲率半径,并指出哪一种介质处于球面的凸侧。($-11.43cm;$玻璃)

10-5　在空气($n=1.0$)中焦距为0.1m的双凸薄透镜(其折射率$n=1.5$),若令其一面与水($n=1.33$)相接,则此系统的焦度改变了多少？(3.3D)

10-6　折射率为1.3的平凸透镜,在空气中的焦距为50cm,该透镜凸面的曲率半径是多少？如果该透镜放在香柏油($n=1.5$)中,其焦距是多少？(15cm;-112.5cm)

10-7　两个焦距分别为$f_1=4$cm,$f_2=8$cm的薄透镜在水平方向先后放置,某物体放在焦距为4cm的透镜外侧8cm处,若两透镜相距20cm。求其像最后成在何处。(24cm)

10-8　近视眼的远点在25cm处,问应配戴多少度的眼镜才能看清远方的物体？(-400度)

10-9　一远视眼戴2D的眼镜看书时把书拿到眼前40cm处,此人应佩戴何种眼镜才能和正常人一样读书看报？(350度)

10-10　什么叫角放大率？用放大镜观察细小物体时,它起什么作用？看到的是虚像还是实像？

10-11　一简单放大镜焦距为10cm,所成的像在眼前25cm处,问:物放在镜前何处？此镜的角放大率是多少？(7.14cm;3.5)

10-12　什么叫显微镜的分辨本领？为了提高显微镜的分辨本领,可以采取什么措施？

10-13　显微镜的目镜焦距为2cm,物的焦距为1.5cm,物镜和目镜相距23cm,最后物体成像于无穷远处。问:1)标本应放于物镜前什么地方？2)物镜的线放大率是多少？3)显微镜的总放大倍数是多少？(1.6cm;13;164)

（闫　鹏）

第十一章　X 射线及其医学应用

　　X 线成像原理是发射 X 线直接照射人体,由于人体各种组织成分不同,其密度也就不同,穿过人体后的 X 线量的衰减不同,使得作为接受照射的胶片感光产生差异,就形成黑白不同的照片影像,如果穿过人体的射线由荧光屏接收,就形成透视下的影像。

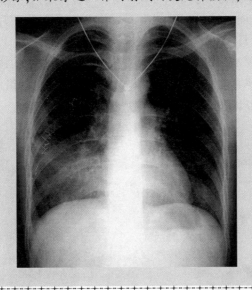

　　CT 机即计算机 X 线断层摄影机是由 X 射线机发展而来的,其密度和空间分辨率大大高于 X 射线机。一般来说,CT 对所有器质性疾病都可以进行检查,尤其对密度差异大的器质性占位病变都能检查出来并做出定位和定性诊断。

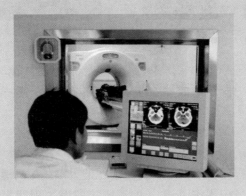

▋ 学习要求

（1）掌握 X 射线的产生机制、X 射线的强度和硬度概念、短波极限公式、X 射线的衰减规律。

（2）理解 X 射线谱、X 射线的基本性质、布拉格公式、衰减系数与密度等的关系、X-CT 的基本原理、CT 值及窗口技术。

（3）了解 X 射线摄谱仪、X 射线透视和摄影、**数字化的 X 射线成像技术**、数字减影血管造影等的基本原理；了解 X-CT 图像重建算法、CT 机的扫描方式。

X 射线是德国物理学家伦琴（图 11-1）在 1895 年进行阴极射线实验时偶然发现的，伦琴因此获得了 1901 年首届诺贝尔物理学奖。（图 11-2）X 射线照片是伦琴夫人左手照片，拍摄于 1895 年 12 月 22 日，是世界上第一张 X 射线照片。

X 射线在医学诊断和治疗中应用非常广泛，特别是 X 射线的诊断技术，已经成为现代医学不可缺少的工具。本章主要介绍 X 射线的产生、X 射线谱的组成及产生机制、X 射线的性质、X 射线的衰减规律以及 X 射线的医学应用。

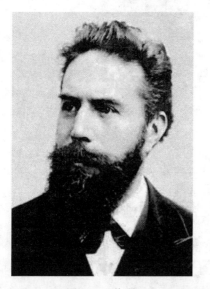

图 11-1 伦琴

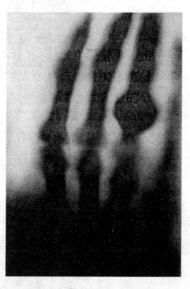

图 11-2 第一张 X 射线照片

第一节 X 射线的产生

一、X 射线的产生装置

产生 X 射线的方法有多种，常用的产生 X 射线的方法是用高速运动的电子束轰击一个障碍物（阳极靶），受到靶的阻碍作用，电子的动能转变为 X 射线光子的能量。这种方法产生 X 射线有两个基本条件：①有高速运动的电子流；②有适当的障碍物阻止电子的运动。

1. X 射线的产生装置 实际的 X 射线产生装置结构都比较复杂，图 11-3 是 X 射线机的基本线路，它由 X 射线管、低压电源和直流高压电源几部分组成。

X射线管为真空玻璃管,管内封装有阴极K和阳极A。阴极为钨丝绕成的螺旋状灯丝,由低压电源(5~10V)供电,通电的灯丝加热到炽热后开始发出电子。阳极通常为一铜制的圆柱体,柱端斜面上镶嵌一块钨金属板作为阳极靶;降压变压器T_2和可变电阻R组成低压电源,220V的交流经T_2降压后给灯丝供电,可变电阻R用于调节灯丝的温度;升压变压器T_1和整流桥B_1组成直流高压电源。220V的交流经T_1升压,再经整流桥B_1整流变为几十千伏~几百千伏的直流高压,加到X射线管的阳极A与阴极K之间。X射线管的阳极与阴极之间所加的直流高压称为管电压,调节转换开关S的位置,可改变T_1初级与次级的匝数比,调节管电压的大小。管电压在K、A之间形成一个很强的电场,从阴

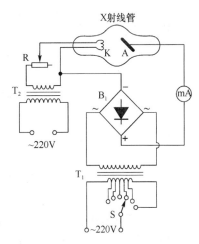

图11-3　X射线机的基本线路

极灯丝上发出的电子在此电场的作用下高速运动到达阳极形成管电流。这些高速运动的电子被阳极靶制动时,就会有X射线从阳极靶上辐射出来。调节可变电阻R,改变灯丝的温度,从而改变阴极灯丝发出的电子数量,实现管电流的调节。

高速运动的电子轰击阳极靶时,电子的动能转化为X射线的能量不到1%,99%以上的能量都转变为热量,过多的热量会导致阳极温度非常高。因此,阳极靶应当选择耐高温的材料。实验表明,在同样速度和数目的电子的轰击下,靶材料的原子序数Z越高,所产生的X射线的能量就越大。这样,阳极靶还应选择原子序数大的材料。综合考虑上述两个因素,钨(Z=74)和它的合金是最合适的靶材料。在管电压较低的应用场合,如乳腺诊断用的X射线管,常采用钼(Z=42)作为靶材料。钨靶或钼靶镶嵌于导热系数较大的铜制圆柱体上,以便更好地导出和散发热量。

2. X射线管的焦点　电子束在靶面上撞击的面积称为实际焦点。从X射线出射方向上观察到的实际焦点的投影面积叫做有效焦点,如图11-4所示,AB对应的区域为电子束撞击的面积,为实际焦点。$A'B'$对应的面积为实际焦点的投影面积,是有效焦点。实际焦点的大小与灯丝的尺寸、靶面的倾角等因素有关,其形状一般为长方形。有效焦点一般近似于正方形,面积大约为实际焦点的1/4~1/2。

X射线透视或摄影所使用的成像方法为中心投影成像法,图11-5为投影成像示意图。一个点光源所发出的光透过物后在光屏上投影成一清晰的像。X射线管的焦点不是一个点光源,而是面光源,面光源投影所成的像存在半影问题,边缘模糊。显然,X射线管的焦点越小,投影后所成的像就越清晰。因此,临床诊断中所使用的X射线管采用小焦点,大焦点的X射线管多用于治疗。

3. 旋转阳极X射线管　上述固定阳极的X射线管由于受阳极靶面所能承受的温度和散热的限制,其功率较小,要提高功率,则必须增大焦点的面积。但焦点面积增大又影响成像的清晰度,两者不能兼顾。旋转阳极技术很好地解决了这一问题,如图11-6所示,将阳极靶做成圆盘形状,由电机带动圆盘不停地旋转,被高速电子束轰击的部位不断地变换,将热量分散到较大的面积上。大功率、小焦点的X射线管多采用旋转阳极。

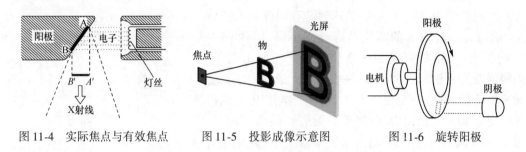

图 11-4 实际焦点与有效焦点　　　图 11-5 投影成像示意图　　　图 11-6 旋转阳极

二、X 射线的强度和硬度

1. X 射线的强度　X 射线的强度是指单位时间内通过与射线垂直的方向上单位面积内的辐射能量,用 I 表示,单位为 $W \cdot m^{-2}$。如果用 X 射线光子的能量来表示 X 射线的强度,则

$$I = \sum_{i=1}^{n} N_i h\nu_i = N_1 h\nu_1 + N_2 h\nu_2 + \cdots + N_n h\nu_n \tag{11-1}$$

式中,N_1、N_2、$\cdots$、N_n 分别为单位时间内通过垂直于射线方向上单位面积内的能量为 $h\nu_1$、$h\nu_2$、$\cdots$、$h\nu_n$ 的光子数目。由(11-1)式可知,增加 X 射线强度的方法有两种:①增加管电流,可使单位时间内轰击阳极靶的电子的数目增加,从而使(11-1)式中 N_i 增加;②增加管电压,可使轰击阳极靶的电子的能量增加,相应地所产生各光子的能量 $h\nu_i$ 也随之增大,也即(11-1)式中 ν_i 增大。医学上,常用管电流的毫安数间接地表示 X 射线的强度。显然,X 射线通过任一截面的总辐射能量与 X 射线的强度以及照射时间成正比。因此,医学上常用管电流的毫安数(mA)与照射时间(s)的乘积表示 X 射线的总辐射能量,单位为 $mA \cdot s$。

2. X 射线的硬度　X 射线的硬度是指 X 射线对物质的贯穿本领。它与 X 射线光子的能量有关,而与光子的数目无关。X 射线光子的能量越高,其硬度就越大。而 X 射线光子的能量又取决于管电压,管电压越高,轰击阳极靶的电子的动能就越大,所产生的 X 射线光子的能量也就越高。就是说 X 射线的硬度取决于 X 射线管的管电压。通常用管电压的千伏数来表示 X 射线的硬度。X 射线的硬度分为极软、软、硬、极硬四类,它们的管电压范围、最短波长范围及主要用途见表 11-1。

表 11-1 X 射线的硬度分类及主要用途

名称	管电压(kV)	最短波长(nm)	主要用途
极软 X 射线	5～20	0.25～0.062	软组织摄影、表皮治疗
软 X 射线	20～100	0.062～0.012	透视和摄影
硬 X 射线	100～250	0.012～0.005	较深组织治疗
极硬 X 射线	>250	<0.005	深部组织治疗

第二节 X 射 线 谱

X 射线管产生的 X 射线包含各种不同的波长成分,每种波长的 X 射线的强度各不相同。记录 X 射线的强度随波长(或频率)变化的图谱称为 X 射线谱。使用 X 射线摄谱仪可以把 X

射线谱记录在照相底片上,图11-7(A)为用摄谱仪拍摄的钨靶X射线管产生的X射线的图谱底片示意图(实际拍摄的底片要复杂些,详见第三节)。图中每一条谱线表示是一种X射线,谱线的位置相当于不同的波长,谱线的感光程度代表强度大小,谱线越黑表示强度越大。将图11-7(A)所表示的X射线的强度随波长的变化关系用二维曲线来表示,如图11-7(B)所示。

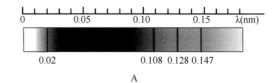

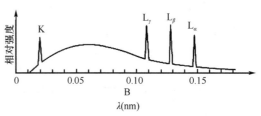

图11-7　X射线谱示意图

　　可以看出,X射线谱由两部分组成,一部分是波长连续变化的,称为连续X射线或连续谱;另一部分是具有分立波长的线状谱,称为标识X射线或标识谱,标识谱重叠在连续谱上。在图11-7(A)底片上,四条线状谱线是标识谱,去掉四条线状谱线后剩下的灰色背景部分是连续谱;在图11-7(B)曲线上,四个凸出的尖峰组成标识谱,去掉四个尖峰后剩下的平滑曲线为连续谱。下面分别讨论这两部分谱线的产生机制。

一、连续 X 射线谱

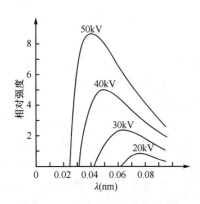

图11-8　钨靶的连续X射线谱

　　实验发现,当管电压较低时只出现连续X射线谱。图11-8为钨靶X射线管依次在20kV、30 kV、40 kV、50 kV四个较低的管电压下的X射线谱。从这四条曲线可以看出连续X射线谱有如下特点:①谱线的强度随波长的变化而变化,在管电压一定时,从右向左随着波长从大到小变化,谱线的强度逐渐增大,达到最大值后又逐渐减小至强度为零。强度为零的点(曲线的最左端)对应的波长是连续谱中最短的波长,称为短波极限,用λ_{min}表示。②管电压增大时,各种波长的强度随之增大。而且,强度最大的波长和短波极限都向短波方向移动。

　　1. 连续 X 射线的产生机制　当高速运动的电子撞击到阳极靶时,在靶中原子核静电场的作用下,电子的速度突然减小,部分动能转化为光子的能量$h\nu$辐射出去。这种辐射称为轫致辐射(bremsstrahlung),意思是制动导致的辐射。从阴极发出的电子的数目众多,虽然各电子到达阳极靶时的速度基本相同,但由于每个电子的飞行路径与原子核的距离大小不一,这样它们与原子核的相互作用情况就各不相同,因而损失的能量也就各不相同。所以辐射出来的X射线光子的能量也就不一样,产生了各种波长成分的X射线,这就是连续X射线。

　　2. 短波极限的理论公式　实验发现,X射线谱中能量最高的光子的波长即短波极限λ_{min}与管电压U密切相关,管电压越高,其短波极限就越小,下面从理论上推导λ_{min}与U之间的关系。

　　设管电压为U,电子电量e。则到达阳极靶时电子的动能为eU。显然,这一能量是电子可能损失的最大能量,也即能够产生的光子的最大能量$h\nu_{max}$,因此有

$$h\nu_{max} = eU$$

式中 ν_{max} 为短波极限 λ_{min} 对应的频率,再根据两者与光速 c 的关系 $\lambda_{min} = \dfrac{c}{\nu_{max}}$ 得

$$\lambda_{min} = \frac{hc}{e} \cdot \frac{1}{U} \tag{11-2a}$$

由上式可见,短波极限 λ_{min} 与管电压 U 成反比关系。将 h、c、e 的值代入(11-2a)式,取 kV 作 U 的单位,nm 作 λ_{min} 的单位,可得

$$\lambda_{min} = \frac{1.24}{U(kV)} nm \tag{11-2b}$$

(11-2b)式与实验结果完全一致。短波极限只与管电压有关,与管电流大小及靶材料无关。

二、标识 X 射线谱

前面讨论的是钨靶 X 射线管在管电压较低时所产生的 X 射线,当管电压升高到大约 70kV 以上时,在波长 0.02nm 附近连续谱上叠加了几条线状谱,曲线上出现了几个尖峰。图 11-9 为钨靶 X 射线管分别在 65kV、100kV、150kV、200kV 几个较高管电压下的 X 射线谱,图中的四条线状谱为钨靶的 K 线系标识谱。由图可见,随着管电压的升高,连续谱发生了很大的变化,但四条谱线的位置却始终保持不变,即其波长不随管电压的改变而改变。

1. 标识 X 射线的产生机制 当管电压较高时,轰击阳极靶的电子具有较大的动能。当这些具有较高动能的电子进入靶内时,如果它与靶内原子的某个内层电子发生强烈的相互作用,就能把一部分动能传递给该内层电子,使之脱离原子核的束缚,从原子中逸出,在原子的内层出现一个空位。这样,处在较高能级上的电子就会跃迁到这个空位而辐射出光子,这就是标识 X 射线。如图 11-10 所示,如果逸出的是 K 层电子,则出现的空位就会被 L、M、N 等层上的电子填补,同时将两个能级的能量差以光子的形式辐射出去。这样发出的几条谱线通常用 K_α、K_β、K_γ、…分别表示,称为 K 线系。类似地如果 L 层出现空位,那么 M、N、O 等层上的电子来填补,跃迁时产生的谱线用 L_α、L_β、L_γ、…分别表示,称为 L 线系。由于壳层越靠外,能级差越小,所以 L 线系各谱线的波长要比 K 线系的波长大一些。同样,M 线系的波长要比 L 线系的大一些。图 11-7 中画出了 K 和 L 线系,其中 K 线系的四条谱线因波长很接近没有区分开。图 11-9 中只画出了 K 线系,L 线系应该出现在波长 $\lambda > 0.1$nm 的区域(见图 11-7),所以图中没有出现。

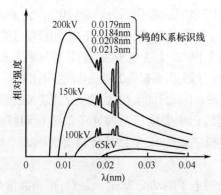

图 11-9　钨靶在较高管电压下的射线谱

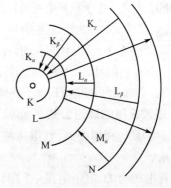

图 11-10　标识 X 射线的产生机制示意图

2. 标识 X 射线特性 研究发现,标识 X 射线谱具有以下特性:

(1)标识谱线的波长取决于靶材料:标识 X 射线谱是由靶原子的内层电子跃迁产生的。各谱线的波长由靶原子某两个内层轨道的能级差决定,与管电压大小无关。因此,标识谱的波长只取决于靶材料,不同的元素制成的阳极靶,具有不同的线状谱。或者说,每一种元素都有一套波长不同于其他元素的线状谱,成为该元素的标识,所以称为标识谱。虽然标识谱波长与管电压无关,但要激发出波长较短的线系,显然需要加上较高的管电压;

(2)各元素的标识谱具有相似的结构:比如各元素的 K 线系的结构都相似,只是波长不同。由于标识谱是由原子的内层电子跃迁产生的,而不同的元素其内层填满后,壳层结构是相同的,所以各元素的标识谱有相似的结构。只是对应各层的能量大小存在差异,所以产生的谱线波长才各不相同;

(3)按照原子序数的次序比较各元素的标识谱,元素的原子序数越高,它的各个标识谱线系的波长越短。这一特性是各原子内层轨道的能级随原子序数的增加而升高的结果。

需要说明的是 X 射线管所发出的 X 射线主要是连续 X 射线,标识 X 射线的能量在全部 X 射线能量中只占很小的一部分。因此,医学诊断和治疗中所使用的 X 射线主要是连续 X 射线。标识 X 射线主要用于研究原子的壳层结构和化学元素的分析等。如微区分析技术就是用一束很细的电子束打在样品上,使样品发出标识 X 射线,然后通过检测这些 X 射线的波长、强度来分析微区中的元素种类及其含量。此技术已经在医学的一些领域(如病理学)内中得到应用。

第三节 X 射线的基本性质

一、X 射线的一般性质及其特性

X 射线的本质和光一样,是一种波长比紫外线还短的电磁波,它具有光的一切性质,如反射、干涉、衍射、偏振等。同时,由于 X 射线光子的波长短、能量大,它还具有如下几个特性:

(1)电离作用:X 射线能使原子或分子电离。比如气体在 X 射线的照射下,不导电的气体分子可被电离成导电的正、负离子,利用这一特性可制作测量 X 射线强度的仪器,用于辐射剂量的检测。

(2)荧光作用:X 射线照射某些物质,如磷、铂、氰化钡、硫化锌等,能使它们的原子或分子处于激发态,当分子由激发态回到基态时发出荧光。医学诊断中的 X 射线透视就是利用 X 射线的荧光作用来显示 X 射线透过人体后所成的影像。

(3)光化学作用:X 射线能使多种物质发生光化学反应,如使照相底片感光。医学诊断中利用这一特性进行 X 射线摄影。

(4)生物效应:X 射线照射生物体,能使其产生各种生物效应,如使细胞生长受到抑制、损伤甚至坏死。生物效应是放射治疗的基础,也是 X 射线防护中要注意的防护问题。

(5)贯穿本领:X 射线对各种物质都具有一定的穿透能力。对于同一种物质,X 射线的波长越短,穿透能力越强;同一波长的 X 射线,对于不同的物质其穿透能力一般也不相同。

医学诊断中的就是利用了 X 射线对于人体不同组织器官具有不同的贯穿本领实现 X 射线透视和摄影的。

二、X 射线的衍射

1912 年,劳厄用晶体衍射方法证明了 X 射线具有波动性,从而揭示了 X 射线的本质。晶体为原子有规则排列起来的结构,其相邻原子的间距数量级与 X 射线波长相仿。所以,晶体是天然的 X 射线衍射光栅。

1. 布拉格公式　在晶体中有规则地排列起来的原子形成若干组平面,或者说原子的位置都落在若干组几何平面上。设有一晶体,它内部的原子排列如图 11-11 所示,图中的圆点代表原子。S_1、S_2、S_3 是原子构成的一组互相平行的平面,称为晶面,晶面之间的距离为 d。一束波长为 λ 的 X 射线入射到晶体上,入射方向与平面之间的夹角用 θ 表示,该夹角称为掠射角。

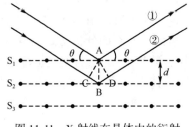
图 11-11　X 射线在晶体中的衍射

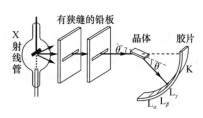
图 11-12　X 射线摄谱仪示意图

当有 X 射线照射晶体时,被照射的原子都相当于子波源向各个方向发出子波,各个子波源为相干波源,发出的 X 射线会互相叠加。理论和实验表明当满足公式(11-3)时,在反射方向上出射的 X 射线会互相加强。

$$2d\sin\theta = k\lambda \qquad k=1,2,3,\cdots \tag{11-3}$$

上式就是布拉格公式。由图 11-9 可知,(11-3)式的左边 $2d\sin\theta$ 为在反射方向上由 A、B 两原子发出的子波①与子波②之间的光程差 CB+BD。因而(11-3)式描述的是当光程差 $2d\sin\theta$ 等于入射 X 射线波长 λ 的整数倍时,出射的 X 射线在反射方向上互相加强。

布拉格公式所描述的衍射现象与光的反射定律从形式上看是相同的,入射线、衍射线与衍射面(即晶面)的法线位于同一平面内;入射线与衍射线分布在衍射面法线两侧;入射角等于反射角,只是公式中用掠射角表示而已。所以有时也将 X 射线在晶体上的衍射称为"布拉格反射"。但二者的本质是完全不一样的,反射只是物体表面上的光学现象,而衍射则是一定厚度内许多等间距分布的平行晶面的共同行为;反射时,以任何入射角入射,都可以得到反射光线。而衍射时,只有以符合布拉格公式的角度入射时,才能有"反射"射线,即获得衍射线,是"选择反射";此外,反射时可以得到与入射线强度相同的反射线,而 X 射线的衍射线的强度要比入射线弱很多。

2. X 射线摄谱仪　利用 X 射线晶体衍射的基本原理,布拉格父子设计了可拍摄 X 射线谱的实验装置,即 X 射线摄谱仪,如图 11-12 所示。X 射线经过两个铅板上的狭缝后,形成很薄的一束,照射到晶体上。转动晶体,对于某一波长 λ 的 X 射线,当掠射角 θ 为某一数值时,刚好满足(11-3)式,这时,将有一道射线从晶体沿反射方向射到胶片上。胶片呈圆弧状放置,晶体位于圆心处。根据(11-3)式,波长 λ 越大,掠射角 θ 也越大。这样不同波长的 X 射线将在不同的方向上得到加强、射向胶片。反复转动晶体,不同波长的 X 射线将在胶片上不同的位置依次反复感光。取下胶片,冲洗后就可获得 X 射线谱的原始照相底片。显然,原始底片上谱线的位置与掠射角 θ 呈线性关系,波长需通过(11-3)式换算获得,图11-7(A)只是为了将问题简化而作的示意图。通过 X 射线摄谱仪可观察 X 射线衍射现象,用已知波长的 X 射线测定晶面间距,用已知晶体测定未知 X 射线的波长。利用 X 射线摄谱仪还可获得单色 X 射线。

目前,X 射线衍射已经成为研究物质微观结构的一种重要手段。它不仅用于无机晶体的结构研究,而且还成功地运用于巨大生物分子结构的研究中,如 DNA 双螺旋结构就是部分借助 X 射线衍射的方法发现的。

第四节　物质对 X 射线的衰减规律

当 X 射线通过物质时,光子与物质中的原子之间可发生多种相互作用。在作用过程中,一部分光子被物质吸收转化为其他形式的能量,一部分光子被物质散射而改变方向。两者都使 X 射线在原来方向上的强度受到衰减。下面讨论 X 射线在物质中的衰减规律。

一、X 射线的衰减规律

如图11-13所示,有一束强度为 I_0 的单色 X 射线,入射到一均匀的物质内部。在任意深度 x 处取一厚度为 $\mathrm{d}x$ 的薄层。设入射到薄层的 X 射线强度为 I,通过薄层后强度衰减为 $I-\mathrm{d}I$,即强度衰减了 $\mathrm{d}I$。实验发现在薄层 $\mathrm{d}x$ 上的相对衰减率 $\mathrm{d}I/I$ 与薄层厚度 $\mathrm{d}x$ 成正比,即

$$\frac{\mathrm{d}I}{I}=-\mu\cdot\mathrm{d}x$$

式中比例系数 μ 称为线性衰减系数,负号表示 $\mathrm{d}I$ 与 $\mathrm{d}x$ 符号相反。将上式两边积分,并代入初始条件:$x=0$ 时,$I=I_0$,得

$$I=I_0e^{-\mu x} \tag{11-4}$$

上式为 X 射线在物质内部的衰减规律。它表明,在均匀的物质内部 X 射线的强度按照指数规律衰减。μ 越大,则衰减越快;μ 越小,则衰减越慢。如果深度 x 的单位为 cm,则 μ 的单位为 cm^{-1}。

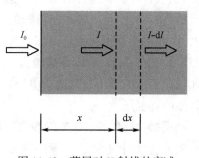

图11-13　薄层对 X 射线的衰减

在物质中 X 射线强度被衰减为一半时的厚度称为该种物质的半价层,用 $x_{1/2}$ 表示。由(11-4)式得 $x_{1/2}$ 与 μ 之间的关系

$$x_{1/2}=\frac{\ln2}{\mu}=\frac{0.693}{\mu} \tag{11-5}$$

(11-4)式只适用于单色 X 射线。衰减系数与 X 射线的波长有关,对于同一种物质,波长不同,其衰减系数并不相同。X 射线管产生的 X 射线包含有各种波长成分,为复色 X 射线。

复色 X 射线的强度在物质内部并不严格按照指数规律衰减,但在实际问题中,常常近似地运用指数规律处理,这时(11-4)式中的衰减系数应当用各种波长的衰减系数的一个适当平均值来代替。

二、衰减系数与密度、原子序数及波长的关系

对于同一种物质来说,物质的密度越大,即单位体积中的原子数目越多,则 X 射线光子被吸收的概率就越大。因此,线性衰减系数 μ 与物质的密度 ρ 成正比。线性衰减系数 μ 与密度 ρ 的比值称为质量衰减系数,记作 μ_m,即

$$\mu_m = \frac{\mu}{\rho} \tag{11-6}$$

μ_m 的单位常用 $cm^2 \cdot g^{-1}$。质量衰减系数与物质的密度无关。所以,同一种物质不管它是气态、液态还是固态,其 μ_m 值都相同。质量衰减系数用来比较不同物质对 X 射线的衰减作用。实验发现,各种元素的质量衰减系数 μ_m 与元素的原子序数 Z 及 X 射线的波长 λ 之间近似地存在下列关系

$$\mu_m = KZ^\alpha \lambda^3 \tag{11-7}$$

式中 K 大致是一个常数,指数 α 通常在 3 ~ 4 之间。对于医学上常用的 X 射线,当吸收物质为水、空气和人体组织时,α 取 3.5。从(11-7)式可以得出以下两点结论:

1. 原子序数越大,衰减系数越大 人体软组织主要是由 H、O、C 几种元素组成,而骨骼的主要成分是 $Ca_3(PO_4)_2$,其中 Ca 和 P 的原子序数比软组织中几种元素的原子序数都高。这样骨骼的衰减系数比软组织的大,在 X 射线透视和摄影中,骨骼与周围软组织的影像明暗对比大,因此骨骼图像的边缘特别清晰。在胃肠透视时,让受检者吞服一种钡餐(硫酸钡),钡(Z=56)的原子序数较高,衰减系数较大,这样吞服的钡餐与胃肠组织的影像形成较大的明暗对比,可以显示出清晰的胃肠边缘影像。铅(Z=82)的原子序数很高,衰减系数很大,因此常用铅板和铅制品作为 X 射线防护材料。

2. 波长越长,衰减系数越大 或者说波长越长,越容易被吸收,贯穿本领越小。因此,在浅部治疗时采用较低的管电压;反之,波长越短,贯穿本领越大。在进行深部治疗时采用较高的管电压。

根据上述结论,当 X 射线管产生的包含各种波长的 X 射线进入物体后,长波成分比短波成分衰减得快,随着深度的增加,短波成分所占的比例会越来越大,即平均波长越来越短。也就是说,X 射线在进入物体后越来越硬了,这种现象称为 X 射线的硬化。利用这一现象,可让 X 射线通过一定厚度的铜板或铝板,使波长较长的成分被吸收掉,这样得到的 X 射线不仅硬度较高,而且射线谱的范围也较窄,这种装置称为滤线板。在作深部治疗时,那些波长较长的 X 射线很容易被皮肤及浅部组织吸收,对于治疗没有帮助,但却存在副作用。加上滤线板后就可滤掉没用的长波成分。实际的滤线板往往由铜板和铝板组合使用,铜板在前,铝板在后。这是因为各种物质在吸收 X 射线后又会发出自己的标志 X 射线,铝板可以吸收铜板发出标志 X 射线,而铝板发出的标志 X 射线波长约在 0.8nm 以上,很容易在空气中被吸收。

第五节　X射线在医学治疗及诊断方面的应用

一、治疗方面

　　X射线在临床上一般用于癌症也即恶性肿瘤的放射治疗,主要依据是X射线的电离作用,由此引发人体组织的一系列生物效应。研究表明,X射线对于生物组织细胞有破坏作用,尤其是对于分裂活动旺盛或正在分裂的细胞的破坏作用更大。细胞分裂旺盛是癌细胞的特点,因此用X射线照射可以抑制它的生长或使其坏死,从而达到治疗癌症的目的。

　　X射线治疗设备有普通X射线治疗机和医用直线加速器两种。普通X射线治疗机一般采用大焦点的X射线管,管电压为几kV至几百kV,有表皮、浅部、深部等多种,目前在临床上已经很少使用。医用直线加速器是利用频率很高的交变电场将电子沿直线加速到极高速度的装置。通过直线加速器可获得能量为几 MeV 至几十 MeV 的电子,这样的高能电子撞击钨靶产生的极硬X射线是目前医学上放射治疗中常用的X射线。

　　目前,临床上利用医用直线加速器发出的高能X射线进行放射治疗一般借助X-CT或磁共振成像(MRI)设备获取肿瘤部位的断层图像,并将图像数据输入计算机治疗计划系统中,由计算机系统控制,对病灶部位实施照射。它分为适形放疗、调强放疗和"X刀"放疗等几种。传统的放疗技术采用简单的方形照射野,与肿瘤的不规则形状不相符,往往造成对正常组织不必要的照射,副作用较大,复发率高。适形放疗是一种能够使高剂量区的剂量分布在三维方向上和靶区的实际形状相一致的照射技术;调强放疗是指通过改变靶区内的射线强度,使靶区内各点都能得到理想的照射剂量,同时使靶区外相邻的正常组织所受照射降到最低;适形、调强放疗时一般将照射总量分为若干次(如为期6周,每周5次),每次照射剂量较小。而"X刀"则是一次性地将大剂量的高能X射线照射于肿瘤部位,高能X射线束在CT或MRI的引导下,围绕病灶区中心某点进行多平面、多轨迹的三维旋转照射,集中照射肿瘤,使其受到致死性高剂量照射,起到了类似于手术刀切除的作用,因而称为"X刀"。

二、诊断方面

　　1. X射线透视和摄影　由于人体不同组织或器官对于X射线的衰减不同,因此强度均匀的X射线透过人体后强度不再均匀,而是随组织器官的形状而变化,将透过人体后的X射线投射到荧光屏上,就可以显示出明暗不同的影像,这种成像技术叫做X射线透视。如果让透过人体的X射线投射到照相胶片上,冲洗后就可在底片上显现出组织或器官的影像,这种技术叫做X射线摄影。

　　(1) X射线透视:现在的X射线透视设备一般都配有电视摄像系统,其成像系统通常包括X射线管、影像增强器、电视摄像装置、监视器等几个组成部分,如图11-14所示。早期的X射线透视设备直接使用荧光屏来显示透视影像,荧光屏的效率很低,只有大约7%左右的X射线光子能量被转换为可见光,影像亮度低。使用影像增强器后可以将影像亮度提高100倍以上。这样可以相应地降低X射线强度,从而减小受检者接受的X射线照射剂量。同时也减轻了X射线管的负荷,有利于使用微焦点X射线管,进一步提高影像质量。另外,在使用影像增强器并配上电视系统后,透视检查的操作也从暗室过渡到了明室,操作人员可通过监视器隔室观察和操作,减小了 X 射线对操作人员的辐射,改善了工作环境。

(2) X 射线摄影:图 11-15 为 X 射线摄影示意图,从 X 射线管发出的 X 射线透过物体后,到达胶片前,先经过滤线栅。由于 X 射线在穿过被照射的物体时会产生散射射线和二次射线等,这些射线的方向杂乱,在胶片上感光后,图像就会像蒙了一层雾一样,导致清晰度下降。滤线栅只让从 X 射线管焦点处发出的射线通过,从物体上发出的方向杂乱的射线将被滤线栅吸收。另外,在曝光时间内,让滤线衫在左右方向上移动,这样滤线栅的影像就不会留在底片上了。通过滤线栅后的 X 射线大部分都将透过胶片,只有很少一部分被胶片吸收,感光效率很低。让胶片夹在两张增感屏之间,可以增大感光。

此外,人体某些器官或病灶对 X 射线的衰减系数与周围组织相差很小,造成透视或摄影时其影像不易分辨,这时可将线性衰减系数明显高于或低于组织器官的物质引入其内部或其周围空间,增大它与周围组织间衰减系数的差别,人为地增强它与周围组织的对比,从而获得较清晰的影像。引入的物质称为造影剂,例如在胃肠检查时让受检者吞服的衰减系数较大的"钡餐"(硫酸钡),关节检查时在关节腔内注入衰减系数很小的空气,血管造影中注入一些碘制剂等。

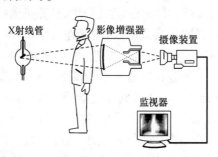

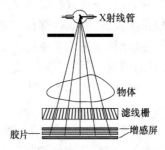

图 11-14　X 射线透视设备的基本组成　　　　图 11-15　X 射线摄影示意图

X 射线诊断应用于临床已有百年历史,尽管现代影像技术如 CT、磁共振成像等在疾病诊断方面显示出很大的优越性,但并不能取代常规 X 射线检查。一些部位如胃肠道的检查仍主要使用 X 射线透视和摄影技术。骨骼肌肉系统、胸部一般首先使用常规 X 射线检查。X 射线透视和摄影具有成像直观、经济、简便等优点。因此,X 射线透视和摄影仍然是临床诊断中使用最多和最基本的方法。如胸透 X 线机、C 臂 X 射线机、微焦点牙科 X 射线机、床边 X 射线机等等。C 臂 X 射线机在各种介入治疗中用作监视设备,床边 X 射线机用于危重病人做床边 X 射线摄影。

2. 数字化的 X 射线成像技术　数字化的 X 射线成像技术主要有两种:**计算机 X 射线成像**(computed radiography,CR)和**数字化的 X 射线成像**(digital radiography,DR)。通过 CR 和 DR,可方便地将 X 射线影像采集到计算机中,通过计算机进行处理、显示、分析、传输等。

(1) 计算机 X 射线成像:传统的 X 射线成像是经 X 线摄照,将影像信息记录在胶片上,经显影和定影处理后,影像才能于底片上显示。计算机 X 射线成像则不同,它是将 X 射线摄照的影像信息记录在影像板(image plate,IP)上,经读取装置读取,由计算机计算出一个数字化图像,再经数字/模拟转换器转换后,在荧光屏上显示出灰阶图像。

CR 的成像需要经过影像信息的记录、读取、处理和显示等步骤。影像信息记录采用一种含有微量元素铕的钡氟溴化合物结晶制成的 IP 影像板代替 X 射线胶片,接受透过人体的 X 射线,使影像板感光,形成潜影。然后用激光扫描系统读取影像板上的潜影,并转换成数字信号。激光束对匀速移动的影像板进行精确而均匀的整体扫描。在影像板由激光激发出的荧光由自动跟踪的集光器收集,再经光电转化器转换成电信号,该电信号经放大后,由模拟/数字转换器转换成数字化影像信息。在扫描完影像板后,则可得到一个数字化图像。此后影像板上的潜影消失,可再次重复使用,一般 IP 影像板可重复使用达 2 万~3 万次。扫描后的成像可在计算机中进行灰阶处理、窗位处理、数字减影血管造影处理和 X 线吸收率减影处理等数字化图像处理,在一定范围内任意改变图像的显示特性,以达到最佳的观察效果,更有利于观察不同的组织结构。

（2）数字化的 X 射线成像:DR 成像是利用被称为电子暗盒的成像装置,在扫描控制器、系统控制器的配合下,直接将 X 射线光子通过电子暗盒转换成数字化图像。电子暗盒的作用类似于数码相机,当不同强度的 X 射线投射到检测器件表面时,会产生强度不同的电荷信号,通过电压或电流将这些信号读出,送到对应的像素中以相应的灰度显示,就构成了一幅数字化 X 射线图像,同样 DR 可以利用计算机强大的数字图像处理功能,在一定范围内对图像进行必要的处理,以达到最佳的观察效果。

与传统的 X 射线成像系统相比,数字化的 X 射线成像技术具有诸多优点。在其曝光宽容度方面,相对于普通的增感屏-胶片系统,CR 和 DR 由于采用数字技术,动态范围广,都有很宽的曝光宽容度,因而允许 X 射线照相中的技术误差,即使在一些曝光条件难以掌握的部位,也能获得很好的图像。CR 和 DR 可以根据临床需要进行各种图像后处理,为影像诊断中的细节观察、前后对比、定量分析提供技术支持。因为数字化图像获得的图像以数字文件的形式存储,所以可方便地在网络上传输,从而为日益发展的医疗远程诊断提供良好的图像基础。

3. 数字减影血管造影（DSA）　数字减影血管造影技术是普通血管造影技术与计算机图像处理技术相结合的产物。普通血管造影中,通过向血管内注入适当的造影剂,可获得较清晰的血管影像,如图 11-16（A）,由于图像存在着与骨骼等其他组织器官影像的互相重叠问题,所以血管的影像仍不够清晰。为此,人们针对血管造影成像问题研究出了一种可以有效地消除影像重叠影响的数字减影血管造影技术。其基本原理是,在穿过人体的 X 射线经影像增强器转变为可见的光学图像后,再经过电视摄像系统及模数转换处理将光学图像转变为数字图像存储起来。这里将未注入造影剂时获得的图像称为原像或本底图像,注入造影剂后的图像称为造影像,两种图像均以数字图像的形式存储在图像存储器内。然后经过计算机将两图像的数字信息相减,从造影像中减去原像,获得减影图像。由于两图像中只有血管的图像在注入造影剂前后差别很大,其他组织器官的图像基本不变。因此,在两图像相减后的减影像中,一般就只剩下注入了造影剂的血管的图像

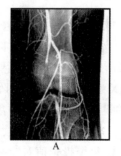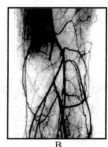

图 11-16　造影像与减影像

了,如图 11-16（B）。可以看出,减影像中除了血管的影像以外,骨骼等其他组织的像不见了。通过 DSA 技术,可以得到实时的、清晰的血管影像。它不仅适应于对各部位血管疾病

如血管梗阻、狭窄、畸形及血管瘤等的造影检查,而且还广泛应用于血管相关疾病的介入治疗中作监视设备。

三、X 射线计算机断层成像(X-CT)

X 射线计算机断层成像(X-ray computed tomography),简称 X-CT,是以测定 X 射线通过人体的线性衰减系数为基础,采用一定的数学方法,经计算机处理,重新建立断层图像的现代医学成像技术。

1. X-CT 的基本原理 设有 n 个厚度为 l 的小立方体体素,如图 11-17 所示,每个小立方体可近似地认为是均匀的,衰减系数依次为 μ_1、μ_2、$\cdots$、μ_n,入射 X 射线强度为 I_0。

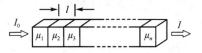

图 11-17 n 个体素对 X 射线的衰竭

穿过第 1 个体素后的强度

$$I_1 = I_0 e^{-\mu_1 l}$$

穿过第 2 个体素后的强度

$$I_2 = I_1 e^{-\mu_2 l} = I_0 e^{-(\mu_1 + \mu_2) l}$$

依次类推,穿过第 n 个体素后的强度

$$I = I_n = I_0 e^{-(\mu_1 + \mu_2 + \mu_3 + \cdots + \mu_n) l}$$

将上式改写成对数形式,有

$$\mu_1 + \mu_2 + \mu_3 + \cdots + \mu_n = \frac{1}{l} \ln \frac{I_0}{I} \tag{11-8}$$

上式是 X-CT 实现图像重建的主要依据。左式中的各个 μ 值在图像重建时一般为未知量。右式中的 I_0 和 l 的值为已知,I 可以用探测器测量得到,这样右式在图像重建时一般为已知量,称为投影值,用 p 表示,$p = \frac{1}{l} \ln \frac{I_0}{I}$。因此,(11-8)式是关于 $\mu_1 \sim \mu_n$ 这 n 个变量的一个线性方程。

X-CT 所获得的图像为人体断层图像。断层也叫体层,是在人体横断面方向上选定的薄层。将体层按照一定大小划分成 $n \times n$ 个体素组成的矩阵,称为体素矩阵。设每个体素的衰减系数如图 11-18(A)所示,那么 X-CT 所要解决的关键问题就是求取体素矩阵中所有体素的线性衰减系数。当 X 射线穿过体素矩阵的第一行体素时,由探测器测得透射 X 射线强度,计算得到第一行的投影值;同样,将 X 射线管连同探测器一起平移到第二行,测得透射 X 射线强度,又可得到第二行的投影值;继续平移 X 射线管和探测器,每移动一次可获得一个投影值。根据(11-8)式,每个投影值对应一个关于体素 μ 值的线性方程。矩阵中共有 n^2 个待求的 μ 值,共需要 n^2 个线性独立的方程。按照 11-18(A)平移的方法只能得到 n 个方程。旋转一个角度,如图 11-18(B),然后再继续平移,又可获得一组投影值。这种依次平移和旋转 X 射线管及探测器获得投影值的方法称为扫描。继续旋转、平移扫描下去,直至获得足够的投影值,建立起所需的方程数为止。只要能得到 n^2 个线性独立的方程,从数学上讲,借助计算机就可以求得矩阵中每个体素的线性衰减系数。

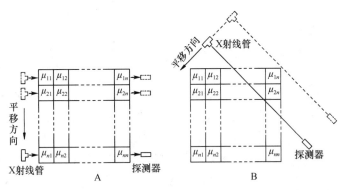

图 11-18　体素矩阵扫描示意图

2. 图像重建的算法　图像重建算法是根据对体素矩阵扫描所得到的投影值,计算体素矩阵中每个体素的线性衰减系数的数学方法。这里将所有体素的线性衰减系数组成的矩阵称为 μ 值矩阵。注意, μ 值矩阵是一个二维数组,而体素矩阵指的是体层。图像重建的算法有很多,主要有联立方程法、反投影法、滤波反投影法、傅里叶变换法和迭代法等。下面以联立方程法和反投影法为例简要介绍图像重建算法过程。为了便于区别,在下面的插图中,体素矩阵均使用灰色背景, μ 值矩阵用白色背景。

(1) 联立方程法:图 11-19(A)为一个简单的 2×2 体素矩阵组成的层面,四个体素的衰减系数依次为 μ_{11}、μ_{12}、μ_{21} 和 μ_{22}。为了求得这四个未知数,需要列出四个独立的方程。如果按照水平方向和垂直方向扫描,且假设欲求解的结果是图 11-19(B)那样的话,可得四个方程: $\mu_{11}+\mu_{12}=7$, $\mu_{21}+\mu_{22}=11$, $\mu_{11}+\mu_{21}=5$, $\mu_{12}+\mu_{22}=13$,不难发现这四个方程中只有三个是独立的。因此还需要再换一个扫描方向,如取左上右下对角线再扫描可得 $\mu_{11}+\mu_{22}=10$,将此方程与上面的四个方程中任意三个联立可求得 $\mu_{11}=2$、$\mu_{12}=5$、$\mu_{21}=3$、$\mu_{22}=8$,即得到图 11-19(B)的 μ 值矩阵。一个实际层面的体素数目远比 2×2 大得多,常用的体素数目有 256×256、512×512 等,分别需要对 65 536 和 262 144 个方程联立求解,其运算量非常大。因此,这种方法并不实用。

(2) 反投影法:反投影法也叫总和法,它将对体素矩阵的每个投影值沿原路径放回到对应的 μ 值矩阵里(称为反投影)并进行叠加,经适当的数学处理后,得到重建一幅图像的 μ 值矩阵。下面仍以上述 2×2 矩阵为例说明反投影法的求解过程。假定开始时先沿水平方向进行投影,如图 11-20(A),第一行投影值为 2+5=7,将该值

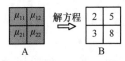

图 11-19　2×2 体素矩阵和 μ 值矩阵

放入 μ 值矩阵的第一行作为初值,即令 $\mu_{11}=\mu_{12}=7$;第二行投影值为 3+8=11,将该值放入 μ 值矩阵的第二行作为初值,即令 $\mu_{21}=\mu_{22}=11$。假定第二个投影方向为-45°方向,如图 11-20(B),第一个投影值为 5,将该值放入到 μ 值矩阵的 μ_{12} 格内并与原值累加 $\mu_{12}=7+5=12$;第二个投影值为 2+8=10,将该值放入到 μ 值矩阵的 μ_{11}、μ_{22} 格内并与原值累加 $\mu_{11}=7+10=17$、$\mu_{22}=11+10=21$;同样第三个投影值为 3,累加结果 $\mu_{21}=11+3=14$。第三个投影方向为垂直方向,其投影值及累加结果如图 11-20(C)。第四个投影方向为-135°方向,其投影值及累加结果如图 11-20(D)。最后,将 μ 值矩阵的四个值 24、33、27、42 全都减去 18 然后再除以 3,正是

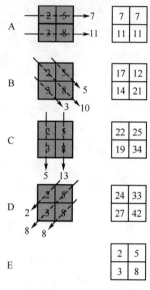

图 11-20　反投影法求解过程

欲求的结果,如图 11-20(E)。最后这一步处理并不难理解。以 μ_{11} 格为例,由前面的步骤可知,在 μ_{11} 格内一共进行了四个投影值的累加,累加和 S_{11} 为

$$S_{11} = (\mu_{11}+\mu_{12}+\mu_{21}+\mu_{22}) +3\mu_{11}$$

式中的 $\mu_{11}+\mu_{12}+\mu_{21}+\mu_{22}$ 等于每次投影值的总和,本例中该值为 18。

反投影法的优点是可以一边投影一边进行累加,扫描结束数据处理也随之完成,所以图像重建的速度非常快。其缺点是所重建的图像会出现伪像。

3. X-CT 扫描机　X-CT 扫描机的关键组成部分是由 X 射线管和探测器组成的扫描系统。自 1972 年 X-CT 问世以来几十年的时间内,X 射线管特别是探测器的数目、排列方式及移动方式都发生了很大的变化,相应的扫描方式也随之发生了变化。按照扫描方式的不同 CT 机大致可分如下几种:

(1) 单束扫描:扫描系统由一个 X 射线管和一个探测器组成。X 射线束经准直器对准探测器,扫描时由 X 射线管和探测器对观测层面作一次平移扫描,如图 11-21(A)所示,获得一组投影值。然后整个扫描系统围绕层面旋转一个角度,作第二次平移扫描,获得另一组投影值。再旋转一个角度,作第三次平移扫描,如此扫描下去直至旋转180°。这种平移加旋转的扫描方式扫描速度慢,单帧影像扫描时间约需 4~5 分钟,时间很长,仅能用于头部检查。

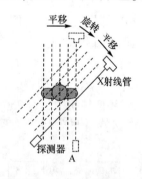

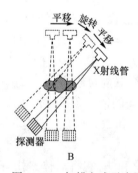

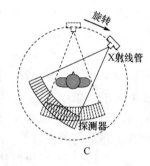

图 11-21　扫描方式示意图

(2) 窄角扇束扫描:扫描系统由一个射线管和6~30 个探测器组成,X 射线管发出小角度扇形射线束,其张角为3°~20°,如图 11-21(B)。扫描时,所有的探测器同时采样,扫描动作与单束扫描方式一样,是平移加旋转。这种扫描可作全身检查,单帧影像扫描时间约20 秒,对于腹部扫描时间仍嫌太长。

(3) 广角扇束扫描:扫描系统由一个射线管和250~700 个探测器组成。X 射线管发出大角度扇形射线束,其张角为30°~45°,如图 11-21(C)。其扫描系统围绕受检者只作旋转扫描运动,扇形射线束可照遍整个体层,不需要作平移运动。单帧影像扫描时间约 2 秒。

(4) 固定-旋转广角扇束扫描:扫描系统由一个射线管和600~2000 个探测器组成。探测器分布在整个圆周上固定不动,X 射线管发出50°~90°大角度扇形射线束进行旋转扫描,

扫描时间更短。单帧影像扫描时间在 2 秒以内。

（5）动态空间扫描：扫描系统由排成半圆形的 28 个 X 射线管和与之对应的 28 个影像增强器组成，是一种取消机械运动的全电子控制扫描系统，称为动态空间重现术（DSR）。扫描一周所需的时间可达 1 秒以内。该装置能获得心脏和肺等的动态图像。

（6）电子束扫描：扫描系统由一个特殊的大型 X 射线管和静止排列的探测器环组成。X 射线管的电子枪发出的电子束经两次磁偏转控制后，高速地旋转扫描，并撞击到一个大环形靶面上，这样就发出了旋转的扇形 X 射线束。

（7）螺旋扫描 CT：它是 1989 年出现的新机型。它采用滑环技术解决了高压电缆随 X 射线管连续旋转而缠绕的问题，使扫描速度大大提高。扫描过程中，在受检者随床面向一个方向运动的同时，X 射线管围绕受检者作连续旋转扫描。这样 X 射线管与人体之间实际作了一个螺旋状路径的相对运动，所以称这种扫描方式为螺旋扫描。螺旋扫描 CT 一次扫描一个或几个部位只需几秒到十几秒的时间。

4. CT 值及窗口技术

（1）CT 值　X-CT 图像是根据 μ 值矩阵生成的由若干不同灰度的小方块排列成矩阵构成，矩阵中的小方块称为像素。这些像素与体素矩阵中的体素一一对应，像素的灰度与对应体素的衰减系数（μ 值）大小有关。但在重建图像过程中并不是直接用体素的衰减系数 μ 作为像素的灰度值，而是先将 μ 值按照（11-9）式变换为 CT 值，将 μ 值标准化。

$$CT\ 值 = 1000 \times \frac{\mu - \mu_W}{\mu_W} \qquad (11-9)$$

CT 值的单位是 HU（Hounsfield unit）。式中，$\mu_W = 0.19\text{cm}^{-1}$ 为水在 X 射线光子能量为 73keV 时的线性衰减系数。按照（11-9）式，水的 CT 值为 0HU，空气的 CT 值为 -1000HU，致密骨的 CT 值大约为 1000HU。这样人体中各种组织器官的 CT 值在 -1000HU 到 1000HU 之间，凝固血为 56 ~ 76HU，脑灰质为 36 ~ 46HU，脑白质为 22 ~ 32HU，血为 12HU。X-CT 所建立的断层图像实际上是由 CT 值矩阵生成的像素矩阵，图像中每个像素的灰度大小由对应的 CT 值决定。

（2）窗口技术：人体组织器官的 CT 值范围大致可分成 2000 个等级。因此，由 CT 值矩阵所生成的图像应有 2000 个灰度级。但人眼是无论如何也分辨不出如此微小的灰度差别的。一般情况下，人眼能够分辨的灰度差别大约在 64 个灰度级以内。这样，当人眼观察具有 2000 个灰度级的图像时，若像素的 CT 值相差小于 31HU，则人眼是难以分辨的。为了提高图像的分辨率，在 CT 成像中，常把感兴趣部位的灰度（对比度）增强，使 CT 值差别小的组织能得到分辨，这一技术称为窗口技术。即把某一段 CT 值范围扩大到整个图像的灰度范围。如图 11-22 所示，假定选定的一段 CT 值范围由 -100HU 到 300HU，那么我们称 -100HU ~ 300HU 为窗口，300HU 为窗口上限，-100HU 为窗口下限，窗口的上限与下限之差称为窗宽，窗口的中心位置称为窗位。图中窗口的窗宽为 400HU，窗位为 100HU。

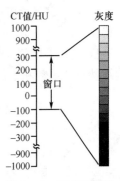

图 11-22　窗口示意图

窗口上限对应的像素灰度为白色，下限对应的像素灰度为黑色。若体素的 CT 值大于窗口上限，其像素的灰度一律与上限相同为白色；若体素的 CT 值小于窗口下限，其像素的灰度一律与下限相同为黑色。

习题十一

11-1 产生 X 射线的条件是什么？X 射线产生装置一般由哪几个部分组成？

11-2 什么是实际焦点？什么是有效焦点？大焦点和小焦点的用途各是什么？

11-3 一 X 射线管的管电压为 100kV，管电流为 40mA，假定产生 X 射线的效率为 0.5% ，试问靶上产生的热量与多少大功率的电炉相当？（3.98kW）

11-4 X 射线透视和摄影的成像方法是什么？X 射线能否被透镜会聚或被棱镜折射？为什么？

11-5 什么是 X 射线的强度？什么是 X 射线的硬度？如何调节？

11-6 X 射线硬度分几类？透视和摄影用的 X 射线属于哪一类？为什么？

11-7 连续 X 射线和标志 X 射线的产生机制各是什么？短波极限与靶材料有没有关系？

11-8 X 射线的本质是什么，它具有哪些特性？

11-9 X 射线从真空进入某一均匀介质，已知折射率 $n = 0.99999$，入射角 $i_1 = 30°$，试计算折射光线与入射光线之间的夹角是多少度？（0.00033°）

11-10 一束单色 X 射线入射到晶面间距为 0.281nm 的单晶体氯化钠的天然晶面上。当掠射角一直增大到 4.1°时，才观察到布拉格反射，试计算该 X 射线的波长。（0.04nm）

11-11 对波长为 0.154nm 的 X 射线，铝的线性衰减系数为 132cm^{-1}，铅的线性衰减系数为 2610cm^{-1}。问若要和 10.0mm 厚的铅板达到同样的防护效果，铝板的厚度应为多大？（198mm）

11-12 试定性地描述线性衰减系数与密度、原子序数、波长的关系。

11-13 滤线板对 X 射线起什么作用？X 射线摄影中滤线栅的作用是什么？何种 X 射线透视技术不存在影像重叠问题？

11-14 试计算管电压为 30kV 时的短波极限是多少？X 射线光子的最大能量是多少电子伏特？（0.041nm；30keV）

11-15 一单色 X 射线穿过一厚度为 2.0mm 的铜片后强度衰减为原来的 20% ，试求铜的线性衰减系数和半价层。（8.05cm^{-1}；0.086cm）

（安郁宽）

第十二章　激光及其医学应用

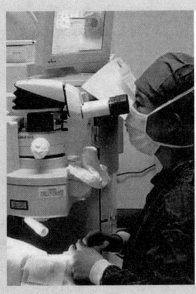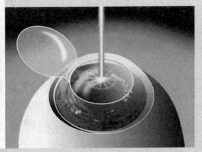

　　准分子激光矫正近视(LASIK/PRK)是用电脑精确控制的准分子激光,根据近视度数和有无散光在瞳孔区的角膜基质层进行刻蚀,使眼角膜前表面稍稍变平。从而使外界光线能够准确地在眼底视网膜上会聚成像,达到矫正近视的目的。

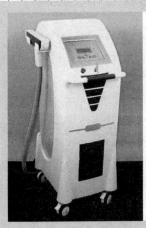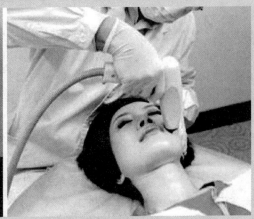

　　激光美容主要可以治疗色素痣、疣、鲜红斑痣(毛细血管瘤)、腋臭,氩激光可以治疗顽固性皮肤溃疡、瘢痕疙瘩,还可以除皱。

（1）掌握激光的产生原理及特性。

（2）理解激光的生物作用机制。

（3）了解激光在基础医学研究及临床医学中的应用、激光的危害与防护等方面的知识。

激光（laser）是受激辐射光放大（light amplification by stimulated emission of radiation）的简称,爱因斯坦在 1916 年提出了"受激辐射"的理论假设,预言受激辐射（stimulated radiation）的存在和光放大的可能。汤斯（Townes）于 1954 年制成受激辐射微波放大器,梅曼（Maiman）于 1960 年制成世界上第一台激光器——红宝石激光器。1961 年 9 月我国第一台红宝石激光器在中国科学院长春光学精密机械研究所诞生,1964 年 12 月著名科学家钱学森教授给 Laser 起了个中文名字"激光"。激光以其特殊的发光机制与激光器结构而具有普通光源发出的光所无可比拟的优点,受到广泛重视,是 20 世纪最重大的科技成就之一。

激光本身因有其许多与普通光源不同的特性,例如,它的亮度极高,方向性极好,颜色也极为单纯,激光能在千分之几秒甚至更短时间内使一些难熔的物质熔解以至于气化,可以在百分之几毫米的范围内产生几百万度的高温、几百万个大气压、每厘米几千万伏特的强电场。正是由于这些特点,它早已被广泛地用于生产和科学实验。

激光在医学中的应用极其广泛,从激光在医学上的初次尝试——视网膜焊接,继而扩大至内科、外科、消化科、皮肤科、妇科、耳鼻喉科、牙科、肿瘤以及公共卫生、生物细胞等学科。现在的互联网、计算机、DVD、VCD、电视传输、电话通信、科学研究等领域中,都不难发现激光的踪迹,激光的应用引发了现代光学技术的重大变革,对整个科学技术的发展起了推动作用。本章着重介绍激光的原理、特性及在医学中的应用。

第一节　激光的基本原理

一、原子的能级与粒子数按能级分布的规律

1. 原子的能级　根据近代原子物理的研究,原子中的电子只能沿着某些可能的轨道绕核旋转。各个可能轨道离原子核的距离各不相同,它们彼此分开,电子两个轨道之间是不能停留的。

由于电子在不同的轨道旋转,具有不同的能量,所以原子处于不同的能量状态,就是说一定的状态对应着一定的能量。根据量子力学的分析和实验,原子的能量状态只能有某些特定值,以类氢原子为例,只能由式（12-1）给出某些特定值：

$$E_n = 2\pi^2 mZ^2 e^4 / n^2 h^2 \quad (n = 1, 2, 3, \cdots) \qquad (12\text{-}1)$$

式中 E_n 表示类氢原子某一状态的能量（称能级或能态）, m 为电子质量, Z 为原子序数, e 为电子电量, h 为普朗克常数, n 只能取正整数。当 $n = 1$ 时,表明电子轨道离原子核最近,原子处于能量最低 E_1 状态,这时原子最稳定,原子的此种状态称为**基态**（ground state）。当 $n = 2, 3, 4, \cdots$ 时,表明电子轨道离原子核较远,原子的能量为 $E_2、E_3、E_4 \cdots$,在这些状态时原子的能量比基态高,我们称这些状态为**激发态**（excited state）。激发态是不稳定态,它随时有跃迁回基态的可能。可以用图 12-1 所示

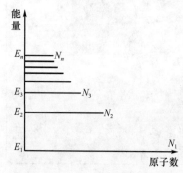

图 12-1　原子在不同能级上的分布

的能级图来表示这些能量状态。按能量的大小有比例地画出一些横线,每一横线的位置代表一个能量。原子能量的不连续性就在于只有这些横线位置所代表的能量才是原子可能有的能量,在横线之间的各种能量值原子是不会存在的。每一条横线叫做原子的一个能级,这个图叫做**原子的能级图**。从能级图上可以看出原子在不同能级上的分布情况。正常情况下,绝大多数原子所具有的能量都处于可允许能量中的最小值,即基态,这种状态对应于外层电子在最小的轨道上运动。少数原子处于激发态,它对应于电子在各个较大的轨道上运动。

原子处于稳定状态时,电子沿着某个可能轨道稳定运动。但如果原子受某种外来因素的影响时,电子可从一个轨道跳到另一个轨道上,原子的能量就要发生改变,不论从低能态变化到高能态,还是从高能态变化到低能态,此时我们都说能级产生了跃迁。由低能级跃迁到高能级,吸收外界能量;由高能级跃迁到低能级时,向外界辐射能量。

2. 粒子数按能级分布的规律 对于一个原子系统而言,任一原子在某时刻都处于一个确定的能级上,且各个能级上的原子数目是不相同的。这种原子数目按能级的区分叫**粒子数按能级分布**。粒子在能级上的分布有两种形式:一种是热平衡分布,另一种是非热平衡分布。在热平衡状态下,粒子在各能级上的分布遵从玻尔兹曼统计分布定律。

$$\frac{N_2}{N_1} = e^{\frac{-(E_2 - E_1)}{KT}} \tag{12-2}$$

式中 $K = 1.38 \times 10^{-23} \text{J} \cdot \text{K}^{-1}$,$T$ 为系统在此热平衡状态下的绝对温度,E_1、E_2 是原子的任意两个能级,且 $E_1 < E_2$、N_1、N_2 分别是处于能级 E_1、E_2 上的粒子数。由式(12-2)知 $N_2 < N_1$,这就是说,在热平衡条件下,处在高能级上的粒子数必定比处在低能级上的粒子数少,即在正常状态下,处于基态的粒子数总是最多的,能级越高,处于该能级的粒子数越少。原子基态时,粒子系统将呈现出受激吸收的特征,即吸收过程占优势;而处于高能级的粒子向较低能级跃迁时,自发辐射较之受激辐射又占有极大优势。

二、光与原子的相互作用

为了了解激光产生的原理,我们先讨论光与物质的相互作用。爱因斯坦指出,光与原子的相互作用应包含原子的受激吸收、自发辐射和受激辐射三种过程。

1. 受激吸收 原子通常处于基态,如果没有外界的作用,它就很稳定。如果有外来光子照射它,则它可能会吸收一个光子而跃迁至激发态。这种处于低能级(E_1)的原子,在频率为 ν($h\nu = E_2 - E_1$)的外来光子照射下,受激跃迁至高能级(E_2),并吸收一个光子的过程,叫做**受激吸收**(stimulated absorption),如图 12-2(A)所示,外来的入射光被吸收,没有光子发射。

受激吸收的特点是受激吸收过程不仅与原子本身性质有关,还与外界作用有关。受激吸收不是自发进行的,必须要有外来光子的作用(照射),并且外来光子的能量等于两个能级能量值之差,即 $h\nu = E_2 - E_1$。

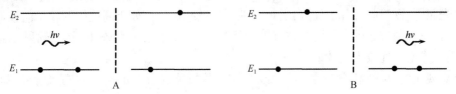

图 12-2 受激吸收与自发辐射过程示意图

2. 自发辐射 处于激发态的原子是不稳定的,它们在激发态的停留时间一般都非常短暂,大约在 10^{-8}s 的数量级。在不受外界的影响时,它们会自发地从激发态跃迁到基态,并释放出光子。这种处于高能级(E_2)的原子自发地跃迁到低能级(E_1),并发射出一个能量为 $h\nu$($h\nu = E_2 - E_1$)的光子的过程,叫做**自发辐射**(spontaneous emission),如图 12-2(B)所示。

自发辐射的特点是自发辐射过程与外界作用无关,只与原子本身性质有关。各个原子的辐射都是自发地、独立地、随机进行的,因而各个原子发射出的光子在频率、初相位、偏振态和传播方向上都彼此无关,因此,自发辐射发出的光是非相干光。

3. 受激辐射 处于激发态的原子在不受外界的影响时,会自发地跃迁到基态。但如果处于激发态的原子受到外来光子的作用,它就可能释放出一个与外来光子状态相同的光子。这种处于高能级(E_2)的原子,在频率为 ν($h\nu = E_2 - E_1$)的外来光子照射下,受激跃迁至低能级(E_1),并发射出一个与外来光子状态相同的光子的过程,叫做**受激辐射**(stimulated emission),如图 12-3 所示。

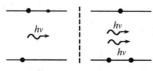

受激辐射的特点是受激辐射发射出的光子与外来作用的光子具有相同的频率、相位、偏振态、速率和传播方向,因此,受激辐射发出的光是相干光。激光产生的机理便是受激辐射,因此,激光是相干光。

图 12-3 受激辐射过程示意图

受激辐射与自发辐射的极为重要的区别就是相干性。如前所述,自发辐射是非相干的,而受激辐射是相干的,这是由它们各自的辐射跃迁过程的特点决定的。

三、产生激光的基本思想

如果要产生激光,必须实现光的受激辐射放大和光的自激振荡。前者反映了激光的物理本质,后者则是要维持光的受激辐射放大,并实现光波模式的选择,使特定的模式不断得到加强,产生振荡。

1. 光的受激辐射放大

(1)光放大:一个光子射入一个原子体系后,在离开该原子体系时变成两个或更多个光子,而且这些光子的特征是完全相同的,这就实现了**光放大**。但是,光与原子体系相互作用时,总是同时存在着受激吸收、自发辐射和受激辐射三种过程,不可能要求只存在受激辐射过程。原子体系处于粒子数反转分布状态的特定条件下受激辐射在三个过程中占主导地位,实现光的受激辐射放大。

(2)粒子数反转:粒子数反转是产生激光的必要条件之一。当原子体系处于正常状态(热平衡状态)时,粒子数按能级的分布遵从玻耳兹曼分布律,即低能级(E_1)上的原子数(N_1)总是多于高能级(E_2)上的原子数(N_2),即 $N_1 > N_2$。通常绝大多数原子都处于基态,若有入射光照射,则吸收过程占优势,宏观效果是光被减弱。而处于高能级的粒子向较低能级跃迁时,自发辐射较之受激辐射又占有极大优势。总之,在正常状态下,受激辐射总是被湮没,宏观上得不到光放大的效果。

要实现光的受激辐射放大,则必须改变粒子数按能级分布的正常状态,使高能级(E_2)上的原子数(N_2)多于低能级(E_1)上的原子数(N_1),即 $N_2 > N_1$,这种分布状态称为**粒子数反**

转分布(population inversion),这是产生激光的必要条件。

要使物质实现粒子数反转,则必须具备两个条件:①物质必须具有合适的能级结构(要有亚稳态)和必要的能量输入系统(以便从外界输入能量)。②外界向激光工作物质供给能量,这个过程叫做**激励**(激发、抽运或泵浦)。实现了粒子数反转分布的工作物质就是一个光放大器。

2. 光的自激振荡　实际上,通常所说的激光器都是指激光自激振荡器。

(1)自激振荡:在实现了光的受激辐射放大的同时,总是还存在着光的损耗。假设有微弱的光信号 I_0 进入一足够长的光放大器,光强将被不断放大,并趋于饱和。不管 I_0 多么微弱,只要放大器足够长,就能形成确定大小的光强 I_m,这就是**自激振荡**。

(2)光学谐振腔:光学谐振腔(optical resonant cavity)是用于获得光反馈放大实现激光振荡的必要装置,因而它是激光器的不可缺少的重要组成部分。构成光学谐振腔的两块反射镜(平面或球面)安装于激活介质的两端且严格互相平行,并与激活介质轴线垂

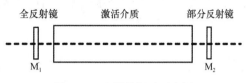

图 12-4　光学谐振腔示意图

直,如图 12-4 所示。当把激活介质放置于两个反射镜 M_1、M_2 之间,则有可能通过光在其间来回不断地振荡而获得光放大,最后发射出激光。

光学谐振腔的主要作用可以归结为两点:

1)模式选择:保证激光器单模(或少数轴向模)振荡,从而提高激光的相干性。

2)提供轴向光波模的正反馈:在谐振腔内,原子通过泵浦的方法或其他方法,可以在能级之间形成原子数的反转分布,即处于激发态的原子数比处于基态的原子数目多。这样,原子发射光子的几率就大于原子吸收光子的几率。有一些处于激发态的原子会自发地发射出光子来,并且是射向任意方向的。凡是原子所发射出来的不沿谐振腔轴线方向行进的光子,很快就通过谐振腔透明的侧面逸出腔外[图 12-5(A)],沿着轴线方向的光子可以在腔内继续前进,并经过两个反射镜面的反射不断地往返运行,在这样的运行过程中,就会不断地碰到其他处于激发态的原子,并激励这些原子使之发射出光子。受激辐射发射出来的光子和引起受激辐射的光子具有相同的频率、传播方向、偏振状态、相位和速率。新产生的光子又参与到激励其他原子的队伍中,这就是受激发射过程,因此通过这种受激发射作用,沿着轴线方向的光子的数目就会不断地雪崩式增加,使轴向行进的光子不断得到放大和振荡,因而不断地引起受激辐射,这样,在谐振腔内就逐渐聚积起很强的光束[图 12-5(B)]。当谐振腔内的光积累的非常强时,从部分反射镜射出一束强光,这就是激光[图 12-5(C)]。

谐振腔的长度 L 具有选择在腔内光子频率的特性,即只有特定频率的光子才能引起振荡,其他频率的光则不能引起振荡,从而限制了激光输出的振荡模式。所以激光的单色性就比任何其他光源为好。正是由于激光的这种高度的方向性和单色性能,使有限的激光能量能在空间和时间上高

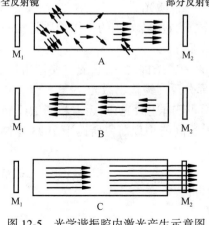

图 12-5　光学谐振腔内激光产生示意图

度集中起来,从而在亮度上形成比太阳表面亮 10^{10} 倍的奇特性能。

但是有了稳定的光学谐振腔和能实现粒子数反转的工作物质,还不一定能引起受激辐射的光振荡而产生激光。因为工作物质在光学谐振腔内虽然能够引起光放大,但在光学谐振腔内还存在着许多损耗的因素。只有激活介质的增益系数足够大,使光的放大能力大于谐振腔内对光的损耗,才能产生光的振荡,光学谐振腔输出的光才是激光。

第二节 激 光 器

产生激光的装置称为**激光器**。目前激光器的种类已达数百种之多,下面介绍激光器的基本构成和几种典型的激光器。

一、激光器的构成

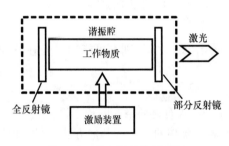

图 12-6 激光器结构原理图

由产生激光的基本思想可知要产生激光,必须同时具备两个基本条件:一是使激活介质处于粒子数反转分布状态,二是令光产生振荡放大(即光放大)。由此可以看出激光器一般应该由三部分组成,即工作(激活)物质、激励装置与光学谐振腔(图 12-6)。当然一个激光器还有其他辅助部分,如冷却系统,有时在实际运行中是不可缺少的。

(1)工作物质:工作物质包括激活介质与一些辅助物质。辅助物质是为了帮助激活介质更容易形成粒子数反转分布,只起到辅助作用,不产生激光。激活介质内粒子的能级参与受激吸收和受激辐射过程。与出现反转分布有关的能级称为工作能级。一般按照工作能级的多少将激活介质分为“三能级”和“四能级”系统。

(2)激励装置:激励装置也称泵浦源,其作用就是向工作物质提供能量,使激活介质中的粒子被抽运到高能态上,以便实现粒子数反转分布。例如红宝石激光器中的氙灯就是一种激励装置。由于供能形式不同,激励装置可有电子注入、光学泵浦、气体放电泵浦、粒子束泵浦、化学泵浦、热泵、核泵以及用一种激光器去泵浦另一种激光器等。

由工作物质和激励系统可构成光放大器,实现了粒子数反转分布的工作物质就是一个光放大器。但仅有光放大器是不够的,还需要光学谐振腔。

(3)光学谐振腔:光学谐振腔是构成激光振荡器的必要条件之一,它的主要作用是:模式选择、提供轴向光波模的正反馈以及由谐振腔中的部分反射镜输出激光。

自由电子激光是一种非受激辐射,其产生机制不同于前述激光,它无需粒子数反转分布。它具有一系列优于普通激光器的特点。中国科学院高能物理研究所已于 1993 年制成我国第一台红外自由电子激光装置。

二、激光器举例

通常根据激光工作物质将激光器分为固体激光器、液体激光器、气体激光器和半导体激光器等。

1. 红宝石激光器 红宝石激光器的结构如图 12-7 所示。工作物质红宝石棒两端镀银膜形成谐振腔,一端镀厚银膜形成全反射镜,另一端镀薄银膜形成部分反射镜,激光由此端输出,两反射镜平行度极高。红宝石是一种 Al_2O_3 中掺入少量(0.05% ~ 1%)Cr_2O_3 的晶体,在光照下呈淡红色。Cr^{3+} 均匀分布在晶体中,图 12-8 是 Cr^{3+} 的能级跃迁简图。红宝石激光器是一个典型的三能级系统的激光器。

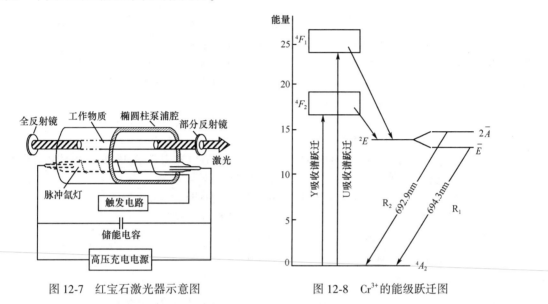

图 12-7 红宝石激光器示意图   图 12-8 Cr^{3+} 的能级跃迁图

Cr^{3+} 在激励光源氙灯的照射下吸收合适的光子从基态 $^4A_2$ 跃迁到高能态 $^4F_1$ 和 $^4F_2$,而后经无辐射跃迁至亚稳态 ^2E(包括两个子能级 $2\bar{A}$ 与 $\bar{E}$),此亚稳态的自发辐射概率很小,于是在这里出现粒子的积累。在氙灯强大的抽运下 ^2E 与基态间可形成粒子数反转分布,出现受激辐射而发出 694.3nm 与 692.9nm 两条谱线 R_1 与 R_2。其中 R_1 线跃迁概率大,实际上只有此线形成振荡,故红宝石激光器输出波长为 694.3nm 的红光。由于受激辐射的下能级是基态,实现粒子数反转分布较困难,为此激励能源的功率必须很大,1960 年 7 月 8 日由美国物理学家希尔多·梅曼(Theodore H. Maiman)制成的世界上第一台激光器就是用红宝石作激活介质的激光器。

图 12-9 所示四能级系统中在亚稳态 E_3,与短寿命激发态 E_2 之间很容易形成粒子数反转分布而出现受激辐射。故四能级系统转换效率较高,Nd:YAG(掺钕钇铝石榴石)、He-Ne 和 CO_2 等激光器的激活介质均属此类。

需要指出的是,所谓三能级、四能级系统只是指激光器中工作物质在运行过程中所涉及的能级,并非是某种工作物质只有三个能级或四个能级。

2. 医用激光器 1960 年 Maiman 研制出第一台红宝石激光器,1961 年激光就应用于医学领域——红宝石视网膜凝固机当年问世,目前,常用

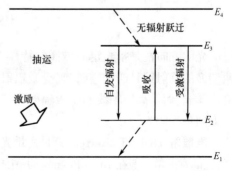

图 12-9 四能级系统实现粒子数反转图

的医用激光机已有十几种。激光治疗机通常由激光器、导光系统、排烟装置等辅助设备构成,其核心是激光器。导光系统有光导纤维与机械关节臂两类,前者利用全反射原理使光在芯体中接近无损传输,后者利用反射定律使光在关节处能较灵活地改变方向,以到达被照射组织。常见的医用激光器如表 12-1 所示。

表 12-1　常用的医学激光器

类别	名称	输出方式	波长(nm)	主要应用
固体	Ruby	脉冲	694.3	眼科、皮肤科、基础研究
固体	Nd:YAG	连续、脉冲	1064	各科手术、内镜手术
固体	KTP/Nd:YAG	连续、脉冲	532	眼科、皮肤科、肿瘤科、显微外科、内镜手术、微光束技术
固体	Ho:YAG	脉冲	2120	胸外科、耳科、内镜手术、口腔科
固体	Er:YAG	脉冲	2080;2940	耳科、皮肤科、眼科、口腔科
气体	He-Ne	连续	632.8	各科弱激光治疗、PDT、全息照相、基础研究
气体	CO_2	连续、脉冲	10600	体表与浅表体腔各科手术、理疗
气体	Ar^+	连续	488;514.5	眼科、皮肤科、内镜手术、针灸、全息照相、微光束技术,扫描共聚焦显微镜
气体	N_2	脉冲	337.1	肿瘤科、理疗、基础研究
气体	He-Cd	连续	441.6	肿瘤荧光诊断、针灸、理疗
气体	ArF	脉冲	193	眼科 PRK
气体	XeCl	脉冲	308	血管成形术
气体	Cu	脉冲	510.5;578.2	PDT、皮肤科
液体	Dye	连续、脉冲	300~1300	眼科、PDT、皮肤科、内镜治疗、细胞融合
半导体	半导体	连续、脉冲	330~34 000	各科手术、内镜治疗、基础研究、弱激光治疗

第三节　激光的基本物理特性

　　激光除具有普通光的一切性质外,还具有一些普通光没有的特性,使得激光在发射与传播过程中的整体行为有别于普通光束,激活介质的受激发过程和谐振腔的几何结构决定了激光束具有高亮度、高方向性、高单色性及高度相干性等特性,这些特性被广泛地应用于生物学和医学领域中。

一、方　向　性　好

　　光的方向性是指光定向传播的特性,亦即光的平行性。依据谐振腔理论,若谐振腔只有两端面的反射镜且四壁透明,则受激辐射的光只能沿着腔轴线方向来回反射形成振荡,最后输出激光,而偏离腔轴线的受激辐射光都将通过透明侧壁逸到外面,所以,严格说激光是单一方向传播的光。

　　发散角(angle of divergence)是衡量光束方向性好坏的标志。激光是世界上方向性最好的光,它的发散角一般在 $10^{-4}\sim10^{-2}$ rad 的范围,与普通光束比相差 $10\sim10^4$ 倍,它几乎是"平行光"。

　　由于激光方向性好,通过凸透镜聚焦,可形成极小的光斑,能量高度集中,所以不但可以进行一般的普通手术,还可以进行精细的细胞手术。如红宝石激光可以聚焦到 $0.35\mu m$,紫外激光可以聚焦到 $0.12\mu m$,细胞直径为 $20\sim30\mu m$,激光束的直径仅仅为细胞的 $0.5\%\sim1\%$,故可以用来研究细胞的结构及功能,以及各部分功能相互制约的关系,从而了解肿瘤细胞的发生和发展,以及进行防治的方法。

由于激光器输出端能造成光的衍射,所以激光束的发散角以其衍射角为极限而不能无限减小。

二、亮度极高

在法线方向上光源单位面积单位立体角内发射的光功率称为**亮度**(brightness),亮度是衡量光源发光能力的标志。如果辐射的光功率一定,发光面积越小或发光的立体角越小,则光的亮度就越高,也就是说亮度是光源发射光能量对时间与空间方向的分布特性的表述。由于激光是时间和空间高度集中的光,即发光时间极短,发光的空间范围极小,输出功率大,所以激光的亮度极高,尤其是超短脉冲激光的亮度可比普通光源高出 $10^{12}\sim10^{19}$ 倍。迄今为止,激光器是世界上最亮的光源,它的亮度使过去一切光源望尘莫及的,只有氢弹爆炸瞬间的强烈闪光才能与它相比拟。一个功率仅为一毫瓦(10^{-3}W)的 He-Ne 激光的亮度可比太阳光强 100 倍,而一台功率较大的红宝石调 Q 激光器的亮度可比太阳表面光亮度高 100 亿倍。当这样的光经过透镜聚焦后,在焦点附近瞬间就能产生几千度或几万度甚至更高的高温,不言而喻,这种性能足以使生物有机体的细胞遭到严重破坏。

由于激光具有高能量,在医学应用上有其独特的优点,它不但能迅速熔解组织,而且有极强的穿透破坏作用,对皮肤的表浅病变和手术中暴露出的深部肿瘤,经过短暂的照射治疗,即可使组织急剧蒸发、脱水,继之破坏,病变组织可以立即气化而消失。激光手术的优点是出血少,术后反应轻,瘢痕小,而且能使脓液、细菌等都气化掉,由于血管、淋巴管的闭塞,有效防止了手术中肿瘤转移的机会。

三、单色性好

单色性表明光能量在频谱分布上的集中性。光的波长变化范围越小,**谱线宽度**(line width)越窄,颜色越纯,单色性就越好,谱线宽度是衡量光源单色性好坏的标志。

普通光源发出自然光的光子频率各异,其波长范围通常是很宽的,如太阳光,它可分解为七种单色可见光和看不见的紫外光及红外光;而激光是由原子受激在两个特定能级之间跃迁而发射的光,它的频率只能符合 $\nu=(E_2-E_1)/h$ 规律,否则就不能产生跃迁,不能形成激光,因而单色性很好;同时,谐振腔的选频作用也使激光具有很好的单色性。因此,激光器是目前世界上最好的单色光源。

正是由于激光有极好的单色性,不存在色散问题,加之它有良好的方向性,所以经透镜会聚后的光斑直径可以小到和光波的波长相当。

在化学中,激光的单色性能被巧妙地用来引发某些特殊的光化学反应,可以选择性的破坏其中某一种同位素的化学键。在生物学中,不同波长的激光对生物体有不同的生物效应,因而可以应用于不同的目的,如可见光和近红外光可以通过眼睛的晶体达到视网膜上,引起视网膜灼伤;紫外光和远红外光被角膜吸收,引起角膜损伤;用血卟啉荧光效应诊断并治疗恶性肿瘤等。激光的单色特性在光谱技术、全息技术、激光信息处理及光学测量中得到广泛应用,已成为基础医学研究与临床诊断的重要手段。

四、相干性好

激光是由激活介质受激发射产生的,其单色性好,即波长或频率相等,特别是同一激光器发出的光,各发光中心是相互关联的,因而它们所发出的光不仅频率相同,振动方向相同,特别是位相差能在较长时间内保持恒定,所以激光的相干性很强。相干性又分时间相干和空间相干。

(1) 时间相干(纵向相干性)是指同一光源在不同时刻发出的光束之间的相干性。即空间同一固定位置在相同时间间隔 τ_c 的光波相位关系不随时间而变化,无相位跳动,称为光的时间相干。τ_c 称为**相干时间**(coherence time),而 $L_c = c\tau_c$ 则称相干长度。τ_c 或 L_c 越长则光的时间相干性越好。时间相干性起因于粒子发光的间断性,由物理光学可知相干时间就是粒子发光的持续时间,而粒子在受激辐射的上能级的平均寿命 τ 就是粒子相应发光的持续时间,故有

$$\tau_c = \tau \propto 1/\Delta\nu \tag{12-3}$$

受激辐射的上能级的平均寿命很长,其谱线宽度 $\Delta\nu$ 很窄,因此激光的时间相干性很好。

(2) 空间相干(横向相干性)是指同一时刻、不同地点发出的光相干,即空间不同位置在同一时刻的光波相位关系不随时间而变化,称为光的空间相干。满足此相干的空间发光范围称**相干面积**(coherence area),相干面积越大则光的空间相干性越好。空间相干性起因于粒子发光之间的联系,尤其是相位关系。受激辐射的光子在相位、频率、偏振方向上都相同,再加之谐振腔的选模作用,使激光束横截面上各点间有固定的相位关系,所以激光的空间相干性也很好。一个激光系统如满足一定设计要求,空间相干性几乎是无限的。

激光器的问世,为我们提供了最好的相干光源,促使相干技术获得飞跃发展,全息摄影才得以实现。

五、偏振性好

受激辐射的特点表明激光束中各个光子的偏振状态相同。利用谐振腔输出端的布鲁斯特窗在临界角时只允许与入射面平行的光振动通过,可输出偏振光,并可对其进行调整,所以,激光具有良好的偏振特性。

实际上激光是产生于激活介质受激辐射的内在特征所致,这些特点彼此也是相互关联的,绝不是孤立的现象。如上所述,由于激光的方向性好,单色性好,才有可能使能量高度集中,从而体现高亮度的特点。高度的单色性能,使激光的相干性大大超越一般普通光源,正是这些性能,使激光一出现就引起了人们的极大兴趣,很快就被应用于工业、农业、科学技术、国防等各个领域,特别是在医疗卫生事业方面显示出极其广阔的应用前景。

第四节 激光的生物效应及医学应用

一、激光的生物效应

激光和自然界的其他光一样,都是电磁波,因此,激光的生物学效应和一般光的生物学

效应有相同的方面。但由于激光能量集中,发散角小,波长单一,相干性强,其他光源均不及此,所以,激光的生物学效应又有其特殊性。

激光与生物机体的相互作用及其作用机制比较复杂。激光对生物组织所施加的作用,并存在于由此引发的一系列理化过程之中,称为**激光的生物作用**。生物组织因受激光照射而出现的各种应答性反应、效果或变化称为激光的生物效应。

生物组织与激光的相互作用有反射、透射、散射、吸收等多种方式(图 12-10)。就激光对组织的作用效果而言,反射和透射的光对组织没有什么影响。散射光则在很大的体积内逐渐被组织吸收,因而它所起的作用是扩散性的,破坏性较小。利用激光进行生物学或临床研究时,主要是利用组织对激光的吸收作用。

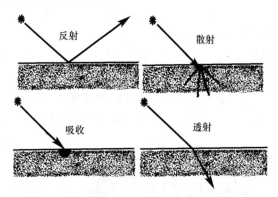

图 12-10　激光与生物组织相互作用的方式

当适当剂量的激光被生物组织吸收并相互作用后,除了能产生与同样波长普通光所引起的生物效应外,还能引起许多特有的生物效应,其中主要是热作用、光化学作用和一系列非线性效应。由于激光的作用,在生物物质中发生各种反应,如能适当地利用和控制这些反应,就会有利于生物的生存和延续,如果不适当地利用和控制这些反应就会造成危害或严重损伤。因此,研究与理解激光生物效应是非常必要的,它不仅是生物医学和临床治疗的基础,也是研究激光作用机理与开拓其生物医学应用的重要环节。

在医学领域,若能直接造成生物组织不可逆性损伤的激光称为**强激光**(high reaction level laser,HRLL);若不能直接造成不可逆性损伤的激光称为**弱激光**(low reaction level laser,LRLL)。

激光生物效应总的可分为热效应和非热效应。非热效应主要是以机械性损伤为主,如辐射压强、声瞬变、电致伸缩、冲击波、弹性波、介质击穿、蒸发和气化等,这些都构成对组织细胞的压力,这是一种机械作用,在某些照射条件下可引起细胞组织的严重破坏。

激光生物效应除上述的热效应和非热效应外,还有光化学、电离和一系列非线性效应。

1. 压强作用

(1) 辐射压强:由于光子既有质量又有动量,所以当它照射物体时必然会对受照射点施以压力,此力即为光压,也叫辐射压强。对入射激光束来说,细胞的膜层结构是浸泡在液体中的无数个界面。当光子被吸收时,在这些界面上被散射、衍射和折射,最后被捕获。

当普通光照射生物体时,光子在其表面碰撞可产生辐射压强,这种辐射压强非常微小,可以忽略不计。而激光的能量密度极高,激光本身的辐射压力虽然微弱,但相当集中,因而这种压力所产生的压强作用是相当可观的。辐射压强又称一次压强。

(2) 热膨胀压强:此压强是由热效应引起,又称为二次压强。这是因为激光发散角小,可经透镜聚焦成很小的一点,当高能量的聚焦脉冲激光作用于该点时,其光能瞬时转化为热能,使局部组织出现瞬时高热和急剧温升,引起组织蒸发、膨胀和汽化,局部体积剧增,从而使细胞和组织内部的压强迅速增加,引起微型爆炸。这种由蒸汽团产生的瞬时压强比一次压强大得多,破坏力很强。这种二次压强若在组织内部发生时比在组织表面的危险性更大,它可以轻易地将组织撕裂。由二次压强引起的冲击波向四周扩散还能把远离直接受照射部位的正常组织撕裂并冲刷下来,引起严重的机械损伤。

聚焦激光束焦点上的能量在短时间内转换成热能,这时伴随有受照射面上物质的蒸发、组织热膨胀和组织液从液相向气相的转变等现象。体积的迅速膨胀,在边区产生超声频率的弹性振动即超声波。已知超声波是压强波,压强幅值的大小与所产生的温度梯度成正比。所以只要某点升温极其迅速,即可获得很大的温度梯度,从而就有很强的超声压。冲击波在组织中以超声速运动,在组织中产生空化现象,就会产生气泡,随之发生热膨胀。当气泡内的压强和它所在处的介质静压相等时,气泡不再膨胀,这样就产生了压力梯度,形成冲击波效应。当细胞介质抗不住这种冲击压强时,就会冲破介质而蒸发形成飞溅。例如用红宝石激光 $500J \cdot cm^{-2}$ 照射单层培养细胞,形成灶性损伤(图 12-11)。

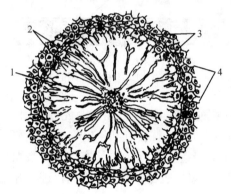

图 12-11 红宝石激光辐照单层培养
细胞的损伤灶

1. 损伤灶中心;2. 细胞拉伸破坏区;3. 细胞压挤区;
4. 未损伤区

在图中可明显看出三个区带:中心区、细胞拉伸区与压挤区。损伤灶中心是激光束直接照射所形成的细胞坏死区,由于直接吸收光能,该区有短暂的温升而导致热膨胀,从而产生压力梯度。细胞拉伸破坏区是由于冲击波和反冲击波效应相干作用,使细胞体被拉伸而扩散。周边是细胞压挤区,其内层细胞受损伤,外层细胞尚完好。

(3) 内部气化压强:内部气化压发生在组织内部或眼球、脑室等封闭系统内。只要激光功率密度足够大,能在瞬间使其能量密度超过体液蒸发阈值,则上述系统内气、液两相共存,气泡迅速膨胀,产生瞬变压强,导致定域损伤,使眼球内或颅内"爆炸"。

激光热效应十分局限,而压强效应引起的组织损伤可以远离直接照射部位。例如,Fine 等用红宝石激光照射小鼠头部,发现头皮轻度损伤,颅骨和大脑硬膜无损伤,而大脑本身大面积出血,甚至死亡。

(4) 电致伸缩压强:激光是电磁波,当用足够强的激光照射生物组织时,生物组织将在电场作用下发生极化,这是一种电荷重新分布的电场效应,即电介质在电场中发生弹性形变的现象。极化产生应力,应力引起伸缩变化,在组织电介质内建立起偶极矩。极化时这种电荷再分布引起力矩,其单位面积上的合力就是电致伸缩压强。这种压强主要和激光脉冲宽度有关系。

上述各种瞬时压强对生物组织的作用是一种综合效应,实际上不易区别开来,常常是同时发生或者是相继发生。如果吸收能量足够大而又在开放性组织表面照射,就会造成被照组织气化,形成羽烟状飞溅而喷射入空气中。如果在闭合腔内照射足够的激光能量,会造成强大的压力波,使闭合腔内组织(如眼或大脑)受到严重破坏性损伤。

2. 热效应 生物组织在激光照射下吸收光能转化为热能,温度升高,这就是**热作用**。随着温度的升高,在皮肤与软组织上将由热致温热(38~42℃)开始,相继出现红斑,水泡,凝固,沸腾,炭化,燃烧直至5730℃以上的热致气化等反应。在临床上,热致温热与红斑被用于理疗;沸腾、炭化、燃烧统称为"汽化",被用于手术治疗;热致气化用于直接破坏肿瘤细胞与检测微量元素等。

　　强激光热作用的意义在于有目的地造成生物组织的局部损伤,以达到所希望的诸如焊接视网膜、清除各种赘生物、气化、切除肿瘤等病变组织。

　　弱激光热作用的意义则在于用人工的方法给予生命物质以能量,使其增加做功的本领,增加血液流量,从而有能力改变病理状态,恢复健康。

　　激光热作用主要是可见光与红外线波段的激光辐照引起的效应。当激光照射生物组织时,激光的光子作用于生物分子,后者吸收光子的能量而被激活,分子运动加剧,与其他分子碰撞摩擦的频率增加,由光能转化为分子的动能。分子在运动和碰撞过程中逐渐失去其动能,使它变成热能。这部分热能先储存在直接受照射的部分组织中,然后逐渐传递给周围组织,或者以热辐射的形式辐射出去。当能量密度很大的脉冲激光作用于生物组织局部时,分子在短时间内获得大量能量,来不及立刻传递出去,分子的动能急剧增加,温度便迅速上升。

　　在激光照射下,当组织吸收的激光能量密度超过一定量值时,可在几毫秒甚至更短的时间内使局部组织温度升高 $200 \sim 1000\,℃$,出现生物组织表面收缩、脱水,组织内部因水分急剧蒸发而受到破坏和切断,造成组织凝固坏死。当局部温度急剧上升达几百甚至上千摄氏度时,可以造成受照部分汽化或炭化。汽化后的分子仍然有很高的动能,因而这一团生物分子蒸汽就产生很高的压力。如果汽化是在表层组织上形成,生物分子蒸汽就会向上飞溅。如果这个蒸汽团是在深层组织内形成,就会撕裂组织。由此可见,激光引起的冲击波作用、机械冲刷作用、声波振动作用主要是由热作用引起的。

　　(1) 红外波段激光的生热机制:红外激光产生于发光物质的振动态和转动态能级之间的跃迁,因此这种光的量子能量较小。若生物组织吸收了这种光量子,则只能引起生物分子振动和转动,并转化为平动动能,即增加了生物分子的热运动——宏观上表现为生物组织温度升高。这种生热没有中间过程,故称**直接生热**。

　　(2) 可见和紫外波段激光的生热机制:可见激光和紫外激光的光量子能量较大,若生物组织吸收了这种光量子,可引起生物分子的电子态跃迁,在它从电子激发态回到基态的弛豫过程中要释放能量,这个能量可能主要引起光化学反应,也有可能引起热效应。在这种情况下所引起的热效应来自两个途径:一是受激分子的无辐射跃迁时所放出的能量使其周围分子热运动增强。二是在回基态过程中,在其甚为复杂的众多能级之间分次逐级向下弛豫,每次便释放较低的量子能量,使其周围分子热运动增强。

　　3. 光化学作用　　生物大分子吸收了激光光子的能量后受激活而引起生物组织内一系列的化学反应称之为**光化学反应**。激光照射直接引起机体发生光化学反应的作用称为**光化学作用**。由于生物大分子吸收激光能量(包括单光子吸收和多光子吸收)而被激活,产生受激原子、分子和自由基等,引起生物组织内发生一系列化学反应,导致酶、氨基酸、核酸与蛋白质等生物大分子降低活性,甚至失去活性。分子结构也会因此而发生不同程度的变化,从而产生相应的生物效应。激光诱发的光化学作用是激光重要的生物学效应之一。

　　激光诱发光化学反应的机制是处于基态的生物物质分子吸收一个光子后,将使该分子跃迁到电子激发态,从而开始一系列激发态分子返回到它起始的基态及其能量不断降低的弛豫过程。在此过程中,除了发生辐射和非辐射之外,另外多出来的能量就消耗在它自身的化学键断裂或形成新化学键上,即旧键被破坏或促使新键形成,这就是所谓原初光化学反应。

　　如果在原初光化学反应过程中直接形成了稳定的最终产物,则这样的反应叫协同光化学反应。但更常见的是：在原初光化学反应过程中，大多数产生具有高度化学活性的中间产物，如自由基、离子或其他不稳定产物，这些极不稳定的产物将进行继发化学反应，直至形成稳定的最终产物。

在这里所说的激光导致的光化学反应可使酶、氨基酸、蛋白质和核酸等变性失活，分子高级结构也会有不同程度的变化，从而产生相应的生物效应，如杀菌作用、红斑效应、色素沉着、维生素 D 合成等。

光化学作用的基本规律由两个定律表达。光化学第一定律(吸收定律)：只有被分子吸收了的光子才能引起光化学反应。由此推知光化学反应具有波长选择性。光化学第二定律(量子定律)：在光化学反应中，每个分子只吸收一个单色光的光子而成为光化学激活分子。因此，光化学反应的程度，即最终产物的多少应与被吸收的光子总数，亦即激光的总剂量成正比。应当指出，第二定律不适用于强激光，因为生物组织对强激光可发生一个分子吸收多个光子，即多光子(或非线性)吸收现象，即使是红外激光，只要光强足够也能引起光化学反应。

根据光化学反应的过程不同可分为光致分解、光致氧化、光致聚合、光敏异构和光致敏化等作用。其中光致敏化反应在肿瘤治疗中受到重视。所谓光致敏化是指生物系统所特有的由光引起的，在敏化剂参与下发生的化学反应。这种反应的特点是，吸收物质本身是一种敏化剂，能催化其他物质发生化学反应。这类反应因有无氧分子参加而分为两种，前者称为光动力学作用，常用的敏化剂有血卟啉衍生物(HPD)等；后者即无需氧分子参加的光致敏化反应，常用的敏化剂有呋喃香豆素等。敏化剂能有选择地长时间集中于体内病变组织，并在适当波长激光照射下发生光致敏化反应。大多数细胞对可见光是不敏感的，因为它们的有机组分对可见光没有明显吸收。但是如果有适当的光敏化剂存在，并在生物组织细胞内浓集时，某些细胞器大分子有选择地吸收这些光敏化剂。受到激光照射后光敏化剂分子吸收光能，引起光化学反应，从而使细胞器遭到破坏，甚至将细胞杀死。在敏化反应中存在着两种机制：即光毒性机制和光变态反应机制。光毒反应是即刻发生的，而光变态反应是滞后发生的。光致敏化对肿瘤的治疗具有重要意义，并已做出巨大贡献。

光化学反应的一个最基本的规律是特定的光化学反应要特定波长的光子来引发。引起光化学反应的光子，其波长范围在 350~700nm 的近紫外和可见光区。尤其是紫外激光光子能量高，引起光化学反应的能力强。

4. 电磁场作用　激光与其他光一样都是电磁波，它和生物物质相互作用会引起电磁效应。在强激光作用下，生物组织内将产生高强度电场。一般认为电磁场作用于生物组织时起作用的主要是电场。如若激光聚焦后功率密度为 $10^9 \sim 10^{15}\,W/cm^2$，则其电场强度为 $10^6 \sim 10^9\,V/cm$。激光辐照生物组织产生生物热效应的同时，也出现一系列非热生物效应，其中包括二次或三次谐波(波长变短)的振荡，受激拉曼散射和布里渊散射，双光子吸收和逆韧致辐射，可能导致生物组织电系统的重新分布，使无序的生物分子发生电离、极化、有序。这又将进一步在组织内引起高温、高压，从而使组织受到破坏或损伤。

由于生物组织内产生高强度电场，又有多光子吸收等非线性效应，使生物大分子产生高度激发的自由基，能导致一系列的生化反应，引起光化学效应，造成细胞严重破坏，最一般的反应是水肿。另一个有害的反应是在组织内产生谐波振荡。二次谐波产生的效率正比于辐照度的平方，这样就使入射激光的波长变短，接近蛋白质与核酸的最大吸收峰，最容易使重要的生命物质发生变性。其次，由于激光强电场的作用使生物物质电致伸缩，可以在组织内部激起冲击波、超声波,它的拉伸与挤压等机械作用会产生振动或空化现象,使组织结构变形,也能造成细胞的损伤甚至破裂。

5. 生物刺激作用　如果说强激光是通过热作用、光化学作用、压强作用和电磁场作用去破坏组织和细胞,从而达到治病的目的,那么,弱激光则相反,用它来辐照机体组织时不会直接发生不可逆损伤,而是对受损伤的组织和细胞有修复或促进愈合的作用。在临床上常被当作一种理疗光源来照射病灶以治疗有关疾病,或者代替毫针照射有关穴位,以治疗各种毫针的适应证,使机体机能恢复平衡。所以,弱激光的生物作用机制及其治病机制与强激光是完全不同的。

弱激光对组织的作用主要是生物刺激作用。弱激光对生理过程、对神经、通过体液或神经-体液反射而对全身、对机体免疫功能等都有刺激作用,可产生促进血红蛋白的合成,糜蛋白酶的活性,细菌的生长,白细胞的噬菌作用,肠绒毛的运动,毛发的生长,皮肤、黏膜的再生,创伤、溃疡的愈合,烧伤皮片的愈合,骨折再生,消炎等生物效应。

弱激光照射生物机体时是一种刺激源,生物机体对这种刺激的应答性反应可能是兴奋、也可能是抑制。大量实验结果和临床实践证明:剂量小时起兴奋作用,剂量大时起抑制作用,这是相对受照射的生物过程而言的;刺激作用有累积效应,最终效果取决于总剂量;刺激作用强弱与刺激次数(等间隔、等剂量)的关系呈现出抛物线特征。

对于以上激光的五种生物作用,压强作用和电磁场作用主要是大功率或中等功率激光器所产生;光化学效应则在低剂量激光照射时特别重要;热效应在所有激光照射中都能表现出来;生物刺激作用则只有用弱激光照射时才产生,而且多次照射会产生累积效应。

二、激光在医学方面的应用

1. 激光在基础医学研究中的应用

(1) 激光对生物分子、细胞、组织的作用与效应

1) 对生物分子:激光作为刺激源可在分子水平上调整蛋白质与核酸的合成与活性;影响 DNA 的复制、各种酶的活性与功能、氨基酸的变化等。温升将加快酶的催化作用,但当温升超过损伤阈值时,可引蛋白质的凝固、变性。生物大分子吸收光子能量受激活产生受激原子、分子和自由基,引起一系列光化学反应,使生物分子在组成、性质、构型等方面出现不可逆的改变。高强度激光照射生物组织产生的光学谐波中有的波长处于蛋白质、核酸的吸收峰,从而引起对这些谐波的吸收而导致变性。

2) 对细胞:激光一方面为细胞生物学的研究提供了全新的手段与技术,另一方面就各类激光的照射对细胞器、细胞质、细胞核、线粒体及细胞性质与功能等的影响做了广泛研究,在此基础上已逐渐形成一门新的学科——**激光细胞生物学**(laser cellular biology)。其研究方法大体分为两类。一类是利用激光原光束或扩束照射群体细胞;另一类是利用激光微光束照射单个细胞或细胞内某一特定部分。

激光通过对细胞的作用而影响细胞的增殖、分化、遗传、发育、凋亡、代谢以及免疫等过程或功能,而且这种影响往往还有双向作用,其含义有两层:一是照射剂量小则兴奋,大则抑制;二是可使细胞功能从不同方向的偏离恢复正常。对于肿瘤细胞,激光有三种作用:热凝,利用在 $41 \sim 45 ℃$ 癌细胞比正常细胞对热更敏感来达到热杀癌细胞而保留正常细胞的目的;气化,利用强激光照射,使温度剧升至 $5700 ℃$ 直接气化癌细胞;光致敏化作用,尤其是光动

力学作用。这三种作用为临床治疗癌症提供了三种激光疗法。

3）对组织：激光照射组织，当剂量足够大时将造成对组织的损伤直至完全破坏。这种损伤分为热损伤与非热损伤两大类。热损伤是由于热作用导致组织的凝固、汽化（包括炭化、燃烧）、气化所造成的。非热损伤，包括机械作用导致的冲击波对组织的损伤，甚至远距离损伤；强电场作用导致的光击穿或产生等离子体；光化学作用导致的光化激活组织发生光化学反应造成对组织的损伤等。实际过程中往往是一种作用为主并伴有其他作用或多种的协同作用造成对组织的损伤。激光照射靶组织一般有两种情况：一种是激光束焦点落于组织表层造成开放性损伤；另一种是激光束聚焦于组织内部造成封闭性损伤，损伤中心被正常组织所包围。

激光除对组织有损伤作用外，还有修复作用。由于激光的生物刺激作用加之温热、光化、机械等作用对细胞的影响以及对修复机制的调动，使得受损伤的组织在一定剂量范围内能加快修复与再生的过程。

（2）用于基础医学研究的激光技术

1）激光微光束技术：激光经透镜或显微镜光学系统聚焦后可形成强度很高而光斑直径在微米量级的微光束。利用微光束可进行细胞水平的研究，形成激光的光镊术、显微照射术、细胞打孔术、细胞融合术等以实现对细胞进行俘获、转移、穿孔、移植、融合及切断等微操作。激光微光束的另一种应用是激光微探针分析术，即标本的微区在激光微光束照射下被气化，同时用摄谱仪或质谱仪记录，进行微量和痕量元素的定性或定量分析。此项技术被用于测定各种生理、离子及痕量元素在软组织中的分布、生物矿化结构中痕量元素的分析及矿化过程的研究、生物组织中有毒痕量元素的检测、体液中各种元素含量的分析及生物样品中有机化合物的定量测定等。

2）激光流式细胞计（laser flow cytometry）：这是一种激光、电子检测与计算机等多种技术与流式计数方法结合而形成的生物医学仪器。其原理是让染色细胞在稳定的液体流动中排队成行，逐个依次恒速通过激光束的焦斑区，用探测器检测细胞被激光照射后所发出的荧光与散射光并经计算机处理而自动显示结果。它可对细胞逐个进行定量分析与分选，其特点是分析速度快、灵敏度高、分选纯度高、可对一个细胞同时定量测定多种参数（如 DNA、RNA 含量、细胞体积等）等。这一技术在细胞生物学、免疫学、遗传学、肿瘤学以及药学等方面有广泛的应用。

3）激光拉曼光谱技术：当光子与物质分子相互作用时，除有与入射光频率相同的瑞利散射线外，还有由于非弹性碰撞而在其谱线两侧对称分布的散射光，这种散射称之为**拉曼散射**（Raman scattering）。拉曼散射的频率与瑞利散射的频率之差称为拉曼频移，由于拉曼频移与物质分子的振动、转动能级结构有关，而与入射光频率无关，故可用拉曼光谱对生物分子进行结构分析。它对样品几乎无损害，可让样品处于与生物活性物质相同的环境下进行分析等优点，此项技术已在核酸与蛋白质的高级结构、生物膜的结构和功能、酶的催化动力学、药理学（特别是抗癌药物与癌细胞的作用机制）等的研究中得到应用。

4）激光多普勒技术：这是利用激光照射运动物体所发生的光多普勒效应进行检测的技术。激光多普勒血流计可用于对人体甲皱、口唇、舌尖微循环与视网膜微血管等的血流速度进行检测。激光多普勒电泳是应用激光多普勒效应与电泳技术结合的一种分析、检测新技术，可快速自动准确地测量生物细胞及大分子的电泳迁移率、表面电荷、扩散系数等重要参量。此外，激光多普勒技术还用于对巨细胞质流、精子活力、眼球运动、耳听力等的测定。由于此项技术具有极高的空间分辨率、快速、灵敏、连续、非创伤等特点，被应用于微循环、血液流变学、病理生理学、免疫学等方向的研究。

5）激光全息显微技术：**全息术**（holography）是利用光的干涉在底片上记录被摄物体反射光的频率、强弱与相位信息，再利用光的衍射重现被摄物体的三维空间图像的技术。正是激光具有高度的时间与空间相干性，以它作光源才使全息术得以实现。激光全息显微技术是激光全息术与光学显微系统结合的产物，它具有分辨率高、像差小、景深大、能对活标本进行动态观察等优点，被用于对细胞的观测分析。

2. 激光的临床应用

（1）激光诊断：激光由于具有极好的单色性、相干性与方向性而为临床诊断提供了方法手段。以光学分析分类，激光诊断一般可有如下方法：激光光谱分析法（荧光光谱、微区光谱、拉曼光谱等）、激光干涉分析法（全息术、干涉条纹视力测定、视觉对比敏感度测量、散斑技术等）、激光散射分析法（多普勒技术、静态和动态散射技术、闪烁细胞计等）、激光衍射分析法（用于测红细胞变形能力）、激光透射分析法（用于检查软组织肿物）、激光偏振法（用于鉴别肿瘤细胞）以及其他激光分析法（流式细胞计、扫描检眼镜等）。激光诊断技术为诊断学向非创伤、微量化、自动化及实时快速方向发展开辟了新途径。

（2）激光治疗：激光作为一种手段应用于临床已遍及眼科、外科、妇科、皮肤、肿瘤等各科近 300 种疾病的治疗，且兼有中、西医的疗法。其基本方法有四大类：

1）激光手术治疗，即用激光束代替常规手术器械对组织进行切割、分离、切除、凝固、焊接、打孔、截骨等以祛除病灶以及吻合组织、血管、淋巴管、神经等。手术用激光治疗机统称光刀，按其作用机制分为热光刀与冷光刀两大类。激光手术有多功能、止血效果好、感染少、质量高、可选择性破坏特定组织等优点，还可用于进行各种精细的显微手术。

2）弱激光治疗，包括激光理疗、激光针灸及激光血管内照射疗法。

3）激光光动力学疗法，这是利用光动力学作用治疗恶性肿瘤的方法。有体表、组织间、腔内照射及综合治疗四种方式。

4）激光内镜治疗术，通过内镜对内腔疾病进行治疗，用于腔内的手术、止血、理疗与光动力学治疗。由于不需开胸、剖腹、开颅等且可用光纤方便地导入激光，而使这种疗法具有很大的发展优势。

第五节　激光对人体的伤害与防护

激光在医学与生物学中的广泛应用，为临床医学诊断治疗提供了新手段，也为基础医学和生命科学研究提供了新工具。同时，激光对生物体潜在的危害也应特别注意，研究激光对人体的危害、制订安全防护措施，是保护激光器使用者身体健康和被照射者安全的必不可少的前提。

激光器对人产生的危害包括光辐射、化学物质、高压电、噪声、低温制冷剂以及电源的 X 射线等。

一、激光对眼睛的伤害

激光照射人眼睛出现意外事故主要是由直射光束引起，亦有来自镜面反射或其他物体表面反射。多数医务工作者或患者在操作时未戴防护镜引起伤害，也不排除光束自防护镜缝隙斜入射眼睛内。人眼睛激光损伤轻者出现视网膜凝固水肿损伤斑,呈灰白色。重者视网膜灼伤出现裂孔、出血,出血进入玻璃体,有的像垂帘状,有的像石块状。

激光损伤眼睛的机理非常复杂,主要有三种破坏效应:即热效应、光压效应和电磁场效应,它们会在不同程度上损伤人的眼睛。热效应是损伤眼睛的主要因素,它使眼睛被照射的局部组织因吸收激光能量而快速达到高温,从而造成灼伤、融化乃至蒸发、炭化。

二、激光对皮肤的伤害

当皮肤吸收超过安全的激光能量阈值后,皮肤的受照部位将随剂量的增大会依次出现红斑、水泡、凝固、沸腾、炭化、燃烧和气化。

激光损害皮肤的机理主要是由激光的热作用引起的。皮肤局部吸收了激光的能量以后,温度升高。尤其是红外激光,极易造成损害。激光伤害皮肤常与激光的能量、激光的波长以及皮肤的颜色等因素有关。

三、激光对人体的其他伤害

激光照射时只要超过一定的剂量,对中枢神经会产生一定的损伤;在进行腹腔手术过程中,对被照射脏器以外的内脏也会产生一定的伤害;由于强激光在生物体上可以发生多光子效应,这相当于光的波长缩短为原来的一半或更短,这使激光诱发癌变的波长范围比以往报道的其他光源的波段范围要大,所以对于强激光的多光子过程诱发癌变问题必须给予高度重视。激光的大面积照射和局部照射引起的全身效应也应注意,如激光照射对内分泌的影响,实验证明,小剂量的刺激作用产生有利的良性作用,但大剂量照射将会起到抑制作用或不良作用,而且这些作用有累积作用或抛物线变化的规律。

四、反射激光对人体的危害

如果光强超过安全阈值的反射激光束照射到人体上,也会造成同直射激光一样的危害,反射激光包括镜反射和漫反射。许多激光伤害事故、尤其是慢性伤害,大多是由镜反射、漫反射激光造成的。

五、激光器产生的危害

在激光器运转环境内,除了激光束、镜反射、漫反射激光对人体有危害外,尚有其他多种潜在危害。

1. 电的危害　激光器系统内部均设计有高压电发生系统,如果不正确使用和操作可能引起触电事故。持久的电击或大电流通过人体,短时间内就能使神经系统受损害、心跳停止、呼吸麻痹而窒息死亡。

2. 激光器对周围环境的污染　在激光器研制过程中有某些气体物质对大气造成污染,如金属烟雾、金属氧化物的烟雾、有毒化学物质蒸气等。激光在生物医学和临床医学应用中也会造成空气的污染,如外科用激光刀切割肿瘤或用激光气化肿瘤时,由于激光直接作用于外露的肿瘤并使它分割或气化,导致肿瘤组织迅速热膨胀而向四面八方飞溅,而溅起的肿瘤碎屑仍有再生能力。

3. 毒性物质的危害 激光工作者常常要接触许多化学物质,主要有下述几种情况。一是以化学试剂作为激光工作物质,如 HF/DF 和 CO_2 激光器等,其原料与废气都是有毒的,特别是 SFb、HF、CS_2 等毒性较强。二是染料激光器所用的有机染料溶液许多是高毒性物质,其蒸汽弥散在空气中可能引起慢性中毒。三是紫外激光与高压电源产生电晕,可使空气氧电离而产生臭氧。

六、激光的防护

正是由于激光具有一定危害性,为此应采取一些必要的安全措施。

1. 对激光系统及工作环境的监控管理 激光器根据其辐射危害可分为四类,对其应有明显的专用标志,应有自动显示、报警、停车等装置。室内应充分通风,光线充足,有吸、排烟装置等。

2. 个人防护 对操作及使用人员要培训,严格按规章操作。避免直接或间接(镜反射或漫反射)的激光照射,佩戴与激光波长相匹配的防护眼镜以及尽量减少身体暴露部位,以使人体接触的激光剂量在国家安全标准之内。严格实行医学监督,定期对工作人员进行必要的体检。

习 题 十 二

12-1 什么是自发辐射与受激辐射?各有什么特点?

12-2 什么是粒子数反转分布?实现粒子数反转分布需要什么条件?

12-3 激光器谐振腔的基本构成是什么?简述其工作原理?

12-4 试述激光产生的基本思想。

12-5 试述激光器的基本组成及作用、激光的输出过程。

12-6 激光与自然光相比有哪些特点?

12-7 激光有哪些生物作用?影响激光生物作用的因素有哪些?

12-8 什么是激光的物理剂量?

12-9 激光在医学领域中有哪些主要应用?

12-10 激光对人体的伤害有哪些?其主要防护措施有哪些?

(孙朝晖)

第十三章 原子核物理及其医学应用

"钴-60治疗机"是以^{60}Co做放射源,用γ射线杀伤癌细胞,对肿瘤实施治疗的装置,是癌肿术后及晚期癌症病人放射治疗的必备设备,在放疗中占有重要的位置。

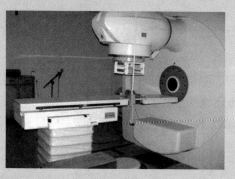

钴-60治疗机

单光子发射型计算机断层成像术(SPECT)利用探测器对从病人体内发射出来的γ射线强度进行记录并通过计算机成像。其主要临床应用有:骨骼显像、心脏灌注断层显像、甲状腺显像、局部脑血流断层显像、肾动态显像及肾图检查等。

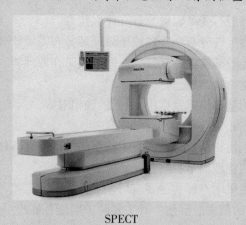

SPECT

███ **学习要求** ███

（1）掌握原子核的基本性质和原子核的衰变类型。

（2）掌握放射性核素的衰变规律。

（3）熟悉射线与物质相互作用的几种形式。

（4）熟悉射线剂量的定义及射线的防护方法。

（5）了解放射性核素在医学上的应用。

（6）了解磁共振的成像原理。

第一节　原子核的基本性质

一、原子核的组成、质量和大小

1. 原子核的电荷　原子核是原子的中心体,其重要特征之一是带正电,而且是旋转的,具有动量矩和磁矩,电量是最小单位电子电量 e 的整数倍。这个倍数和元素周期表中的原子序数 Z 是一致的。这个数值可从卢瑟福(Rutherford)的 α 粒子散射实验中测得,或从伦琴射线谱的莫塞莱(Moseley)定律排列元素的次序得到。自然界中最高原子序数的元素是铀,它的原子序数是 92,带有 92 倍最小电量单位的正电荷,在周期表中排在 92 位。近年来人造元素其 Z 值超过 100。

2. 原子核的质量　原子核的另一重要特征是它的质量。原子的质量等于原子核的质量加核外全部电子的质量。原子的质量可用质谱仪精密地测定。表达原子质量的单位是把自然界中较丰富的碳原子质量定为 12 个单位,这样,每一个单位的质量是 1.66054×10^{-27} kg,称为统一原子质量单位(u)。在原子核物理学中,标记原子核用 $_{Z}^{A}X$,如氢核、氧核分别由 $_{1}^{1}H$、$_{8}^{16}O$ 表示。左上角的数值 A 代表质量数,左下角的数字为原子序数 Z,由于 X 已经反映 Z 的值,习惯中也写成 ^{A}X。这个符号表达了原子核的两大特征:质量和电量。

3. 原子核的成分　原子核由质子(p)和中子(n)两种粒子组成。P 具有 1.007277u 的质量和一个单位电量;n 是具有 1.008665u 的质量、不带电的中性粒子。由于这两种粒子质量近似等于 1u,所以原子核的质量数 A 是代表构成原子核的 p 和 n 两种粒子的总数,Z 代表核内 p 数,也代表原子核的电量。因此,A-Z 是核内的中子数 N,p 和 n 统称为核子。

4. 核素、同位素、同中子异位素、同量异位素和同核异能素　原子核内的 Z、N 和能量状态都相同的原子称为一种核素(nuclide)。具有相同质子数,不同中子数(或不同质量数)同一元素的不同核素互为**同位素**(isotope),如氢有三种同位素:氢 ^{1}H(气)、^{2}H(氘)和 ^{3}H(氚)。同位素化学性质基本相同,但物理性质可能有很大不同。Xe(氙)有 26 种同位素。具有相同中子数,不同质子数的一类核素称为**同中子异位素**(isotone),如 $_{16}^{36}S$、$_{18}^{38}Ar$ 和 $_{20}^{40}Ca$。Z 不同的元素有相同的 A,这种原子称为**同量异位素**(isobar),如 $_{18}^{40}Ar$ 和 $_{20}^{40}Ca$。Z 和 N 相同处于不同能量状态的核素,称为**同核异能素**(isomer),如 $_{43}^{99}Tc^{m}$ 和 $_{43}^{99}Tc$,右(或左)上角加“m”,表示处于较高能量状态。

5. 原子核的大小　原子核的形状近似球形,半径小于 10^{-15}m。实验显示各种原子核的半径 R 与原子质量数 A 有如下关系。

$$R = R_{0}A^{1/3}$$

(13-1)

式中 R_0 是常数,其值约等于 $1.20 \times 10^{-15}\text{m}$。若原子核的体积为 V,质量为 M,则其平均核密度 ρ 如下。

$$\rho = \frac{M}{V} = \frac{M}{\frac{4}{3}\pi R^3} = \frac{M}{\frac{4}{3}\pi R_0^3 A} \approx \frac{A\text{u}}{\frac{4}{3}\pi R_0^3 A} = \frac{3\text{u}}{4\pi R_0^3} \tag{13-2}$$

式中 u 为原子的质量单位。由于原子核的体积与质量成正比,可见各种原子核的密度是均匀分布的。若把 u 与 R_0 的数值代入(13-2)式,得 $\rho \approx 2.29 \times 10^{17}\text{kg} \cdot \text{m}^{-3}$,可见原子核的密度是非常的高。

二、原子核的核力、结合能及质量亏损

1. 核力   核子之所以能组成原子核是由于它们之间有强大的相互吸引力。这个力不是静电力,因为带同样电荷的质子会相互排斥。这个力也不可能是万有引力,因为它太弱小,不能抵消静电斥力的作用。实验证明,核子之间存在 种特殊的相互作用力,这种力称为**核力**(nuclear force)也称**强力**。它比静电力和电磁力要强得多,但作用距离很短,当核子之间的距离小于 $3.0 \times 10^{-15}\text{m}$ 时,核力首先表现为强大的吸引力。而当距离小于 $0.4 \times 10^{-15}\text{m}$ 时,核力又表现为极强的排斥力。核力主要有四种特征:①核力是一种"短程力",只有当核子之间的距离在 10^{-15}m 数量级时才能显示出来;②核力是强相互作用力,是目前已知的最强的力;③核力具有"饱和"性,即一个核子只能与它紧邻的核子以核力相互作用;④核力的相互作用与核子的带电状况无关,即 n 与 n、n 与 p 和 p 与 p 之间的核力在数值上大致相同。实验证明,不论核子带电与否,核子之间的核力大致相同。

2. 质量亏损及结合能   原子核是由核子组成,它的质量应等于全部核子质量之和,若以 m_X、m_p 和 m_n 分别表示核 ^{A}X、质子和中子的质量,应有如下关系。

$$m_X = Zm_p + (A-Z)m_n$$

但实验测定的 m_X 总是少于 $Zm_p + (A-Z)m_n$,其差值为 Δm,称为**质量亏损**。相对论指出:当系统有质量改变时,一定也有相应的能量改变,其关系为:$\Delta E = \Delta mc^2$,显然 ΔE 为

$$\Delta E = \{Zm_p + (A-Z)m_n - m_X\}c^2 \tag{13-3}$$

可见当 p 和 n 组成核时,有大量的能量放出,这能量称为**原子核的结合能**。根据相对论的质能关系,1u 的质量对应的能量为

$$1\text{u}c^2 = 1.66054 \times 10^{-27} \times (2.99792 \times 10^8)^2 = 1.49242 \times 10^{-10}\text{J}$$

再根据能量单位 eV 与 J 的关系换算得

$$1\text{u}c^2 = 931.494\text{MeV}$$

结合能越大,核子结合成核时放出的能量就越多,核的结合就越紧密,原子核越稳定。原子核的结合能 ΔE 随核子数 A 的增加而增加。相反若要使原子核分解成单个核子,外界必须给予和结合能等值的能量。但不同原子核稳定程度不一样,于是用每个核子的**平均结合能** ε 来说明,称为**比结合能**,其值等于原子核的结合能 ΔE 与质量数 A 的比值,即

$$\varepsilon = \Delta E / A$$

例 13-1   计算氦核的结合能和平均结合能。

解:氦核:A=4,Z=2。氦 $^4_2$He 的原子质量为 4.002603u。

$$\Delta E_{He} = \Delta mc^2 = \{Zm_p + (A - Z)m_n - m_{He}\}c^2$$
$$= \{2m_p + 2m_n - m_{He}\}c^2$$
$$= (2 \times 1.007825 + 2 \times 1.008665 - 4.002603) \times 931.5$$
$$= 28.30 \text{ MeV}$$

$$\varepsilon = \frac{\Delta E_{He}}{A} = \frac{28.30}{4} = 7.074 \text{ MeV}$$

式中 m_p、m_n、m_{He} 分别是质子、中子和氦核的质量。聚合 1mol 氦核时，放出的能量为 $\Delta E_{He} = 6.022 \times 10^{23} \times 28.30 = 1.704 \times 10^{25} \text{MeV}$，这相当于燃烧 10^5kg 煤所放出的能量。

第二节　原子核的衰变

现在已经发现自然界中天然存在的核素有 300 多种。其中 60 多种是不稳定核素，它们会自发的放出各种射线变成另一种核素，这种现象称为原子核的放射性衰变，简称**核衰变**。除天然存在的核素外，自 1934 年以来通过人工方法又制造出了 1600 多种放射性核素，一共有 2000 多种核素。放射性衰变最初是在自然界的重元素中发现的。1896 年贝克勒尔发现了铀(U)的放射性，1898 年居里夫妇发现了放射性更强的元素钋(Po)和镭(Ra)。从此开始了对放射性的研究。

放射性核素的衰变类型主要有三种：α 衰变、β 衰变和 γ 衰变。在核衰变过程中，电荷、质量、动量和核子数等物理量守恒。

一、α 衰 变

质量数 A>209 的放射性核素自发的放出射线而变成电荷数减少 2，核子数减少 4 的另一种核素的现象称为 α **衰变**。所谓 α 射线是高速运动的氦核，也称 α 粒子。衰变过程可写为

$$_Z^A X \rightarrow _{Z-2}^{A-4} Y + _2^4 He + Q \tag{13-4}$$

式中 X 叫母核，Y 叫子核，Q 为衰变能。Q 是由母核放出的能量，其值用两侧的原子质量差值计算，不同核素 Q 值不同，单位用 MeV。从式(13-4)可知衰变前后的核子数和电量数是守恒的。子核比母核的质量数 A 少 4，电量数 Z 少 2，实际是 $_2^4 He$ 核。α 衰变过程放出的能量主要反映在 α 粒子的动能，子核的动能很小。α 粒子以很高的速度从核中飞出，受物质所阻而失去动能，捕捉两个电子变成一个中性氦原子。原子核发生 α 衰变时，子核一般处于基态，也有处于激发态。

二、β 衰 变

放射性核素自发的放射出 β 射线(高速电子)或俘获轨道电子而变成另一个核素的现象称为 β 衰变，有 β⁻、β⁺衰变和电子俘获三种类型：

1. β⁻衰变　母核自发的放射出一个 β⁻粒子(普通电子 e^{-1})和一个反中微子 $\bar{\nu}_e$，而变成电荷数增加 1，核子数不变的子核。衰变可表示为

$$^A_ZX \rightarrow ^A_{Z+1}Y + e^{-1} + \overline{\nu_e} + Q \tag{13-5}$$

2. β⁺衰变 在衰变过程中,母核自发地发射出一个 β⁺粒子(正电子 e^+)和一个中微子 ν_e,而变成电荷数减少 1,核子数不变的子核。β⁺衰变可表示为

$$^A_ZX \rightarrow ^A_{Z-1}Y + e^+ + \nu_e + Q \tag{13-6}$$

3. 电子俘获 原子核俘获核外电子,变成电荷数减少 1,核子数不变的子核,同时放出一个中微子 ν_e。这个过程可表示为

$$^A_ZX + e^- \rightarrow ^A_{Z-1}Y + \nu_e + Q \tag{13-7}$$

一个内层电子被原子核俘获后,外层电子会立即填补这一空位,同时释放出能量。这个能量可以依发射标识 X 射线(光子)的形式放出,也可以使另一外层电子电离成为自由电子。这种被电离出来的电子称为**俄歇电子**。

三、γ 衰变和内转换

1. γ 衰变 α 和 β 衰变后的子核大部分处于激发态,并以 γ 射线的形式释放能量,跃迁到较低的能态或基态,这种跃迁叫 γ 衰变。衰变通常是伴随着 α、β 衰变发生的,由于衰变的结果往往产生处于激发态的子核,它们的寿命一般极短,因而立即有 γ 衰变发生。在核医学中使用的^{60}Co、^{99}Tc^m 等放射源均有 β 和 γ 射线发射。

图 13-1 为核衰变示意图,叫**衰变纲图**。图中横线表示核能级,最低一横线表示基态,在它上面的横线表示激发态,图中右侧的数字为能级的能量 MeV,左侧的数字为半衰期。

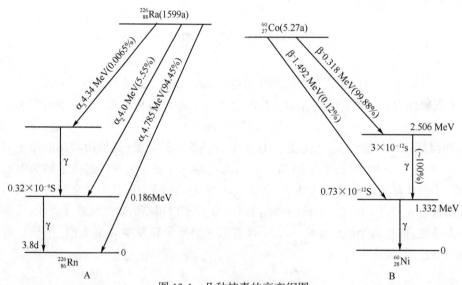

图 13-1 几种核素的衰变纲图
A. $^{226}_{88}$Ra 的衰变图;B. $^{60}_{27}$Co 的衰变图

2. 内转换 处于激发态的原子核还有另一种释放能量的方式,即原子核由激发态回到基态时,并不发射 γ 射线而是把全部能量交给核外电子,使其脱离原子的束缚而成为自由电子,这一过程叫内转换,发射的电子叫内转换电子。这里要注意的是不能将内转换过程理解成为内光电效应,即不能认为原子核先放出 γ 光子,然后再与核外轨道电子发生光电效

应,这是因为发生内转换概率远大于发生内光电效应。另外无论是电子俘获还是内转换过程,由于原子的内壳层缺少电子而出现空位,外层电子将会填充这个空位。因此这两过程都将伴随着标识 X 射线和俄歇电子的发射。

第三节　放射性核素的衰变规律

一、核衰变规律

核衰变是原子核自发变化的过程,但大量原子核并不是同时发生衰变,而且无法预知哪一个核先衰变和哪一个核后衰变。但在大量原子核组成放射性物质中,其衰变服从统计规律。下面只考虑一种放射性核素在衰变时,在 $t \to t+dt$ 时间内,因衰变而减少的原子核数 dN 与 t 时刻未衰变的原子核数 N 成正比,即

$$- dN = \lambda N dt \tag{13-8}$$

式中左边的负号表示原子核在减少,λ 称为**衰变常数**(decay constant),其值反映放射性核素随时间衰变的快慢。对上式进行积分,便可得到 t 时刻原子核数 N 与 $t=0$ 时原子核 N_0 之间的关系

$$N = N_0 e^{-\lambda t} \tag{13-9}$$

值得注意的是一种核素能够进行几种类型的衰变,或子核可能处于几种不同的状态,则对应于每种衰变类型和子核状态,有各自的衰变常数 λ_1、λ_2、$\cdots$、λ_n,式中的 λ 应是各衰变常数之和,即 $\lambda = \lambda_1 + \lambda_2 + \cdots + \lambda_n$。式(13-9)是放射性物质衰变的基本定律,它说明放射性核素衰变服从指数规律。这一定律可用图 13-2 中曲线表示。曲线下降的速度决定于 λ 的大小,λ 值越大,曲线下降越快,母核衰变越快。

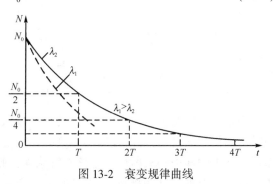

图 13-2　衰变规律曲线

二、半衰期和平均寿命

1. 半衰期(half life)　也是用来表示放射性核数衰变快慢的物理量,定义为放射性核素减少一半所需的时间,用符号 T 表示。在式(13-9)中,当 $t=T$ 时,$N=N_0/2$ 时,得 T 和 λ 的关系为

$$T = \frac{\ln 2}{\lambda} = \frac{0.693}{\lambda} \tag{13-10}$$

T 的单位用秒(s),对半衰期长的核素用分(min)、小时(h)、天(d)和年(a 或 y)。经过一个 T 后,其放射性核素衰减到原来的 1/2。两个 T 后衰减到原来的 1/4,依此类推,经过 n 个 T 后,将衰减到原来的 $(1/2)^n$。将式(13-10)代入式(13-9)得到

$$N = N_0 \left(\frac{1}{2}\right)^{t/T} \tag{13-11}$$

例如,^{11}C 的半衰期为 20.4min,表示经过约 20min,原子核的数目就减少一半;再过 20min 又

减少了一半,即剩下原来的 1/4,而不是全部衰变完。

2. 平均寿命 　原子核衰变的快慢还可以用**平均寿命**(mean life)表示,平均寿命是指放射性核素平均生存的时间。从(13-9)式知,在 $t \to t+dt$ 时间内衰变的核数 $dN = -\lambda Ndt$,它们的寿命为 t ,它们的总寿命为 $\lambda Ntdt$ 。由于有的核在 $t=0$ 时就衰变掉,有的要到 $t \to \infty$ 时才衰变掉。因此核素的总寿命为

$$\int_0^\infty \lambda Ntdt$$

于是,对任一核素的总寿命为

$$\tau = \frac{\int_0^\infty \lambda Ntdt}{N_0} = \frac{1}{\lambda} = \frac{T}{\ln 2} = 1.44T \tag{13-12}$$

即平均寿命是衰变常数的倒数,衰变常数越大,衰变越快,平均寿命也越短。表 13-1 列出一些放射性核素的衰变类型和半衰期。

表 13-1　一些放射性核素的衰变类型和半衰期

核素	衰变类型	半衰期	核素	衰变类型	半衰期
$^{14}_{6}\text{C}$	β^-	5730a	$^{90}_{38}\text{Sr}$	β^-	28.8a
$^{32}_{15}\text{P}$	β^-	14.3d	$^{125}_{53}\text{I}$	EC, γ	60d
$^{57}_{27}\text{Co}$	β^+, γ	270d	$^{137}_{53}\text{Cs}$	β^-, γ	30a
$^{67}_{31}\text{Ga}$	EC, γ	78h	$^{198}_{79}\text{Au}$	β^-, γ	2.7d
$^{75}_{34}\text{Se}$	EC, γ	114d	$^{203}_{80}\text{Hg}$	β^-, γ	46.8d
$^{226}_{86}\text{Ra}$	α, γ	1600a	$^{236}_{92}\text{U}$	α, γ 自发裂变(10^{-9})	$2.34 \times 10^7\text{a}$

当放射性核素引入动物体内时,其原子核的数量除按前述的规律衰变而减少,还应考虑通过生物代谢而排出体外,使体内的放射性数量减少比单纯的衰变要快。将由于各种排泄作用而使生物体内的放射性原子核数目减少到原来一半所需的时间称为**生物半衰期**。生物机体排出放射性核素的规律,也近似服从衰变定律式(13-9)。

在生物机体内,放射性核素原子核数目由于自身衰变及排出体外而减少,它们的衰变常数分别为物理衰变常数与生物衰变常数,衰变定律可改写为

$$N = N_0 e^{-(\lambda + \lambda_b)t} = N_0 e^{-\lambda_e t} \tag{13-13}$$

式中 $\lambda_e = \lambda + \lambda_b$, λ_e 称为有效衰变常数。三种衰变常数的半衰期分别为有效半衰期 T_e 、物理半衰期 T 和生物半衰期 T_b ,三者的关系为

$$\frac{1}{T_e} = \frac{1}{T} + \frac{1}{T_b} \tag{13-14}$$

可见 T_e 比 T 和 T_b 都短。

三、放射性活度

放射性物质在单位时间内衰变的原子核数称为该物质的**放射性活度**,用 A 表示。

$$A = -\frac{dN}{dt} = \lambda N = \lambda N_0 e^{-\lambda t} = A_0 e^{-\lambda t} \tag{13-15}$$

式中 A 和 A_0 分别表示 t 时间和初始时刻的放射性活度。放射性活度的国际单位是贝可勒尔（Becquerel，Bq），1Bq = 1 核衰变/秒，其衍生单位有 MBq、GBq 和 TBq。在此之前，放射性活度单位用居里（Cueie，Ci）表示。1 Ci = $3.7×10^{10}$Bq = $3.7×10^4$MBq = $3.7×10$GBq = $3.7×10^{-2}$TBq。

例 13-2　已知 $^{226}_{88}$Ra 的半衰期为 1600a，则 $1g^{226}_{88}$Ra 的放射性活度为多少 Bq

解：由 $T = 0.693/\lambda$，得镭的衰变常数为

$$\lambda = \frac{0.693}{T} = \frac{0.693}{1600 × 365 × 24 × 3600} = 1.4×10^{-11}s^{-1}$$

镭的质量数为 $A = 226$，1g 纯镭的原子核数为

$$N = 6.022 × \frac{10^{23}}{226} = 2.66 × 10^{21}$$

$1g^{226}_{88}$Ra 的放射性活度为

$$A = -\frac{dN}{dt} = \lambda N = 1.4 × 10^{-11} × 2.66 × 10^{21} = 3.7 × 10^{10}Bq$$

在放射治疗中常用放射性比活度，是指单位质量放射源的放射性活度，其单位是 Bq·g^{-1}，它是衡量放射性物质纯度的指标。任何放射性物质不可能全部由该种物质组成，而是由相同物质的稳定同位素所稀释，还可能含有与放射性元素相化合的其他元素的一些稳定同位素和有衰变的子核。含其他核素少的，放射性比活度就高，反之则低。

四、放射性平衡

许多放射性核素并非一次衰变就达到稳定，而是由于其子核仍具有放射性而继续衰变下去，直到稳定核素为止，这就是级联衰变。自然界里的一些重元素往往发生一系连续的衰变而形成所谓放射族或放射系。天然存在的放射族有铀族、钍族和锕族，它们都是从一个长寿命的核素开始，这个起始的核素称为母体，这些母体的半衰期都很长，有些可和地质年代相比拟。如铀族：母体是 ^{238}U，半衰期 $T = 4.51×10^9$a，经过 8 次 α 衰变和 6 次 β^- 衰变最后生成稳定的 ^{206}Pb；锕族：母体是铀的同位素 ^{235}U，半衰期 $T = 7.04×10^8$a，经 7 次 α 衰变和 4 次 β^- 衰变，最终生成铅同位素 ^{207}Pb。在上述放射族中都存在母体衰变为子体，再衰变为第三、第四代子体等，各代衰变快慢相差很大。由于母体的衰变，子体的核数将逐渐增加，这些子体将按照自己的规律进行衰变。因为衰变率是与现有核数成正比的，所以随着子体的积累，子体每秒钟衰变的核数也将增加。经过一段时间后，子体每秒衰变的核数等于它从母体衰变而得到补充的核数，子体的核数就不再增加，达到**放射性平衡**。

放射性平衡在放射性核素的应用中具有一定的意义。半衰期短的核素在医学应用中有很多优越性，但在供应上有很大困难，有些短寿命核素是由长寿命核素衰变产生的，当母体与子体达到或接近放射性平衡时，子体和母体的放射性活度相等。若把子体从母体分离出来，经过一段时间后，子体和母体又会到达新的放射性平衡，再把子体分离出来，又会再达到新的放射性平衡。这种由长寿命核素不断获得短寿命核素的分离装置叫**核素发生器**，俗称"母牛"（cow）。常用的"母牛"有 ^{99}Mo → ^{99}Tc^m，^{226}Ra → ^{222}Rn 等。由于母体的寿命较长，一条"母牛"可以在较长时间供应短寿命核素，很适合远离同位素生产中心、交通不便的地方开展短寿命核素的应用工作。

第四节　射线与物质的相互作用

原子核在衰变过程中发出的各种射线通过物质时，都能与物质发生相互作用。研究这种作用可以了解射线的性质，射线产生的物理过程，射线对物质的影响及设计和研制射线探测装置。因此了解射线与物质相互作用的规律是进行射线探测、防护和分析以及在医学中用射线进行诊断和治疗的重要基础。

一、带电粒子与物质的相互作用

1. 电离和激发　α、β 等带电粒子通过物质时，由于静电力的作用，使原子或分子中的电子获得能量，产生自由电子和正离子，合称为离子对，这一过程称为**电离**。若脱离出来的自由电子能量足够大，它又可以使其他原子电离，称为间接电离或次级电离。如果电子获得的能量不足以脱离原子，而只能使它由低能级跃迁到高能级，使原子处于激发态，这一过程称为**激发**。退激时释放出来的能量，可以光子的形式发射出来或转变为热运动的能量。由于带电粒子的电离作用，当它通过物质路径周围将留下许多离子对，每厘米路径上产生的离子对称为电离比值或电离比度。它表示带电粒子的电离本领，在生物体内表示对机体的损伤程度。电离比值和带电粒子的速度、电量和物质的密度有关。带电离子的速度大、电离比值小；反之，速度小，电离比值则大；带电粒子带的电量多，它与原子壳层电子的作用力大，电离比值就大，反之则小。物质的密度大，单位体积的电子数目多，与带电粒子的作用机会多，因而电离比值也大。这三种情况使粒子路径上产生的离子对增多。α 粒子所带的电量大于 β 粒，而速度比 β 粒子小，所以 α 粒子的电离比值比 β 粒子大。能量为 1MeV 的 α 粒子在空气中的电离比值约为每厘米 4×10^4 离子对，而相同能量的 β 粒子则每厘米只有 50 离子对。由于它们的电离比值不同，其生物效应就有明显差异。

2. 散射和轫致辐射　当带电粒子通过物质时，因受到原子核静电场的作用而改变运动方向，这种现象称为**散射**。在发生散射前后，带电粒子的能量保持不变，称为**弹性散射**。若能量有部分损失，称为**非弹性散射**。α 比 β 粒子的质量大得多，散射不明显，其路径基本是一条直线，而 β 粒子因受原子核和电子的多次散射，路径是曲折的。带电粒子通过物质时，受到原子核的作用，速度急剧减少，这种带电粒子的一部分能量以光子的形式发射出来，称为**轫致辐射**（bremsstrahlung），其实质是连续 X 射线的发生机制。若与电离作用相比，粒子由于散射和轫致辐射所损失的能量要小得多。

3. 射程和吸收　带电粒子通过物质时，由于不断引起电离、激发、散射和轫致辐射，其能量将随着物质厚度的增加而减弱，以致完全丧失能量而停止前进。粒子在物质中沿运动轨迹所经过的距离称为路程，而路程沿入射方向的投影称为**射程**（range）。这时若是 α 粒子，则将吸收两个电子而成为氦原子；β^- 粒子则变成自由电子；β^+ 粒子则会与自由电子结合而转变为两个光子。带电粒子的能量损失与粒子能量和吸收体的性质有关，所以射程能比较直观地反映带电粒子贯穿本领的大小。也就是说，电离比值大，粒子的能量损失快，其射程短。β 粒子的电离比值远小于 α 粒子，其射程比 α 粒子长得多，即 β 粒子的穿透本领比 α 粒子强得多。天然放射性核素发出的 α 粒子，在空气中的射程为数厘米，在生物体内的射程只有几百个微米。而 β 粒子的射程要比 α 粒子大得多,它在空气中可达到数米长,在生物体内为几毫米到几十毫米。

4. 正电子与物质的相互作用　正电子通过物质时,与负电子一样要与核外电子和原子核发生相互作用。能量相同的正负电子在物质中的电离损失、辐射损失和射程大体相同。但是,高能正电子进入物质后将很快慢化(速度减小),然后与负电子发生**湮没**(annihilation),同时发出两个发射方向相差 180°,各自能量为 0.511MeV 的光子。

二、光子与物质的相互作用

X(γ)射线统称光子,是从原子核素衰变中放射出来的,自身不带电,都是电磁波,它与物质相互作用机制与带电粒子不同,其作用方式主要有三种,分述如下:

1. 光电效应　光子与物质相互作用,将其全部携带的能量交给一个壳层电子,使其脱离原子而成为自由电子,光子本身被物质吸收,这一过程叫**光电效应**,释放出来的电子主要是内壳层电子,叫**光电子**。它吸收光子的能量,除掉一部分用于克服电离能 ε_i 外,其余能量($h\nu - \varepsilon_i$)转化为光电子的动能。对于能量确定的光子,原子中结合能大的内壳层发生光电效应的概率大。伴随着光电效应发出光子,在原子内壳层留下空位,被外层电子填补,则将发射标识 X 射线或俄歇电子。

2. 康普顿效应　它的全称应为康普顿-吴有顺效应,是光子与原子较外层电子作用时,光子把部分能量传给电子,使其脱离原子成为反冲电子,而光子自身有能量减少,改变运动方向,这一过程称为**康普顿效应**,或**康普顿散射**。对光子束来说,由于散射作用,使光子束在原来进行方向的强度减弱。

3. 电子对效应　当光子的能量大于 1.022MeV 从原子核旁经过时,光子在原子核库仑场的作用下可能转化为一个电子和一个正电子,同时光子消失,这一过程称为**电子对效应**。这时光子的能量除转化为两个电子的静止质量外,其余的转化为正负电子的动能,其中一个电子成为物质中的自由电子的动能,而正电子则可能捕捉物质中的一个自由电子而产生电子对湮没。光子与物质作用的三种形式与光子的能量和物质的原子序数 Z 有关,可用图13-3 说明。从图中可见能量低的光子和高原子序数的物质,以光电效应为主;中等能量的射线以康普顿散线为主;电子对生成主要发生在高能光子和高原子序数的物质中,但在能量极高光子作用下,较低原子序数物质中,电子对生成也不可忽视。

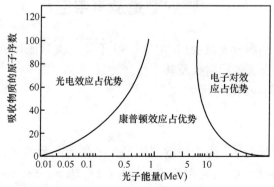

图 13-3　X(γ)光子与物质相互作用的三种形式与光子能量、吸收物质原子序数的关系

三、中子与物质的相互作用

中子不带电,在物质中不直接引起电离而损失能量,它在物质中能穿行很长的距离。中子与物质的相互作用主要是受到原子核的散射或与原子核发生核反应。在中子与原子核发生碰撞时,将部分能量传递给原子核,并改变自身运动的方向和降低速度,引起原子核发生反冲,这种作用称为中子的弹性散射。能量低的中子与轻核相互作用主要是弹性散射,即反冲核愈轻,在弹性碰撞时得到的反冲能量越多,中子损失的能量越大,而且反应中生成的核素多数是稳定的。所以常用含氢多的水、石蜡等使中子减速,防护中子照射。

由于中子不受库仑电场的阻碍,容易进入原子核,引起核反应,放射出各种次级射线,其反应前后的中子和原子核系统的总能量也就不再守恒,这种现象叫**非弹性碰撞**。能量为 1MeV 以上的中子与重核相互作用主要是非弹性碰撞。中子与原子核发生核反应,其反应的产物有稳定的核素和放射性核素,并伴随着各种射线产生。如原子核俘获中子,中子留在核内并发射 γ 射线,这种反应叫**中子俘获反应**(n,γ),其反应式写成 $^1n+{}^1H\rightarrow{}^2H+\gamma$,简写为 $^1H(n,\gamma)^2H$;$^1n+{}^{23}Na\rightarrow{}^{24}Na+\gamma$,简写为 $^{23}Na(n,\gamma)^{24}Na$ 等。若中子留在核内而发射质子,叫**电荷交换反应**(n,p),如 $^1n+{}^{14}N\rightarrow{}^{14}C+P$,简写为 $^{14}N(n,p)^{14}C$。此外还有中子留在核内发射 α 粒子,叫 (n,α) 反应。中子与原子核反应的产物(α、β 和 γ 射线等)都有电离作用,可导致生物组织的电离,有些放射性核素还可能较长时间滞留在人体内,造成组织损伤,所以中子对机体的危害是很大的。

第五节　辐射剂量与防护

α、β 粒子,γ 和中子射线通过物质时,能直接和间接产生电离作用,统称为**电离辐射**。各种电离辐射都将使物质发生变化,称为**辐射效应**。人体组织吸收电离辐射能量后,会产生物理、化学和生物的变化,导致生物组织的损伤,称为生物效应。这种效应的程度正比于生物体吸收的电离辐射的能量。因此,准确了解组织吸收的电离辐射能量,对评估放射治疗的疗效及其副作用是很重要的,是进行放射治疗最基本的医学物理知识。"**剂量**"是用来表示人体接受电离辐射的物理量。本节主要介绍剂量的概念、单位,放射防护的知识。

一、辐射剂量及其单位

根据国际辐射单位和测量委员会(ICRU)1980 年关于辐射量和单位的报告内容,着重介绍与放射治疗和防护有关的照射量及其单位。

1. 照射量 X(γ)射线的照射量定义为

$$E = \frac{\mathrm{d}Q}{\mathrm{d}m} \tag{13-16}$$

式中 $\mathrm{d}Q$ 是当射线在质量为 $\mathrm{d}m$ 的干燥空气中形成的任何一种符号(正或负)离子的总电量。E 是照射量,单位为 $C \cdot kg^{-1}$,曾用单位为伦琴(R),$1R = 2.58\times10^{-4}C \cdot kg^{-1}$。它是用来量度 $X(\gamma)$ 射线导致空气电离程度的一个物理量。根据定义,$\mathrm{d}Q$ 中不包括次级电子发生轫致辐射被吸收后产生的电离。在实际测量中,照射量也常提到在其他介质如水中的照射量,可以理解为在水介质中某一小体积单元用空气替代后测得的照射量,称为水中某点的照射量。照射率是指单位时间内的照射量,单位用 $C \cdot kg^{-1} \cdot s^{-1}$ 或 $R \cdot s^{-1}$ 表示。

2. 吸收剂量　单位质量的物质所吸收的辐射能量称为吸收剂量,常用 D 来表示。它是电离辐射授予某一体积之中物质的平均能量 dE 与该体积之中的物质的质量 dm 的比值

$$D = \frac{dE}{dm} \tag{13-17}$$

D 称为吸收剂量,单位为 $J \cdot kg^{-1}$,专用名词称为戈瑞(Gy),$1Gy = 1J \cdot kg^{-1}$,曾用单位为拉德(rad),$1Gy = 100$ rad,它是衡量单位质量受照射物质吸收辐射能量多少的一个物理量,在辐射效应研究中很重要。因为辐射作用物质所引起的效应取决于该物质吸收的辐射能量。吸收剂量适用于任何类型和任何能量的电离辐射,以及受照射的任何物质。由于在同样照射条件下,不同物质,像骨和软组织等吸收辐射能量的本领差异,所以在谈及吸收剂量时,应该说明辐射类型、是什么物质和照射位置。单位时间内的吸收剂量称为吸收剂量率,单位用 $Gy \cdot s^{-1}$。

3. 当量剂量　由于不同种类、不同能量的射线释放出的能量在组织中的分布有明显的差异,因此,在吸收剂量相同的情况下,种类能量不同的射线所产生的生物效应也有明显的差异。当量剂量(equivalent dose)表示各种射线或粒子被吸收后引起生物效应的程度,或对生物组织的危险程度。当量剂量 H_T 等于某一组织或器官 T 所接受的平均吸收剂量 $D_{T,R}$ 与辐射权重因子(radiation weighting factor) w_R 的乘积:

$$H_T = w_R \cdot D_{T,R} \tag{13-18}$$

H_T 的单位为希沃特(sievert, sv),$1Sv = 1J \cdot kg^{-1}$ 曾用单位为雷姆(rem),$1rem = 0.01Sv$。当量剂量与吸收剂量的量纲相同,但物理意义不同。吸收剂量反映的是单位物质对辐射所吸收的平均能量,它对任何物质都相同;而当量剂量只适用于人和生物体,是反映辐射对人体损害程度的物理量。表 13-2 列出了几种射线的辐射权重因子。

表 13-2　不同射线的辐射权重因子

射线种类及能量范围	辐射权重因子 w_R
X(γ)射线	1
β^- 和 β^+ 射线	1
中子,能量<10eV	5
100eV 至 2MeV	20
2~20MeV	10
>20MeV	5
质子,能量>2MeV	5
α 粒子,重核	20

二、辐　射　防　护

放射性核素在医学等领域的广泛应用,使接触放射性核素的人日益增多,因此在使用、保存和清除放射性废料时,都应采用相应的措施,以达到安全使用的目的。

1. 最大容许剂量　人在自然条件下会受到各种射线的照射,这些射线来自宇宙和地球上的放射性物质,可见受到一定剂量射线照射并不影响人体的健康。国际上规定经过长期积累或一次性照射后,对机体既无损害又不发生遗传危害的最大剂量,叫**最大容许剂量**(MPD)。对这一剂量各国规定并不完全相同,我国现行规定的 MPD 为每周 100mrem,即每年不超过 5rem。放射性工作地区附近居民不得超过 $5×10^{-3}rem \cdot d^{-1}$,一般居民还应低,但医疗照射不受这个限制。

2. 外照射防护　放射源在体外对人体进行的照射称为**外照射**。人体接受外照射的剂量与

离放射源的距离及停留的时间有关。因此,与放射性核素接触的工作人员,应尽可能利用远距离的操作工具,并减少在放射源附近停留的时间。此外在放射源与工作人员之间应设置屏蔽,以减弱放射性强度。对 α 射线,因其贯穿本领低,射程短,工作时只要戴上手套就能有效进行防护。对 β 射线,除利用距离防护和时间防护外,注意使用的屏蔽物质不宜用高原子序数的材料,以避免产生轫致辐射,一般采用有机玻璃、铝等中等原子序数的物质作为屏蔽材料。对于 X(γ),因其穿透能力强,采用高原子序数的物质,如铅衣、铅和混凝土等作为屏蔽材料。

3. 内照射防护 用放射性核素注入体内进行的照射叫**内照射**。由于 α 射线在体内具有高电离比值,其造成的损害比 β、γ 射线都要严重。因此,除出于介入疗法或诊断的需要必须向体内引入放射性核素外,任何内照射都应尽量避免。这就要求使用放射性核素的单位要有严格的规章制度,对接触人员的一切行为进行规范,以防止放射性物质进入体内。

第六节 放射性核素在医学上的应用

一、示 踪

放射性核素作为示踪原子是指一种元素的各种同位素都有相同的化学性质,它们在机体内的分布、转移和代谢都是一样的。如要研究某一种元素在机体内的情况,只要在这种元素中掺入少量该元素的放射性核素,这些放射性核素在体内参与各种过程的变化,然后借助它们放出的射线,在体外探测该元素的行踪,这种方法称为**示踪原子法**。引入的放射性核素称为**标记原子或示踪原子**(tracer atom),就是说使该元素无形中带上一种特殊的标记,便于从体外进行追踪。如果将经放射性核素标记的药物引入体内,根据放射性药物聚集在体内某些脏器、参与代谢过程和流经某一通道,然后探测其分布、聚集和流通量,可以作为诊断疾病的重要依据。临床上的示踪诊断应用日益广泛,如应用^{131}I 标记的马尿酸作为示踪剂,静脉注射后通过肾图仪描记出肾区放射性活度随时间变化情况,可以反映肾动脉血流、肾小管分泌功能和尿路排泄情况。

体外标本测量:它是将放射性药物引入体内,然后取其血、尿、粪或活体组织等样品,测量其放射性活度。如口服维生素 B_{12} 的情况。

放射自显影:放射性核素发生的射线能使胶片感光,人们利用胶片来探测和记录放射性的方法称为放射自显影,它是追踪标记药物或代谢物在体内去向的一种有效方法,如把细胞培养在含有放射性脱氧核糖酸(DNA)的水中,就可以把细胞内的染色体标记上放射性核素,通过放射自显影,可观察到染色体分裂过程中 DNA 的变化细节。

示踪原子法的优点是灵敏度高,可在生理条件下研究物质在机体内的活动规律,而且简单易行。

二、放 射 诊 断

放射诊断主要介绍放射性核素成像,简称**核素成像**(radionuclied imaging,RI),它是一种利用放射性核素示踪方法显示人体内部结构、功能的医学影像技术。由于体内不同组织和脏器对某些化合物具有选择性吸收的特点,故选用不同放射性核素制成的标记化合物注入体内后,可以使体内各部按吸收程度进行放射性核素的分布。再根据核素放出的射线的特性,在体外用探测器对核素放出的射线进行跟踪,以获得反映放射性核素在体内的浓度分布及其随时间变化的图像。借助这种影像技术可以了解各种组织、脏器对药物的选择吸收、正常组织与病变组织的吸收差异、血液循环情况对药物吸收的影响等,医生可以根据图像中某脏器的占位性病变和功能性变化临床诊断。

核素成像仪器早期有闪烁扫描机和γ照相机,目前临床使用最多的**发射型计算机断层成像**(emission computed tomography,ECT)分为单光子发射型计算机断层成像(single photon emission computed tomography,SPECT)和正电子发射型计算机断层成像(positron emission computed tomography,PECT,简称 PET)。

1. 单光子发射型计算机断层(SPECT)　其基本原理是用探测器绕着人体外部分别把各个方向放射性核素所放射出来的γ射线强度记录下来。其过程是先进行直线扫描,将每一条直线上体内放射性出核素发射出来的射线记录下来,得到一组直线的投影值,见图13-4。每完成一次直线扫描,探测器旋转一定角度,再重复以上过程,直到绕人体一周。然后将每一个角度的直线投影值集合组成一个投影正层面,这就是人体内某一断层面上放射性核素分布的层面图像。设被扫描的断层面是 $n×n$ 个体素(每个体素的放射性核素密度可视为均匀的)组成的,每个体素的放射性强度为 I_{11}、I_{12}、$\cdots$、I_{1n} 等。从探测器得到每条线上放射性强度的总和为 y_1、y_2、$\cdots$、y_n 等。即 $y_1=I_{11}+I_{12}+\cdots+I_{1n}$;$y_2=I_{21}+I_{22}+\cdots+I_{2n}$ 等,则一个断层面至少应由 n^2 个方程组成,将这些大小不同的强度值经 A/D 转换,送进电子计算机去解,就可以把这一层面的每一个体素的放射性强度计算出来。这一过程如同早期的 X-CT 扫描,再经图像重建和 D/A 转换将各体素的放射性强度在图像中用对应像素的灰度表示,得到一幅按该层面放射性核素密度分布的层面图像。但 SPECT 所产生的图像仅是描绘出了人体内组织和脏器断层中放射性核素的浓度分布,这种分布无法显示断层的解剖学形态,而是反映了组织、脏器与放射性核素相关的生理,生化过程。SPECT 常用的放射性标记物主要有^{99m}Tc、^{201}Tl、^{131}I 和^{67}Ga 等产生 γ 射线的核素。

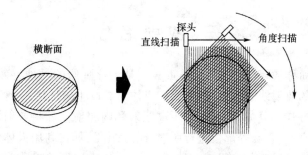

图 13-4　SPECT 扫描示意图

2. 正电子发射型计算机断层(PET)　其基本原理是通过探测注入体内的 β^+ 放射性核素所放射的 β^+ 射线产生的湮没光子而实现断屋成像的。X-CT 的原理是通过体外 X 线穿透机体,根据不同组织对 X 线的吸收差别,由探测器接收后再由计算机处理重建断层图像,反映机体内组织的结构和形态,是一种获得解剖学图像的设备。PET 不同于 X-CT,它是通过跟踪技术将具有选择性吸收的 β^+ 放射性核素或其标记化合物引入体内某些特定的脏器或病变部位,根据探测正电子在体内器官湮没辐射到体表的光子,由计算机处理重建图像。其探测方法和重建图像所用数据表示的物理意义不同于 X-CT。在 PET 中,探测器放置在需要扫描的断层周围。由于体内放射性核素衰变而产生的正电子,与组织的分子、原子相互作用而使本身的能量很快消耗,故在人体组织内射程最多只有几毫米。正电子的寿命很短,它丧失全部动能后即与电子复合,发生电子对湮没,同时放射出的两个能量均为 0.511MeV 的光子,沿相反方向离开湮没点。PET 探测系统的特点是位于扫描断层两侧的一对探头同时工作,只有当两个探头都分别接收到湮没光子时,才有信号发生。图 13-5 所示为 PET 的探头及其电子准直特性,设扫描断层中 a、b 、c、为某瞬间正电子湮没点,它们分别放射出一对光子,a 点的一对光子没进入探头,b 点的一对光子只有一个进入探头,因而没有信号发生,称为无效辐射,只有 c 点的一对光子同时进入探头对,符合计数探测要求,称为符合事件。可以通过测定两探头间组织中湮没点光子的起点而推知放射源的位置,这是因为该起点离正电子的初始位置,即放射源(衰变核)的位置最多几毫米。

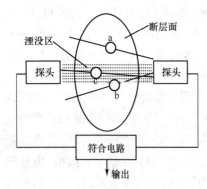

图 13-5　PET 的探头及符合探测

PET 使用的标记化合物相当多,如测定糖代谢的^{18}F-DG、^{11}C-DG,测定血流量的^{13}NH$_3$、C^{15}O$_2$,测定血容量的 C^{15}O,测定蛋白质合成的^{11}C-蛋氨酸等,其中 C、N、O和 F 是构成人体组织的基本元素,它们在体内的代谢、生化反应和稳定性元素一样,将这些标记化合物注入体内后,在体内用 PET 即可记录到有关组织脏器的摄取、吸收、分泌、代谢、排泄等一系列生理和生化反应过程。因此,PET 所提供的图像是反映人体的生理、病理及功能的状况。又由于 PET 所使用的核素半衰期非常短,可以注入较大的剂量,而人体接受的辐射剂量却相对较小,这就有利于提高图像的对比度和空间分辨能力。总的来说,用 PET 所得到的断层图像比 SPECT 真实、清晰,不论器官大小都能反映放射性量的分布。

三、放 射 治 疗

肿瘤放射治疗简称**放疗**(radiation oncology),是治疗肿瘤的一种有效物理疗法,它是利用放射性核素放出的放射线通过机体时,会对机体组织产生破坏作用,来达到治疗肿瘤的目的。从射线的照射方式可分为外照射、近距离照射和内照射。如将放射源密封直接放入人体的内腔、如食管、宫颈、直肠等部位进行照射,叫近距离照射;利用人体某些组织或器官对某种放射性核素的选择性吸收,将该放射性核素注入体内进行治疗称为内照射,如^{131}I 注入体内,会很快集中到甲状腺,利用它发射的 β 射线将甲状腺组织的癌细胞杀死,以达到治疗甲状腺癌的作用。下面介绍临床广泛使用的照射装置。

1. 钴-60 治疗机　用^{60}Co 作为放射源,其半衰期为 5.27a,射线平均能量为 1.25MeV。它主要由机头、治疗机架、治疗床和控制台组成。机头是治疗机的核心,其内装有^{60}Co 放射源,具有开关的遮线器和定向限束的准直器。根据 ICRP 推荐,当钴源处于关闭时,距离钴源 1m 处,各方向的平均照射量应小于 2mR/h。按此要求,对千居里级的钴-60 机,需要衰减到 10^{-6}或 20 个半价层。遮线器是截断钴源 γ 射线的大门,开启时射线通过准直器直射治疗部位,关闭时射线被截断,只有少量射线因遮线器密闭不严漏出。准直器起限定照射野大小,以适应治疗需要。根据 ICRP 推荐,准直器的厚度应使漏射量不超过照射量的 5%。按这个要求,钴-60 机准直器的吸收厚度最少应为 4.5 个半价层。铅的半价层为 1.25cm,使用铅作为准直器吸收壁材料,所需铅厚为 5.7cm,一般取 6.0cm。钴-60 机有直立型和旋转型两种:直立型机头能上下升降,旋转型能作 360°旋转。目前主要用旋转型,钴源有千居里级和万居里级,治疗距离可达到 100cm。

2. γ-刀　它是一种立体放射神经外科(SRNS)治疗设备,是根据半圆弧等中心聚焦技术原理,借助高精度的立体定向仪,在 CT、MRI 和 DSA 等影像技术的参与下对颅内病灶(亦称治疗靶点)施行准确定位,确定靶点的三维坐标参数,并将其转换到照射装置的坐标系统中,使用大剂量 γ 射线一次多方向限制性地聚集在颅内靶点上,使病灶受到不可逆性摧毁,发生放射性坏死,同时又能保证靶区边缘及其周围正常组织所接受的放射性剂量呈锐减分布,控制在安全剂量以内,使靶点以外脑组织无任何不可逆损伤。由于用 SRNS 技术使靶区边缘形成一如刀割的损伤边界,达到类似于外科手术的治疗效果,故称为 γ-刀。

γ-刀以其不经开颅便可"切除"颅内病灶,且手术精确,"切割"处误差±0.1mm,病人无痛苦,治疗时病人可保持清醒,操作简单,每次治疗照射一次即可,已经成为一种有效、无痛、损伤小且并发症少的治疗方法,供病人和神经外科医生选择。

第七节　磁共振成像

1924 年奥地利理论物理学家 W. 泡利为了解释原子光谱的超精细结构,提出了原子核具有角动量的假设。1946 年美国哈佛大学教授 E. M. 珀塞尔和斯坦福大学教授 F. 布洛赫分别发现在静磁场中某些原子核可吸收一定频率的射频电磁波能量,并产生共振,这一现象称为核磁共振(NMR),他们二人由此获得 1952 年诺贝尔物理学奖。1967 年杰克逊首次在活体中得到 NMR 信号,提出 NMR 可能成为诊断肿瘤的工具。20 世纪 60 年代以来,CT 机发明以后,立即有人想到研究 NMR 成像。1972 年美国医生 R. Damadian 提出了利用核磁共振原理测定活体组织的纵向弛豫时间 T_1 和横向弛豫时间 T_2 的方法,以及将用于医学诊断的设想。1973 年美国纽约州立大学石溪分校教授 P. C 劳伯特提出了磁共振成像(MRI)方法,即把核磁共振原理同空间编码技术结合起来,用梯度磁场法得到一个水模型 NMR 的二维图像,成为世界上第一个核磁共振图像。1978 年英国诺丁汉大学和阿伯丁大学的物理学家们在研究核磁共振图像系统方面取得了较大进展,他们取得第一幅人体头部的核磁共振图像,1980 年下半年取得了第一幅胸、腹部图像。目前,分子影像技术迅速发展,MRI 的多参数、无创性和可连续反复观测,极高的分辨率等优势,使它成为从细胞、分子水平揭示疾病发生原因最好的技术手段之一,它将成为应用最广泛的 CT 诊断技术。

核磁共振具有以下特点:①具有普遍性。在化学元素周期表的 92 种天然元素中,已测出具有核磁矩的元素有 88 种。②不同的核有不同的磁矩,使 NMR 具有很高的选择性。③NMR 谱线宽度很窄,因而 NMR 具有很高的分辨率。④利进行生物过程和化学变化等动态观测。NMR 由于具有以上特性,已成为当代一项广泛使用的高、新技术,应用于许多领域。

一、磁共振成像的原理和方法

1. 核磁共振的基本概念　由于原子核具有磁矩,因此当它处于外磁场中时会受到磁力矩的作用,结果是原子核的磁矩绕着外磁场的方向旋进,这是产生核磁共振的主要机制。

现将磁矩为 $\boldsymbol{\mu}_I$ 的原子核放入恒定磁场 $\boldsymbol{B}_0$ 中,则它所受磁力矩为 $\boldsymbol{M}_\mathrm{m} = \boldsymbol{\mu}_I \times \boldsymbol{B}_0$,用右手定则可以判定 $\boldsymbol{M}_\mathrm{m}$ 的方向总是垂直于 $\boldsymbol{\mu}_I$ 与 $\boldsymbol{B}_0$ 确定的平面。由于磁力矩的作用,引起原子核角动量的改变,但只是改变角动量的方向,而不改变其大小,结果形成角动量 $\boldsymbol{L}_I$ 绕磁场 $\boldsymbol{B}_0$ 的旋进。核磁矩在恒定磁场中将绕磁场方向做旋进,旋进的频率 ω_0 取决于核的旋磁比 γ 和磁场磁感应强度 $\boldsymbol{B}_0$ 的大小。对于同一种原子核,外磁场越强,则拉莫尔频率越高;而对于不同类型的原子核,即使是处于相同的磁感应强度,因 γ 值不同,拉莫尔频率也不同。

在磁共振成像的开始阶段,主要是研究 $I = 1/2$ 质子 $^1\mathrm{H}$,因为在人体和各种有机化合物中氢核占的比例很大,其核磁共振信号和灵敏感度很高,氢原子核是最简单的原子核,只有一个质子,带有一个正电荷,有自旋和磁矩,其自旋量子数等于 1/2,氢核磁矩又称**质子磁矩**,用 $\boldsymbol{\mu}$ 表示,在通常的情况下,组成物体的原子核系统的 $\boldsymbol{\mu}$ 是杂乱无章分布的,每个磁矩的方向都是随意的,磁矩间的磁性的相互抵消,对外不表现磁性。

如果在垂直于外磁场 $\boldsymbol{B}_0$ 的方向上对旋进的氢核磁矩施加一交变的射频磁场 $\boldsymbol{B}_r$,当 $\boldsymbol{B}_r$ 的频率 ω_r 等于某一频率 ω_0 时,氢核从交变磁场中吸收能量,从能量较低的"平行态"跃迁到能量较高的"反平行态",磁场中的自旋核最大限度地吸收外界辐射进来的电磁能量,停止射频磁场照射,处于激发态的氢核磁矩将会回到低能级,同时发射射频信号,整个吸收和发射的过程称为**核磁共振**,简称**磁共振**(magnetic resonance,MR)。

2. 磁共振成像的原理 磁共振成像(MRI)是以核磁共振现象和波谱技术为基础的一种新的医学影像技术。把具有自旋性质的原子核(如氢核)置于均匀的磁场 $\boldsymbol{B}_0$ 中,从外部施加一定频率的射频脉冲对自旋核进行激励,便发生核磁共振现象。该过程首先是自旋核吸收外来电磁辐射的能量,核系统的磁化矢量 $\boldsymbol{M}$ 通过旋进而偏离磁场 $\boldsymbol{B}_0$ 方向,当射频脉冲关断,处于受激共振状态的原子核通过弛豫过程释放能量和恢复原来状态,并且向外发射电磁波,即 NMR 信号(又称回波)。用探测线圈将 NMR 信号收集起来送到电脑系统作数据处理,借助梯度磁场对受检体的层面和体素进行位置编码,以及使用特定的图像重建算法,可以获得被扫描层面的磁共振图像,如图 13-6 所示。

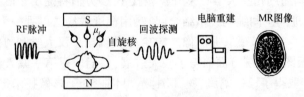

图 13-6 磁共振成像原理图

3. 磁共振成像的主要依据 目前在磁共振成像中主要是利用人体不同组织之间、正常组织与病变组织之间的氢核密度 ρ、纵向弛豫时间 T_1、横向弛豫时间 T_2 三个参数的差异进行成像。

人体各种组织含有大量的水和碳氢化合物,所以氢核的磁共振灵敏度高、信号强,这是人们首选氢核作为人体成像元素的原因。人体组织的 MR 信号强度决定于这些组织中氢核密度和氢核周围的环境。这里所说的环境是指人体组织结构和生化病理状态,磁共振原理告诉我们 T_1、T_2 反映了氢核周围环境的信息。换句话说,人体不同组织之间、正常组织与该组织中的病变组织之间氢核密度 ρ 和 T_1、T_2 三个参数的差异,是 MRI 用于临床诊断最主要的物理学基础。

4. 磁共振成像的方法 磁共振成像的方法很多,无论何种方法,其目的是如何用磁场值来标定受检体共振核的空间位置。为了实现这一目的,在均匀的主磁场中叠加一个随位置坐标而变化的磁场,称为**线性梯度场**(linear field gradients)。由拉莫尔公式可知,沿梯度场方向的位置不同,共振频率不同,于是可以通过梯度场来建立起共振信号与空间位置之间的关系,为了重建一幅层面图像,即建立起不同点的共振信号与位置坐标的一一对应关系,首先就要对观测的对象进行**空间编码**(spatial coding),把研究对象简化为由若干个称为**体素**(voxel)的小体积元构成。然后依此测量每个体素,再根据各体素的编码与空间位置一一对应关系实现图像的重建。

5. 磁共振成像系统 磁共振成像系统主要由磁场系统、射频系统和图像重建三大部分组成,如图 13-7 所示。

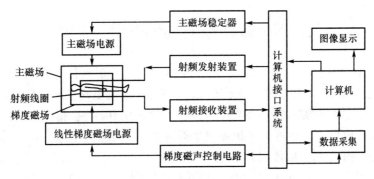

图 13-7 磁共振成像系统的基本组成

(1) 磁场系统

1) 静磁场:这是磁共振成像系统的关键部件。对指标、工艺都有很高的要求。对于整体成像,其腔孔直径 1m 左右,磁感应强度一般为 0.15~3.0T;腔孔成像范围内磁场的均匀度求在 10^{-6}~10^{-5}T,即要求成像体积范围内达到几个 ppm 的均匀度。目前有三种类型的磁体:常导电磁体,磁感应强度可达到 0.2T,均匀度可满足 MRI 的基本要求,但耗电耗水量大;永磁体,磁度应强度可达到 0.3T,在磁体极面严格加工要求的情况下,其均匀度可以满足要求,且使用这种磁体没有昂贵和复杂的附加设备,操作维护比较简单、方便;超导磁体,磁场有 0.5、1.0、1.5、1.8、2.0、3.0T 等,有很高的均匀度,但造价较高,维护比较复杂。

2) 梯度场:用来产生并控制磁场中的梯度,以实现磁共振信号的空间编码,这个系统有三组线圈,产生 xyz 三个方向的梯度场,线圈组的磁场叠加起来,可以形成任意方向的线性梯度,这里值得一提的近几年许多厂家出于介入诊断、介入治疗和增加病人舒适感等的需要,推出一种叫开放式的磁共振成像仪,其主要是在主磁场、梯度磁场和扫描床架等的布局作了改进其功能几乎与封闭式的磁共振成像仪一样,但其主磁场的磁感应强度都不超过 0.3T,不具有在体获得波谱的功能。

(2) 射频系统:这个系统由射频发生和控制、MR 信号接收和控制等部分组成。

1) 射频发生器:这部分是用来产生短而强的射频场,以脉冲方式施加到成像的物体中,使其氢核磁矩产生磁共振现象。主要包括:射频振荡器,这是一种能产生非常稳定的射频源,为脉冲程序器提供时钟;发射门,可对射频振荡进行调节,它受脉冲程序器控制;脉冲功率放大器,为得到所需频谱范围和幅度的射频脉冲,需要功率放大器把射频脉冲放大到所需的功率;脉冲程序器,能精确地给出所需的各种单脉冲的脉冲序列,以控制发射门,使其按一定的时序发送所需要的射频脉冲。最后通过发射线圈向成像物体发射这种射频脉冲。

2）射频接收器：当射频发生器发射的射频满足磁共振条件时，射频脉冲过后，M 将回到其平衡位置，在接收线圈中感应出 MR 信号，这个信号很弱，经放大后进入图像重建系统。

（3）图像重建系统：这部分的作用是进行图像处理，给出所激发层面的组织分布图像。工作过程如下：由射频接收器送来的信号经 A/D 转换器，把模拟信号转变为数字信号便于储存和用计算机进行累加运算，经过累加的 MR 信号，在目前的 MRI 中都采用傅里叶变换或快速傅里叶变换得到具有相位和频率特征的 MR 信号大小，然后根据与观测层面体素的对应关系，经计算机运算和处理，得到层面像素数据，再经过 D/A 转换，加到图像显示器，按信号的大小用不同的灰度等级显示出所欲观测的层面图像。

二、磁共振成像的临床应用与进展

MR 技术在医学中的应用相对较晚，但由于这项技术的最大优势是一种能在生理条件下，动态地研究生命现象，而且对生物系统无任何损伤，这就使其在医学研究和临床应用中迅速成为一个极具潜力的新领域，在临床诊断和医学研究中必将会得到更广泛的应用。

1. 临床诊断应用 普通的 X 光机得到的是多脏器重叠的密度像，X-CT 获得的体层断面密度图像，它们用于医学成像的参数都是单一的，而 MRI 成像可以是多参数的。MRI 技术，它的突出优势是能提供和 X-CT 相媲美的解剖学图像、同时还能提供与生化、病理有关的信息，可提供氢核密度 ρ、T_1、T_2 和组织流动等四个参数的图像，可分别成像，也可将其中两者加权成像。密度 ρ 的成像主要提供观测层面组织脏器的形式和位置，而 T_1、T_2 因有丰富的生化代谢信息，通过与 ρ 结合成像，可得到体内组织细胞代谢的生化信息，检测诸如炎症、良性和恶性病变等病灶的性质。组织流动参数的成像可反映体内血流状况，对循环系统疾病诊断有特殊意义。下面举例说明在临床诊断方面的应用。

在肿瘤诊断方面，一般肿瘤组织的 T_1、T_2 值比正常组织的长。肿瘤组织中脂肪少，使 T_1 变长，可比较容易确定肿瘤部位。由于 MRI 图像不仅仅是密度像，无须待病变发展到组织变化就能进行诊断，因而能进行较早期的肿瘤诊断。

在脑检查方面，尽管脂肪、白质、灰质和脊髓的密度接近，但它们的 T_1、T_2 信号强度和时间存在较大差异，所以 MRI 能清楚的分辨出脑组织结构和组织变化，这对于诊断大脑及神经系统的病变具有重要意义。

在肝脏检查方面，肝炎和肝硬化时 T_1 值比正常肝组织的长，肝癌时 T_1 值更长，具有特征性，因此 T_1 值在诊断肝硬化时有重要价值，不仅能反应病理过程的性质和病变程度，还能区分肝脏的恶性肿瘤和良性囊肿。

在软组织和盆腔检查方面，X-CT 是检查的盲区，而 MRI 则能清楚分辨，且是无创伤检查。尤其是对胎儿大脑及其他发育细节的了解比超声检查更有效。

MRI 成像也存在不足之处，成像速度有待于进一步提高，对骨骼系统的检查是它的盲点，无法取得骨骼的精细结构进行研究，而且对体内带有金属和起搏器的患者禁用，因此 MRI 与 X-CT 各有优点，可以优势互补。

2. 医学研究应用

（1）分子水平：用磁共振波谱技术研究生物分子，在生物分子结构、构象、探讨构象与功能的关系方面,可以取得其他技术很难得到的信息。

（2）细胞水平:用磁共振波谱技术可在保持细胞完整的条件下,观察细胞器中如 Na^+、K^+、Ca^{2+}、NH^+ 等无机离子的浓度和水分,磷、钠的数量;准确监测像 Na^+、K^+、Li^+、H^+ 等的跨膜传输过程,动态地测定细胞中三磷酸腺苷（ATP）、二磷酸腺苷（ADP）、磷酸肌酸（PCr）等到能量代谢水平的变化。

（3）组织水平:组织水平的研究,已从离体发展到在体的研究,其主要手段是采用空间定域磁共振谱技术磁共振信号的检测,进而研究活体组织代谢状况。

目前 MRI 技术正在对肺和脑功能成像进行研究,并已取得一系列可喜的研究进展。从理论上讲,MRI 是一种多核种的成像技术。除 ^1H 核的 MRI 外,^{31}P、^{23}Na、^{19}F 等的 MRI 已在实验室得到满意的图像。而 MR 显微技术更是诱人的研究方向,目前其分辨率可达到 $6\mu m$,已能实现单细胞的 MRI,可直接观察活体细胞中的细胞核的变化。化学位移的 MRI 能提供更精细的组织结构和生化代谢信息。因此可以这样说:MRI 技术的医学科学研究和临床应用,是一项跨学科的研究领域,至今尚未充分发按其潜在优势,还存在许多研究领域和空白,亟待人们去开发和探索。

习　题　十　三

13-1　计算两个 ^2H 原子核结合成一个 ^4He 原子核时释放的能量(以 MeV 为单位)。（23.85MeV）

13-2　两个氢原子结合成氢分子时释放的能量为 4.73eV,计算由此发生的质量亏损,并计算 1mol 氢分子的结合能。（$5.08\times10^{-9}u$；$4.563\times10^5J\cdot mol^{-1}$）

13-3　^{32}P 的半衰期是 14.3d,计算它的衰变常数 λ 和平均寿命,$1\mu g$ 纯 ^{32}P 的放射性活度是多少贝可（Bq）？（$4.85\times10^{-2}d^{-1}$,20.63d,$1.06\times10^{10}Bq$）

13-4　^{131}I 的半衰期是 8.04d,问在 12 日上午 9 时测量时为 5.6×10^8Bq 的 ^{131}I,到同月 30 日下午 3 时,放射性活度还剩多少？（1.16×10^8Bq）

13-5　利用 ^{131}I 的溶液做甲状腺扫描,在溶液出厂时只需注射 0.5mol 就够了（^{131}I 的半衰期为 8.04d）。如果溶液出厂后储存了 11d,做同样扫描需注射多少溶液？（1.30ml）

13-6　某患者口服 ^{131}I 治疗甲状腺功能亢进症,设每克甲状腺实际吸收 $100\mu Ci$ 的 ^{131}I,其有效半衰期约为 5d,衰变时发出的 β 射线的平均能量为 200keV,全部在甲状腺内吸收,γ 射线的吸收可忽略,试计算甲状腺接受的剂量。（73.8Cy）

13-7　已知 U_3O_8 中的铀为放射性核素,今有 $5.0gU_3O_8$,求其放射性活度。（5.24×10^4Bq）

13-8　^{226}Ra 和 ^{222}Rn 原子质量分别为 226.02536u 和 222.01753u,^4He 原子质量 4.002603u,是求 ^{226}Ra 衰变为 ^{222}Rn 时衰变能 Q 为多大？（4.869MeV）

13-9　核磁共振发生的条件是什么？

13-10　磁共振成像原理是什么？

13-11　MRI 系统主要有哪几部分构成？说明各部分的作用。

（赵仁宏）

参 考 文 献

包尚联 . 2004. 现代医学影像物理学 . 北京:北京大学医学出版社

陈仲本 . 2010. 医学电子学基础 . 第 3 版 . 北京:人民卫生出版社

陈仲本,况明星 . 2005. 医用物理学 . 北京:高等教育出版社

仇惠,余大昆 . 2008. 医学物理学 . 北京:科学出版社

褚圣麟 . 1979. 原子物理学 . 北京:人民教育出版社

甘平 . 2010. 医学物理学 . 第 3 版 . 北京:科学出版社

顾启秀,余国建 . 1991. 医用物理学 . 上海:上海科学技术出版社

胡纪湘 . 1994. 医用物理学 . 第 4 版 . 北京:人民卫生出版社

胡新民 . 2001. 医学物理学 . 第 5 版 . 北京:人民卫生出版社

黄大同 . 2002. 医用物理学 . 郑州:郑州大学出版社

喀蔚波 . 2005. 医用物理学 . 北京:高等教育出版社

邝华俊 . 1989. 医用物理学 . 第 3 版 . 北京:人民卫生出版社

李宾中 . 2010. 医用物理学 . 北京:科学出版社

李峻亨,梁宏 . 1989. 激光医学 . 北京:科学出版社

梁路光,赵大源 . 2004. 医用物理学 . 北京:高等教育出版社

刘发义 . 1990. 电子探针 X 射线微区分析技术在生物学中的应用 . 北京:科学出版社

刘普和 . 1990. 医学物理学 . 北京:人民卫生出版社

卢亚雄,余学才,张晓霞 . 2005. 激光物理 . 北京:北京邮电大学出版社

马世良 . 1997. 金属 X 射线衍射学 . 西安:西北工业大学出版社

秦任甲 . 1994. 医学物理学基础 . 北京:中国医药科技出版社

曲胜辉 . 2005. 200 个诺贝尔奖获得者的学习故事(自然科学卷). 上海:上海人民美术出版社

舒虹 . 1991. 诺贝尔奖获得者传略 . 长春:吉林人民出版社

孙朝晖 . 2011. 氩离子激光及其医学应用 . 北京:人民卫生出版社

王正清 . 1994. 普通物理学 . 电磁学 . 北京:高等教育出版社

吴恩惠 . 2001. 医学影像学 . 第 4 版 . 北京:人民卫生出版社

武宏 . 2011. 医用物理学 . 第 3 版 . 北京:科学出版社

相德有 . 1997. 医用物理学 . 大连:大连理工大学出版社

谢楠柱 . 1997. 医用物理学 . 郑州:河南医科大学出版社

徐国祥 . 1998. 医学激光 . 北京:人民卫生出版社

张延芳 . 2010. 医用物理学 . 北京:科学出版社

张泽宝 . 1994. 医学影像物理基础 . 沈阳:辽宁科学技术出版社

章萍 . 2007. 激光医学 . 郑州:郑州大学出版社

赵凯华,陈熙谋 . 1978. 电磁学 . 北京:人民教育出版社

附　　录

附录1　基本物理常量

表附 1-1 所列基本物理常量是根据国际科技数据委员会（CODATA）2002 年正式发表的推荐值列出。

表附 1-1　基本物理常量

物理常量	符号	数值	单位	相对标准不确定度
真空中光速	c	299792458	$m \cdot s^{-1}$	定义值
真空磁导率	μ_0	$4\pi \times 10^{-7} = 12.566370614\cdots \times 10^{-7}$	$N \cdot A^{-2}$	定义值
真空电容率	ε_0	$80854187817\cdots \times 10^{-12}$	$F \cdot m^{-1}$	定义值
万有引力常量	G	$6.6742(10) \times 10^{-11}$	$m^3 \cdot kg^{-1} \cdot s^{-2}$	1.5×10^{-4}
普朗克常量	h	$6.6260693(11) \times 10^{-34}$	$J \cdot s$	1.7×10^{-7}
约化普朗克常量	$\hbar$	$1.05457168(18) \times 10^{-34}$	$J \cdot s$	1.7×10^{-7}
元电荷	e	$1.60217653(14) \times 10^{-19}$	C	8.5×10^{-8}
电子质量	m_e	$9.1093826(16) \times 10^{-31}$	kg	1.7×10^{-7}
质子质量	m_p	$1.67232171(29) \times 10^{-27}$	kg	1.7×10^{-7}
质子电子质量比	m_p/m_e	$1836.15267161(85)$		4.6×10^{-10}
中子质量	m_n	$1.67492728(29) \times 10^{-27}$	kg	1.7×10^{-7}
阿伏伽德罗常量	N_A	$6.0221415(10) \times 10^{23}$	mol^{-1}	1.7×10^{-7}
摩尔气体常量	R	$8.314472(15)$	$J \cdot mol^{-1} \cdot K^{-1}$	1.7×10^{-6}
玻耳兹曼常量	k	$1.3806505(24) \times 10^{-23}$	$J \cdot K^{-1}$	1.8×10^{-6}
原子质量单位	u	$1.66053586(28) \times 10^{-27}$	kg	1.7×10^{-7}

附录2　国际单位制

表附 2-1　基本 SI 单位

量的名称	单位名称	单位符号
长度	米	m
质量	千克	kg
时间	秒	s
电流	安［培］	A
热力学温度	开［尔文］	K
物质的量	摩［尔］	mol
发光强度	坎［德拉］	cd

表附 2-2 用基本单位表示的导出的 SI 单位

量的名称	SI 单位	
	单位名称	单位符号
面积	平方米	m^2
体积	立方米	m^3
速度	米每秒	$m \cdot s^{-1}$
加速度	米每二次方秒	$m \cdot s^{-2}$
波数	每米	m^{-1}
密度	千克每立方米	$kg \cdot m^{-3}$
比体积	立方米每千克	$m^{-3} \cdot kg^{-1}$
电流密度	安培每平方米	$A \cdot m^{-2}$
磁场密度	安培每米	$A \cdot m^{-1}$
浓度	摩尔每立方米	$mol \cdot m^{-3}$
光亮度	坎德拉每平方米	$cd \cdot m^{-2}$

表附 2-3 具有专门名称的导出 SI 单位

量的名称	SI 单位			
	单位名称	单位符号	用其他 SI 单位表示	用基本 SI 单位表示
频率	赫[兹]	Hz		S^{-1}
力	牛[顿]	N		$m \cdot kg \cdot s^{-2}$
压强(压力)应力	帕[斯卡]	Pa	$N \cdot m^{-2}$	$m^{-1} \cdot kg \cdot s^{-2}$
能,功,热量	焦[尔]	J	$N \cdot m$	$m^2 \cdot kg \cdot s^{-2}$
功率,辐射通量	瓦[特]	W	$J \cdot s^{-1}$	$m^2 \cdot kg \cdot s^{-3}$
电量,电荷	库[仑]	C		$A \cdot s$
电位,电压,电动势	伏[特]	V	$W \cdot A^{-1}$	$m^2 \cdot kg \cdot s^{-3} \cdot A^{-1}$
电容	法[拉]	F	$C \cdot V^{-1}$	$m^{-2} \cdot kg^{-1} \cdot s^4 \cdot A^2$
电阻	欧[姆]	Ω	$V \cdot A^{-1}$	$m^2 \cdot kg \cdot s^{-3} \cdot A^{-2}$
电导	西[门子]	S	$A \cdot V^{-1}$	$m^{-2} \cdot kg^{-1} \cdot s^3 \cdot A^2$
磁通[量]	韦[伯]	Wb	$V \cdot s$	$m^2 \cdot kg \cdot s^{-2} \cdot A^{-1}$
磁感应[强度]	特[斯拉]	T	$Wb \cdot m^{-2}$	$kg \cdot s^{-2} \cdot A^{-1}$
电感	亨[利]	H	$Wb \cdot A^{-1}$	$m^2 \cdot kg \cdot s^{-2} \cdot A^{-2}$
摄氏温度	摄氏度	℃		K
光通[量]	流[明]	lm		$cd \cdot sr$
光照度	勒[克斯]	lx	$lm \cdot m^{-2}$	$m^{-2} \cdot cd \cdot sr$

表附 2-4　用专门名称表示的导出的 SI 单位

量的名称	SI 单位		
	单位名称	单位符号	用基本 SI 单位表示
[动力]黏度	帕[斯卡]秒	$Pa \cdot s$	$m^{-1} \cdot kg \cdot s^{-1}$
力矩	牛[顿]米	$N \cdot m$	$m^2 \cdot kg \cdot s^{-2}$
表面张力	牛[顿]每米	$N \cdot m^{-1}$	$kg \cdot s^{-2}$
表面热流,辐[射]照度	瓦[特]每平方米	$W \cdot m^{-2}$	$kg \cdot s^{-3}$
热熔,熵	焦[耳]每开[尔文]	$J \cdot K^{-1}$	$m^2 \cdot kg \cdot s^{-2} \cdot K^{-1}$
比热容,比熵	焦[耳]每千克开[尔文]	$J \cdot kg^{-1} \cdot K^{-1}$	$m^2 \cdot s^{-2} \cdot K^{-1}$
比能	焦[耳]每千克	$J \cdot kg^{-1}$	$m^2 \cdot s^{-2}$
热导率	瓦[特]每开[尔文]	$W \cdot m^{-1} \cdot K^{-1}$	$m \cdot kg \cdot s^{-3} \cdot K^{-1}$
能[量]密度	焦[耳]每立方米	$J \cdot m^{-3}$	$m^{-1} \cdot kg \cdot s^{-2}$
电场强度	伏[特]每米	$V \cdot m^{-1}$	$m \cdot kg \cdot s^{-3} \cdot A^{-1}$
电荷体密度	库[仑]每立方米	$C \cdot m^{-3}$	$m^{-3} \cdot s \cdot A$
电位移	库[仑]每平方米	$C \cdot m^{-2}$	$m^{-2} \cdot s \cdot A$
电容率(介电常数)	法[拉]每米	$F \cdot m^{-1}$	$m^{-3} \cdot kg^{-1} \cdot s^4 \cdot A^2$
磁导率	亨[利]每米	$H \cdot m^{-1}$	$m \cdot kg \cdot s^{-2} \cdot A^{-2}$
摩尔能[量]	焦[耳]每摩[尔]	$J \cdot mol^{-1}$	$m \cdot kg \cdot s^{-2} \cdot mol^{-1}$
摩尔熵,摩尔热熔	焦[耳]每摩[尔]开[尔文]	$J \cdot mol^{-1} \cdot K^{-1}$	$m \cdot kg \cdot s^{-2} \cdot K^{-1} \cdot mol^{-1}$
(X 线和 γ 射线)照射量	库[仑]每千克	$C \cdot kg^{-1}$	$kg^{-1} \cdot s \cdot A$
吸收剂量率	戈[瑞]每秒	$Gy \cdot s^{-1}$	$m^2 \cdot s^{-3}$

表附 2-5　为保护人身安全而采用的具有专门名称的导出的 SI 单位

量的名称	SI 单位			
	单位名称	单位符号	用其他 SI 单位表示	用基本 SI 单位表示
(放射性)活度	贝克[勒尔]	Bq		s^{-1}
吸收剂量,比授与能,比释动能,吸收剂量指数	戈[瑞]	Gy	$J \cdot kg^{-1}$	$m^2 \cdot s^{-2}$
剂量当量,剂量当量指数	希[沃特]	Sv	$J \cdot kg^{-1}$	$m^2 \cdot s^{-2}$

表附 2-6　辅助的 SI 单位

量的名称	SI 单位	
	单位名称	单位符号
平面角	弧度	rad
立体角	球面度	sr

表附 2-7　用辅助单位表示的导出的 SI 单位

量的名称	SI 单位	
	单位名称	单位符号
角速度	弧度每秒	$rad \cdot s^{-1}$
角加速度	弧度每二次方秒	$rad \cdot s^{-2}$
辐[射]强度	瓦[特]每球面度	$W \cdot sr^{-1}$
辐[射]亮度	瓦[特]每平方米球面度	$W \cdot m^{-2} \cdot sr^{-1}$

表附 2-8　SI 单位的十进倍数与分数单位

因数	词头名称		符号
	英文	中文	
10^{24}	yotta	尧[它]	Y
10^{21}	zetta	泽[它]	Z
10^{18}	exa	艾[可萨]	E
10^{15}	peta	拍[它]	P
10^{12}	tera	太[拉]	T
10^{9}	giga	吉[咖]	G
10^{6}	mega	兆	M
10^{3}	kilo	千	k
10^{2}	hecto	百	h
10^{1}	deca	十	da
10^{-1}	deci	分	d
10^{-2}	centi	厘	c
10^{-3}	milli	毫	m
10^{-6}	micro	微	μ
10^{-9}	nano	纳[诺]	n
10^{-12}	pico	皮[可]	p
10^{-15}	femto	飞[母托]	f
10^{-18}	atto	阿[托]	a
10^{-21}	zepto	仄[普托]	z
10^{-24}	yocto	幺[科托]	y